Note for Human Physiology

人体生理学ノート
［第8版］

順天堂大学医学部医学教育研究室 特任教授
岡田隆夫 著

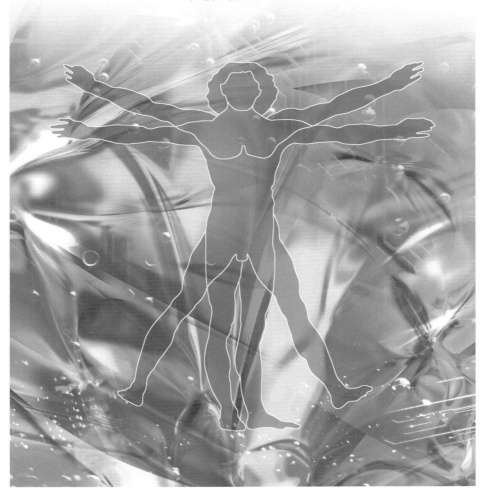

金芳堂

第8版　序文

「人体生理学ノート」改訂第8版をお届けします．

　本書は私の恩師　故　真島英信教授によって1971年に初版が世に送り出されました．そして真島教授のご逝去の後は，長年真島教授の下で助教授を務められ，その後川崎医科大学の初代生理学教授となられた松村幹郎教授の手によって第3版から改訂が重ねられてきましたが，その松村先生も故人となられました．このため前版（第7版）より私が改訂にあたることとなりました．私が医学部を卒業して，初めて真島研究室の門を叩いた当時の教授・助教授の後をついで改訂の任にあたらせていただけることは大変光栄なことです．今回も精魂を傾けて改訂の作業にあたりました．

　前回の改訂から8年ぶりの改訂になりました．内容を見直すとともに，最新の知見を加えることは当然ながら，今回は編集部と相談のうえ，スタイルも大幅に改めました．図を色刷りにして理解を容易にするとともに，本文を補強するような知識を欄外にMemoとして記載しました．また，各章末には得られた知識を確認するための〇×問題約10題を加えました．本書の使い勝手はいかがでしょうか．読者諸兄姉からのご意見・ご批判をお待ちしております．

　最後になりましたが，金芳堂編集部の黒澤健氏には大変お世話になりました．ここに厚く御礼申し上げます．

2017年12月

岡　田　隆　夫

改訂に際して

　初版以来20年の間，多くの読者に愛用されてきた故真島英信教授の執筆による本書が，この度改訂されることになった．

　医学の進歩に伴い，いわゆる co-medical の新しい職種がつぎつぎと誕生しつつある．このような細分化専門化は自然のかつ望ましい方向であるには違いないが，反面，「木を見て森を見ず」の偏見に陥る危険を含んでいる．まず人体の全般にわたっての理解があり，その上にそれぞれの専門的知識が組み立てられていくことが必要なのではないだろうか．人体の機能のエッセンスが簡潔にまとめられてある本書の意義もそこにあると考える．引き続いて新しい読者の方々に好評をもって迎えられることを願っている．

1995年4月

松　村　幹　郎

まえがき

およそこの世の中で最も驚歎に値するものは精妙を極める人体の働きではなかろうか．生理学を専攻して三十年以上になるが，この思いは日とともにますます深まるばかりである．すべての人々にとって自分自身や他の人の身体について興味をもち，日常なにげなく見過ごしている微妙な生理現象に一歩立ち入った理解をもつことは，一般教養としても不可欠のことであると思われる．

私は永年医学部で生理学の講義をしているが，看護学校や体育，医療関係のところで講義することもあった．医学部と違ってこれらのところでは，生理学に割当てられる時間数は極めて少ないものである．しかし，将来人体に関係ある仕事に携わるべき人々にとって，人体生理学の重要性は医師に劣るものではない．そのようなわけで，できるだけ簡明でしかも正しい生理学の骨組みを示し，それによって多くの人々が短い時間で人体の働きの概要を知ることができればと考えて本書が作られた．初版以来すでに十年以上が経過したが，幸いにご好評をえてここに再版するにあたり，とくに心電図，リンパ，脳脊髄液，酸塩基平衡，内分泌など，わかりにくいとのご指摘を受けていた部分を補強した．

いずれにしても，これ以上簡略化できないところまで圧縮されているので，とうてい完全なものは望めない．これに血肉を与えるものは講義による補足であり，成書による自習であろう．その意味で各頁の下段はノートとして自由な書き込みができるようにしてある．読者諸賢が教科書兼サブノート，あるいは座右のメモとして本書を活用して下さることを願ってやまない．

1980年1月31日

順天堂大学医学部生理学教室にて

真 島 英 信

目　次

❶ 生命の機構 ……………………… 1

- **1** 細胞　1
- **2** 人体構造の階層性　2
- **3** 生体恒常性　3
- **4** 自然治癒力（適応力）　4
- **5** 体力の増強　4
- **6** 概日リズム　5
- 復習問題　5

❷ 細胞膜 …………………………… 6

- **1** 細胞膜の構造と膜タンパク質の役割　6
- **2** 刺激と興奮　9
- **3** 細胞膜の電気現象　10
- **4** 細胞内情報伝達　13
- 復習問題　15

❸ 体液 ……………………………… 16

- **1** 体液の区分　16
- **2** 物質の濃度　17
- **3** 水溶液中の物質の解離と電解質　18
- **4** 拡散と浸透圧　20
- **5** 膠質浸透圧　21
- 復習問題　21

❹ 神経の興奮伝導と シナプス伝達 ……………… 22

- **1** ニューロン　22
- **2** 興奮の伝導　22
- **3** 軸索内輸送　24
- **4** 神経線維の変性と再生　25
- **5** 興奮の伝達　25
- **6** シナプス伝達の様式　26
- **7** 神経伝達物質　29
- **8** 神経伝達物質の分解と除去　30
- **9** 神経筋伝達　30
- 復習問題　32

❺ 血液 ……………………………… 33

- **1** 血液の成分と生理作用　33
- **2** 赤血球　34
- **3** 白血球　38
- **4** 免疫　39
- **5** 血小板　44
- **6** 血漿タンパク質　44
- **7** 血液凝固　45
- **8** 赤血球沈降速度（血沈または赤沈）　47
- **9** 血液型　47
- 復習問題　48

❻ 呼吸 ……………………………… 49

- **1** 外呼吸と内呼吸　49
- **2** 呼吸器　49
- **3** 呼吸運動　49
- **4** ガス交換　53
- **5** ガスの運搬　54
- **6** 呼吸運動の調節　56
- **7** 運動時の呼吸　58
- **8** 異常呼吸型　59
- **9** 高圧酸素療法　60

復習問題　61

❼ 循環 …………………………… 62

1. 心臓　62
2. 心臓の拍出量と内圧変化　63
3. 心音　65
4. 心電図　65
5. 心臓超音波法　69
6. 心拍数　70
7. 心臓中枢　70
8. 脈拍　71
9. 血液の循環　73
10. 血圧　76
11. 血圧の変化　78
12. 血圧の調節　80
13. 微小循環　82
14. リンパおよび間質液の循環　84
15. 脳脊髄液　85
16. 脳循環　86
17. 冠状循環　87
18. 皮膚の循環　88
19. 腹部内臓の循環　89
20. 肺循環　89

復習問題　90

❽ 排泄 …………………………… 91

1. 腎臓の構造　91
2. クリアランス　93
3. 尿細管における再吸収と分泌　94
4. 再吸収の機序　95
5. 尿の性状　97
6. 利尿　98
7. 排尿　98
8. 浸透圧と細胞外液量　99
9. 浮腫の原因　101
10. 酸塩基平衡（体液のpH調節）　101
11. アシドーシスとアルカローシス　102
12. 緩衝塩基　103

13. 電解質失調と輸液　103

復習問題　104

❾ 消化および吸収 ……………… 105

1. 消化と吸収　105
2. 口腔内消化　106
3. 胃　107
4. 小腸　109
5. 大腸　114
6. 消化吸収異常　115

復習問題　115

❿ 代謝・栄養と体温 …………… 116

1. エネルギー代謝　116
2. アデノシン3リン酸　118
3. 糖質代謝　119
4. 脂質代謝　120
5. タンパク質の代謝　122
6. ビタミン　124
7. 体温調節　124
8. 発汗　126

復習問題　127

⓫ 自律神経系 …………………… 128

1. 自律神経の中枢　128
2. 交感神経系と副交感神経系　128
3. 視床下部　131

復習問題　132

⓬ 内分泌 ………………………… 133

1. ホルモン　133
2. ホルモンの作用機序　133
3. 視床下部ホルモン　134
4. 下垂体　135
5. ホルモンの分泌調節　136

- 6 甲状腺　137
- 7 副甲状腺　140
- 8 膵臓　141
- 9 副腎髄質　144
- 10 副腎皮質　145
- 11 成長とホルモン　148
- 12 血糖とホルモン　149
- 13 性腺　150
- 14 その他　151
- 15 傍分泌　151
- 復習問題　152

⑬生殖　153

- 1 生殖細胞　153
- 2 視床下部―下垂体系と生殖機能　155
- 3 男性生殖機能　155
- 4 女性生殖機能　156
- 5 受精と着床　159
- 復習問題　160

⑭中枢神経系　161

- 1 神経系の概略　161
- 2 中枢神経系の各部の機能　163
- 3 大脳皮質　164
- 4 大脳皮質連合野と高次脳機能　164
- 5 睡眠と脳波　169
- 6 条件反射，学習と記憶　170
- 復習問題　172

⑮感覚　173

- 1 感覚と知覚　173
- 2 感覚の一般的性質　173
- 3 体性感覚　175
- 4 内臓感覚　178
- 5 味覚　178
- 6 嗅覚　179
- 7 前庭感覚（平衡感覚）　180

- 8 聴覚　181
- 9 視覚　185
- 復習問題　191

⑯筋収縮　192

- 1 筋の種類　192
- 2 骨格筋の微細構造と滑走説　192
- 3 興奮収縮連関　193
- 4 単収縮と強縮　194
- 5 等張力性収縮と等尺性収縮　195
- 6 筋の疲労　197
- 7 筋収縮時の化学変化　198
- 8 熱産生　200
- 9 速筋と遅筋　200
- 10 心筋と平滑筋　201
- 復習問題　202

⑰筋運動　203

- 1 脊髄反射　203
- 2 脳幹の反射　205
- 3 大脳基底核　206
- 4 小脳　207
- 5 大脳皮質　209
- 6 運動障害　211
- 7 筋電図　212
- 復習問題　213

復習問題の解答と解説　214
日本語索引　217
外国語索引　224
その他索引　226

1 生命の機構

　人体はその体重の約60％が水，18％がタンパク質，15％が脂肪，そして7％が無機塩類（NaClや骨を構成するリン酸カルシウムなど）からなっている（図1.1）．しかしもちろん，これらが無秩序に人体という袋に詰め込まれているわけではなく，極めて複雑な形，配置をとり，生命維持という目的のために働いている．

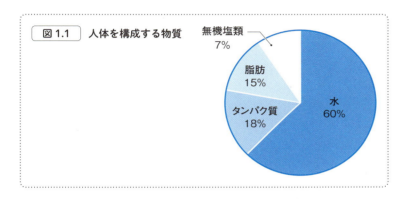

図1.1　人体を構成する物質

1 細胞

　人体を構成する最小単位は**細胞** cell である．細胞はリン脂質からなる**細胞膜**によって外界と隔てられ，細胞内には核と様々な細胞小器官が存在する（図1.2）．核内には23対，46本の**染色体**があり，その上に**遺伝子**が乗っている．遺伝子はタンパク合成の指示を出し，その指示に微妙な違いがあることによって個人の特徴が現れる．

　人体は約60兆個の細胞から成り立っていると見積もられているが，もとはと言えば卵に精子が受精することによって生じた，たった1個の**受精卵**である．受精卵は1個が2個，2個が4個といった具合に細胞分裂をくり返し，最終的に60兆個に達する．この間に細胞分裂によって生じた新しい細胞は様々な形をとり，そして様々な機能をもつに到る（図1.3）．ただし，すべての細胞は1個の受精卵から生じるため，1人の人間では全身のどの細胞も同じ遺伝子のセット（これを**ゲノム**という）をもっている．形，機能が異なるのはどの遺伝子が活性化（これを**発現**という）するかが違うためである．

> **Memo**
> 23対46本の染色体の上に乗っている遺伝子の数は25,000くらいであろうと見積もられている．つまりこれがゲノムである．ちなみにヒトとチンパンジーのゲノムの違いは1％程度に過ぎない．

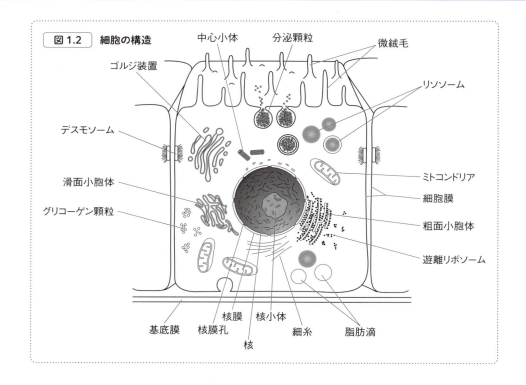

図1.2　細胞の構造

2 人体構造の階層性

　人体を構成する最小単位である細胞 cell は脂質からなる細胞膜に囲まれ，その中には核や様々な細胞小器官があり，細胞の生命維持のために働いている．細胞はただ生きているだけではなく，様々な役割を担っており，その役割に応じていろいろな形をしている（図1.3）．

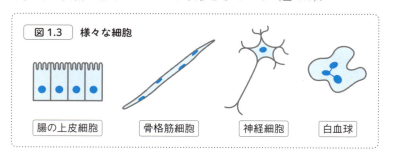

図1.3　様々な細胞

　同じ種類の細胞が集合してできる構造を組織 tissue という．組織は大きく上皮組織，支持組織，筋組織，神経組織の4つに分けられる（表1.1）．

　いくつもの組織が集まって一定の目的のために働く構造物を器官 organ という．心臓や胃，腎臓などが代表的な器官である．胃を例にとると，内面を上皮組織が覆い，胃の壁には支持組織（結合組織）があっ

表 1.1	組織の分類
上皮組織	皮膚のほか，消化管や気道，血管などの内面を覆う．汗や消化液，ホルモンなどを産生して分泌する細胞もある（腺上皮）．
支持組織	骨や軟骨など身体を支える組織のほか，細胞間や組織間を埋めて補強する結合組織や脂肪組織などがある．血液やリンパも支持組織に含まれる．
筋組織	骨格筋のほか，心臓を構成する心筋組織，胃腸や膀胱，子宮などの壁に分布する平滑筋組織がある．
神経組織	神経細胞とそこから長く伸びる神経線維からなり，脳と脊髄からなる中枢神経と全身に分布する末梢神経からなる．

て胃の形態を維持するとともに筋組織（**平滑筋**）が壁の中を層をなして走り，胃が消化を助けるために運動することを可能にしている．さらに神経組織（**自律神経**）が胃壁内に進入して筋組織の運動や分泌機能を調節している．

多くの器官が集まり，共同して大きな目的のために働く構造を**器官系 organ system** という．循環器系，呼吸器系，消化器系などがこれにあたる．消化器系を例にとると，消化器系には口腔から食道，胃，小腸，大腸などの器官が含まれ，さらに唾液腺や肝臓，胆嚢，膵臓なども加わる．これらの器官が協力し合って食物の消化と吸収のために働いている．

3 生体恒常性 homeostasis

消化器系はエネルギー源となる栄養素を吸収し，**呼吸器系**はエネルギー産生過程で必要となる酸素を呼吸によって取り込み，同時にエネルギー代謝の過程で発生する二酸化炭素を捨てている．**泌尿器系**は体内で発生した不要・有害な代謝産物を尿として排泄し，**循環器系**は心臓が血液を循環させることによって栄養素や酸素を全身の細胞に送り届けるとともに，代謝の結果生じた老廃物や二酸化炭素を回収し，腎臓や肺に送って処理している．栄養素がなくては心臓の細胞は働くことができず，酸素を送り届けてもらわなくては腎臓も働けない．

このように，器官系は相互に依存しながら生体の機能を維持している．そしてこれらの臓器・組織そして細胞が正常に機能するためには，生体内の環境が常に狭い範囲で一定に保たれている必要がある．一定になるようにコントロールされている例としては，体温，血圧を始めとして，血液のpH，浸透圧，ブドウ糖濃度（血糖値）やナトリウム，カルシウムなどの電解質濃度が挙げられる．これらの値が狭い範囲で一定に保たれ，生体内の環境が最適な状態に保たれていることを**生体恒常性**（ホメ

オスタシス homeostasis）という．生体恒常性のために働いているのは，主として自律神経系と体内各所にある内分泌腺から分泌される様々なホルモンである．

4 自然治癒力（適応力）

自律神経とホルモンによる調節作用により，生体の内部環境は一定のレベルまたは設定値に保たれている．そのため種々の器官にある程度の変化があっても，調節系の作用によってその変化はもとの設定値に修正される．これが生体の**適応力**（**調節力**）または**自然治癒力**であり，生体恒常性の現れに他ならない．

病気とはこの調節力の範囲外に及ぶ変化であって，一種の適応失調といえる．一度このような変化がある器官に起こると，いわゆる悪循環を生じて全身の他の器官にも大きな影響が現れる．たとえば心臓が障害されると腎血流が減少して腎障害を起こし，腎障害による血圧上昇により心臓の負荷はさらに増大するので心臓障害はますます悪化する．

医療や看護は悪循環を絶つことによって生体の自然治癒力を助け促進するところにその本質がある．

5 体力の増強

体力は**図 1.4** のような内容をもつと考えられる．すなわち，生体の諸器官の総合的能力が体力といえる．

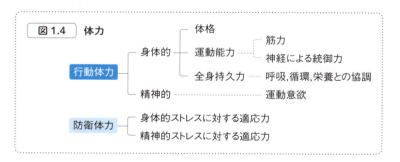

図 1.4　体力

生体の諸機能は自動調節機構によって一定の設定値に調節されているが，同時に生体の諸器官はそれを十分に活動させることによって発達し，調節力の及ぶ範囲や限界が著しく拡大される．すなわち，生体の諸機能の総和としての体力は適度の活動によって増進する．体育やリハビリテーションは，訓練活動によって各器官の機能を増進させ，適応力の範囲を拡大させることによって体力を増進させるところにその本質がある．

6 概日リズム

　生体恒常性により体内の環境が一定に保たれていることは既に述べたが，これは常に一定という意味ではなく，必要に応じて変化する．たとえば安静時の血圧は生体恒常性によりほぼ一定の値を示すが，運動をすれば上昇する．体温も感染を起こすと発熱して上昇する．これは発熱することによって病原微生物の増殖を抑えようとする防御機構が働くためである．

　また，私たちがおよそ24時間周期で睡眠と覚醒をくり返しているように，身体の機能も24時間周期で変動している．これを**概日リズム** circadian rhythm という．たとえば体温は早朝に最も低く，夕方に最高となり，夜は次第に低下する．血圧も日中は高く，夜になると低下する．ホルモンの分泌も概日リズムを示すものが多く，たとえば成長ホルモンの分泌は睡眠早期に増加する（図1.5）．

✏ Memo
時差ボケ，は旅客機などで急速に長距離を移動することによって，その人のそれまでの概日リズムと現地の昼夜の周期にズレが生じることによって起こる．

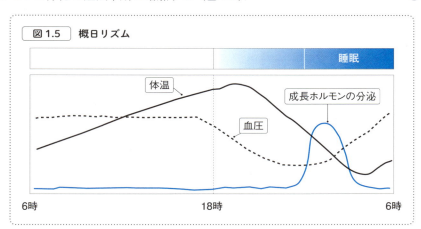

図1.5　概日リズム

復習問題	以下の文章が正しければ○を，誤りであれば×を記入しなさい． ➡解答はp.214
1	若年成人では体重の約60％を水が占める．
2	脂肪細胞は上皮組織に属する．
3	複数の組織が集まって一つの器官が構成される．
4	環境の変化に応じて諸機能が大きく変化することをホメオスタシスという．
5	発熱がない限り，体温は昼夜を問わずほぼ一定に保たれている．

2 細胞膜

1 細胞膜の構造と膜タンパク質の役割

A 細胞膜の構造

　細胞膜は脂質とタンパク質とからなる．脂質は2分子の層からなり，その1分子はリン酸基をもつ親水性の頭部と2本の脂肪酸炭素鎖で疎水性の尾部からなる．タンパク質は，細胞膜の構造を保持したり，イオンの通路（チャネル）を構成したり，物質の輸送にたずさわり，ホルモンなどの受容体として働く，などの役割を果たしている（図2.1）．このように細胞膜の大部分が脂質でできているため，電解質，その他の水溶性物質は細胞膜を通過して自由に移動することができない．これらの物質は細胞膜に組み込まれたタンパク質（膜タンパク質）を介して輸送されたり，情報が伝えられたりする．

> **Memo**
> 細胞膜に組み込まれたタンパク質の中には酵素として働くものもある．小腸上皮細胞膜には二糖類を単糖に分解する酵素があり，分解された単糖は，そのまま上皮細胞内に吸収される（p.105 膜消化）．

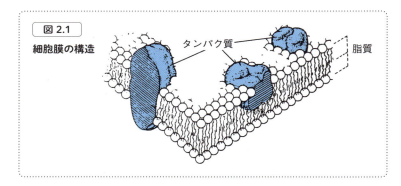

図2.1 細胞膜の構造

B 細胞内外のイオン分布

　細胞膜を境として，細胞内と細胞外との無機イオンの濃度は全く異なっている（表2.1）．
　細胞内の陰イオンとしてはリン酸（PO_4^{3-}）が最も多く，次いでタンパク質が多い．

表2.1 細胞内外のイオン濃度（哺乳動物の骨格筋）

	Na^+	K^+	Cl^-
細胞外	142 mM	5 mM	103 mM
細胞内	12 mM	155 mM	4 mM

注：mMはミリモルと読み，1/1000・mol/lである．

C 能動輸送 active transport

すべての細胞活動のエネルギー源はアデノシン 3 リン酸（adenosine triphosphate；ATP）である（☞ p.118, 10 章 2）．ATP の分解によって，ある物質，特に電解質イオンを濃度差や電位差に逆行して細胞膜を通って移動させる現象を**能動輸送**という．能動輸送にたずさわるタンパク質を，ポンプと呼ぶ．これに対して，拡散や浸透によって物質が細胞膜をよこぎって移動する現象は ATP を消費しない**受動輸送**である．代表的なポンプには次の 3 種類がある．

1 Na^+-K^+ポンプ

すべての細胞に存在する．ポンプのタンパク質が ATP 分解反応で生じたリン（P）によってリン酸化されると，3 分子の Na^+ を細胞内から細胞外へ，2 分子の K^+ を細胞外から細胞内へ向かって輸送する（図 2.2）．

心臓の収縮力を増強する薬であるジキタリスは Na^+-K^+ ポンプを阻害する．

Memo
Na^+-K^+ ポンプの作用によって細胞内液の K^+ 濃度が高く，Na^+ 濃度は低く維持されている．

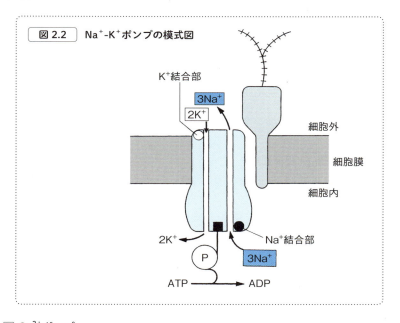

図 2.2 Na^+-K^+ ポンプの模式図

2 Ca^{2+}ポンプ

細胞質の Ca^{2+} は小胞体膜を通して細胞質から小胞体内腔へ輸送される．Ca^{2+} は細胞の種々な活動を調節する役割を果たしており（☞ p.14），ポンプによって細胞質の Ca^{2+} 濃度は 10^{-6} mol/l（1 μmol/l）以下の低い濃度に維持される．

3 H^+ポンプ

H^+ を細胞内から細胞外へ輸送する．細胞活動の結果生じた H^+ を細胞外に排泄して細胞内の pH を調節する．

胃の壁細胞は H^+ を HCl として分泌する（☞p.107）．胃酸の分泌過剰の治療薬として，H^+ ポンプ阻害剤が用いられる．

D Na$^+$ と共同の輸送

Na^+-K^+ ポンプ（図2.3①）によって細胞内外に Na^+ および K^+ の濃度差が生じるので，Na^+ を細胞外から細胞内へ移動させようとする力は常に働いている．Na^+ の移動に伴って他の物質が一緒に輸送される（図2.3）．

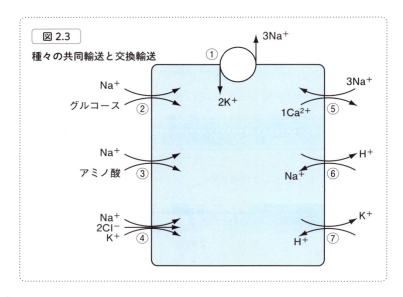

図 2.3 種々の共同輸送と交換輸送

1 担体による輸送（促通拡散）

細胞膜には特定の物質を輸送する**担体 carrier** があって，細胞膜をよこぎって細胞外から細胞内への物質の移動を加速する仕組みがある．促通拡散ともいわれる．消化管細胞において，グルコースやアミノ酸は Na^+ とともに担体によって運ばれて吸収される（図2.3②，③）．

2 Na$^+$-2Cl$^-$-K$^+$ 共同輸送

Na^+，Cl^-，K^+ が一つのイオン通路を通って輸送される．腎臓の尿細管細胞に発達している（図2.3④）．

3 3Na$^+$-Ca^{2+} 交換輸送

3個の Na^+ が細胞内へ移動するのと共役して1個の Ca^{2+} が細胞内から細胞外へ輸送される．心室筋に発達している（図2.3⑤）．

4 Na$^+$-H$^+$ 交換輸送

Na^+ が細胞外から細胞内へ，H^+ が細胞内から細胞外へ輸送される（図2.3⑥）．

5 K$^+$-H$^+$ 交換輸送

K^+ が細胞外へ，H^+ が細胞内へ輸送される（図2.3⑦）．

Memo
心筋では活動電位の発生に伴って細胞外から細胞内へ Ca^{2+} が流入して収縮を引き起こす．弛緩するためには流入した Ca^{2+} を細胞外に排出する必要があるためである．

E 陰イオン輸送

赤血球や尿細管細胞には**炭酸脱水酵素** carbonic anhydrase があり，

$$H_2O + CO_2 \rightleftarrows H_2CO_3 \rightleftarrows H^+ + HCO_3^-$$

の反応が進行する．HCO_3^-（重炭酸イオン）は細胞外に輸送され，細胞活動の結果生じた CO_2 が処理される．このとき Cl^- が入れ替わりに細胞外から細胞内に輸送される．陰イオン交換もまた細胞の内部環境を維持するのに重要な働きをしている．

2 刺激と興奮

A 刺激 stimulus

生体の外部または内部の環境の変化を一般的に刺激というが，通常は細胞にある特定の活動を引き起こすために外部から与える作用のことを刺激という．次の種類がある．

①**物理的刺激**：電気的，機械的（圧迫，伸張など），その他（光，音，熱など）．
②**化学的刺激**：神経伝達物質，ホルモン，薬物，その他の様々な化学物質（酸，アルカリ）．
③**物理化学的刺激**：pH，浸透圧の変化など．

B 興奮 excitation

細胞に刺激を加えると，まず細胞の表面にある細胞膜に活動的反応が起こる．これを**興奮**という．膜の活動の本体は膜のイオン透過性の急速な変化である．これによってイオンが膜を通過しイオン電流が流れる．したがって興奮は主として電気的変化として観察される．興奮する細胞のことを**興奮性細胞**と呼び，神経細胞，筋細胞，感覚器などの細胞がそれにあたる．

C 閾値 threshold と興奮性 excitability

細胞に興奮を起こさせる最小の刺激の強さを**閾値**（いきち）という．また，細胞が興奮しやすいか，しにくいかを細胞の**興奮性**という．閾値の低い細胞は興奮性が高いということである．

D 不応期 refractory period

細胞に刺激を加えると興奮が起こるが，興奮の起こっているとき引き続いて第二刺激を加えてみる．第一刺激と第二刺激との時間間隔があま

> **Memo**
> 不応期には絶対不応期と相対不応期がある．絶対不応期にはどれほど強い刺激を与えても興奮は起こらないが，相対不応期では閾値は上昇しているが，強い刺激には反応する．

りに短いと第二刺激は無効になり，第二の興奮は起こらない．興奮の後，しばらくの間，刺激に応じない時期があるからで，この時期を**不応期**という．神経線維で1ミリ秒，骨格筋で2ミリ秒，心筋で200ミリ秒である．

E 全か無の法則 all-or-none law

興奮は閾値以上であれば刺激の強さとは無関係に起こる自動的（自己再生的）な現象であって，引き金を引く力とは無関係の力で弾丸が発射されるのにたとえられる．すなわち，活動電位の大きさは刺激の強さに無関係で一定の大きさである．このように，閾値以上の刺激に対しては刺激の強さには関係なく常に一定の反応を示すものを**等興奮系**といい，その反応は**全か無の法則**に従うという．これに対して，刺激の強さにしたがって反応が次第に大きくなり，全か無の法則に従わないものを**不等興奮系**という（図 2.4）．

> **Memo**
> 骨格筋線維には閾値の低いものから高いものまで様々なものがある．したがって刺激を強くしていくと，動員される筋線維の数が次第に増え，より大きな力が発生するようになる．つまり不等興奮系であり，このようにして発生する力を調節している．

図 2.4 刺激と反応の関係
S：閾値
M：最大刺激

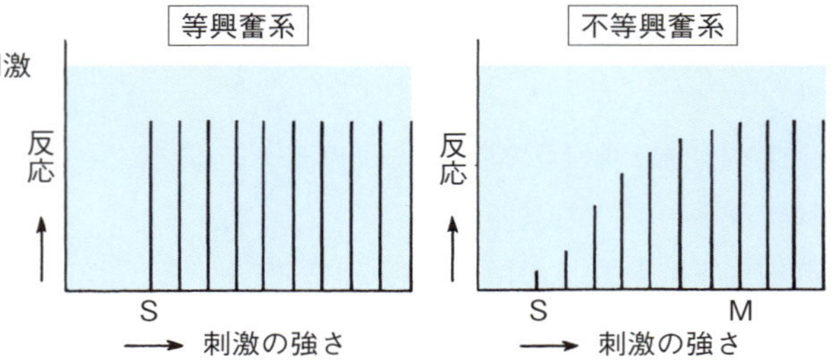

3 細胞膜の電気現象

A 静止電位

静止の状態にある細胞は，細胞膜を境として細胞内が細胞外に対して電気的にマイナスである．すなわち，細胞膜の外側がプラス，内側がマイナスに分極している．膜内外の電位差を**膜電位**といい，静止状態における膜電位を**静止電位**という．

静止電位の値は，細胞外の電位を0とすると，神経細胞では約 $-80\,\mathrm{mV}$（ミリボルト），骨格筋，心室筋では約 $-90\,\mathrm{mV}$，平滑筋では約 $-60\,\mathrm{mV}$ である．

B 活動電位 action potential

細胞膜が興奮すると膜電位が速やかに変化する．この電位変化を**活動電位**という．脱分極が進んで膜電位が閾値（**閾膜電位**）に達すると，脱

分極は加速度的に進行し，膜電位は単に消失するだけでなく，逆に膜の内側が外側に対してプラスになる．これをオーバーシュート（**極性逆転**）という．変化した膜電位はすぐに元に戻り膜は再分極する．神経細胞や骨格筋細胞の活動電位の全経過時間は数ミリ秒に過ぎないが（**図 2.5**），心筋の活動電位は数百ミリ秒続く．

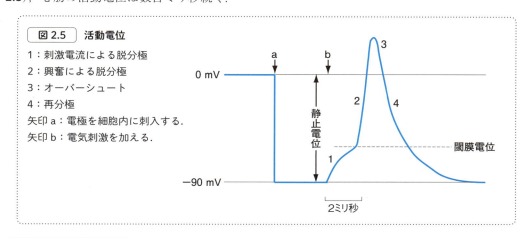

図 2.5　活動電位
1：刺激電流による脱分極
2：興奮による脱分極
3：オーバーシュート
4：再分極
矢印 a：電極を細胞内に刺入する．
矢印 b：電気刺激を加える．

C　膜電位の生成

静止電位が生じるのは，以下の理由による．

① 細胞外液の陰イオンは，Cl^-，HCO_3^- などの無機イオンである．これに対して細胞内液の陰イオンは分子量が大きく細胞膜を通過しないタンパク質である．

② Na^+-K^+ ポンプによって細胞内の Na^+ 濃度が低く K^+ 濃度が高い．

③ 細胞膜は K^+ を通過させるが Na^+ を通さないという性質（**選択的透過性**）をもつ．

細胞内に多い K^+ は濃度差に従って細胞外に拡散して出る．しかし，K^+ は陽イオンであるから拡散が進むにつれて細胞外がプラス，細胞内がマイナスになり K^+ を細胞内に引き戻す電気的な力が働く．濃度差によって外に出ようとする力と電位差によって引き戻される力とがつりあっているのが静止状態であり，このときの電位を K^+ の**平衡電位**という（**図 2.6**）．

静止電位（Vr）は K^+ の平衡電位にほぼ等しく，およそ -90 mV である．

活動電位の発生に際しては，Na^+ に対する細胞膜の透過性が急速に増大する．このため膜電位は Na^+ の平衡電位（約 65 mV）に近づくことになる．

また，オーバーシュートが速やかに終って膜が再分極されるのは，増加した Na^+ 透過性がもとの値に戻ることと，K^+ 透過性が増大して，K^+ の平衡電位に向かうからである．

Memo
K^+ を通す K^+ チャネルは非興奮時にも開いているが，Na^+ チャネルは非興奮時には閉じているためである．

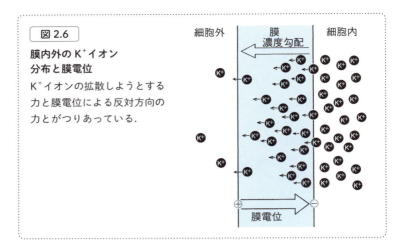

図 2.6
膜内外の K^+ イオン分布と膜電位
K^+ イオンの拡散しようとする力と膜電位による反対方向の力とがつりあっている．

D イオン電流とイオンチャネル

1 Na^+ 電流

　神経細胞や骨格筋細胞では，活動電位の初期に Na^+ が細胞外から細胞内に入るが，Na^+ は陽イオンだから，この電流を内向きの電流として測定することができる．Na^+ イオンによって運ばれるので，これを Na^+ 電流といい，細胞膜を通過する Na^+ イオンの通り路を Na^+ チャネルという．Na^+ チャネルはタンパク質によって構成され，細胞が静止状態のときは Na^+ チャネルは閉じており，刺激によって開放して Na^+ イオンが通過するようになる．

2 K^+ 電流

　Na^+ が細胞外から細胞内に入るよりも約 1 ミリ秒遅れて，K^+ が細胞内から細胞外へ出ていく．これは外向きの K^+ 電流として測定できる．K^+ の通路である K^+ チャネルは静止状態でも一部が開いているが，刺激に際してさらに多数の K^+ チャネルが開くことになり，多くの K^+ が通過するようになる．興奮によって増加した細胞内 Na イオンと減少した K イオンは興奮終了後に Na^+-K^+ ポンプの働きによって再び元の状態を回復する．

3 Ca^{2+} 電流

　平滑筋，分泌細胞では，活動電位のときに Na^+ ではなく Ca^{2+} が Ca^{2+} チャネルを通って細胞外から細胞内に入る．刺激が与えられても，Ca^{2+} チャネルが開放されず閉じたままの状態にとどめる薬物は，心筋や平滑筋に作用して興奮性を低下させるので，高血圧症や狭心症の治療薬として用いられる．このような薬物は Ca^{2+} チャネル遮断薬（Ca 拮抗薬）といわれる．

Memo
Na^+ チャネル，K^+ チャネル，Ca^{2+} チャネルにはそれぞれ様々な種類がある．神経細胞，骨格筋細胞，心筋細胞など，それぞれのもっているチャネルには違いがあり，流れる電流の性質も異なっている．

4 細胞内情報伝達

ホルモンや神経伝達物質あるいは与えられた薬物が細胞に作用してから，細胞の活動が発現するまでには一連の反応が含まれている．

A 細胞膜受容体

細胞膜には特定の受容体があり，ホルモンや薬物と結合してその作用を発現させる．受容体と結合して細胞に作用するホルモンや薬物を一般にリガンド ligand という．

B Gタンパク質

グアノシン 3 リン酸 guanosine triphosphate（GTP）を結合するタンパク質が細胞膜にあってこれを G タンパク質という．G タンパク質はリガンドのないときはグアノシン 2 リン酸（GDP）と結合しているが，リガンドがレセプターに結合すると GDP を解離して，代わりに細胞質に存在している GTP を結合する．

C cAMP

GTP を結合した G タンパク質はアデニル（酸）シクラーゼ（AC）を活性化する．AC は ATP（☞ p.118）からサイクリック AMP, cyclic AMP（cAMP）をつくる（**図 2.7, 2.8**）．cAMP は細胞内の各種の酵素活性を高めて細胞の生理作用を発現する（☞ p.134）．

cAMP を介して作用を発現する物質には，アドレナリン（β作用）の他，ドパミン，セロトニン（☞ p.30），グルカゴン（☞ p.144），バゾプレシン（☞ p.97, p.136），甲状腺刺激ホルモン（☞ p.135）などがある．

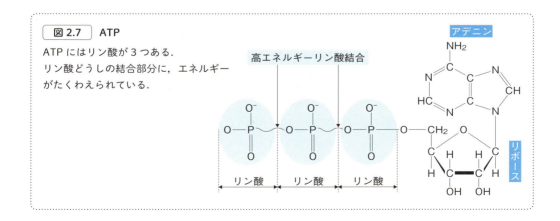

図 2.7 ATP

ATP にはリン酸が 3 つある．リン酸どうしの結合部分に，エネルギーがたくわえられている．

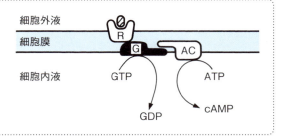

図2.8 cAMPを産生する反応
R：レセプター
G：Gタンパク質
AC：アデニル酸シクラーゼ

D IP₃ と DAG

　細胞膜にはまた，ホスファチジルイノシトール2リン酸（PIP₂）が存在している．リガンドがレセプターに結合すると，Gタンパク質はGTPを結合し，ホスホリパーゼC（PLC）を活性化する．PLCはPIP₂をイノシトール3リン酸（IP₃）とジアシルグリセロール（DAG）とに分解する．DAGは細胞膜のタンパク質をリン酸化して，細胞膜を通しての物質の輸送を調節し，IP₃は細胞質に出て小胞体に作用してCa^{2+}を放出し，細胞質のCa^{2+}濃度を上昇する（図2.9）．

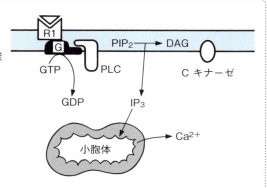

図2.9 IP₃，DAGを産生する反応
PLC：ホスホリパーゼC
PIP₂：フォスファチジルイノシトール2リン酸
IP₃：イノシトール3リン酸
DAG：ジアシルグリセロール
PKC：タンパクリン酸化酵素C

　IP₃を介して作用を発現する物質には，アセチルコリン，甲状腺刺激ホルモン放出ホルモン（☞p.135）などがある．

E Ca^{2+} の役割

　細胞外液のCa^{2+}濃度は2.5 mMであるのに対して，細胞内ではCaの大部分は小胞体に貯蔵されていて，細胞内液の遊離のCa^{2+}濃度は1 μM以下である．細胞内のCa^{2+}濃度が上昇するとCa^{2+}はまず細胞質にある特定のタンパク質に結合する．Ca^{2+}結合タンパク質にはトロポニン（☞p.194）やカルモジュリンがある．次のように，Ca^{2+}は多種の細胞の多様な活動を調節している．

①多くの細胞の細胞膜において，Na^+，K^+およびCa^{2+}自身のイオンチャネルの開閉を調節する．
②骨格筋や心筋では，細胞内のCa^{2+}がトロポニンに結合されて筋収縮を起こす．
③骨格筋や肝臓において，タンパクリン酸化酵素A（プロテインキナーゼA）はcAMPによって活性化されてグリコーゲン分解を促進するが，このときCa^{2+}の存在が必須である．
④分泌細胞においては，IP_3によって小胞体から放出されたCa^{2+}はカルモジュリンに結合する．この結合物はDAGとともにタンパクリン酸化酵素C（プロテインキナーゼC；PKC）を活性化して分泌を起こす．
⑤神経線維末端では伝達物質を放出する．
⑥PKCはまたCa^{2+}の存在下で血小板に作用して血液凝固を促進するが，このときもCa^{2+}の存在が必須である．
⑦コレステロール合成酵素であるHMG-CoAはCa^{2+}の存在下でPKCの働きによって活性化される．

> **Memo**
> 血液凝固のためにもCa^{2+}が必要である．逆に言うと，Ca^{2+}を除去すれば血液は凝固しない．検査のために採血する場合，注射器にあらかじめ一定量のクエン酸ナトリウムなどの抗凝固剤を吸っておく．クエン酸はCa^{2+}があるとNa^+を解離してCa^{2+}を結合し，クエン酸カルシウムとなるため，遊離のCa^{2+}がなくなり，血液の凝固を阻止することができる．

復習問題 以下の文章が正しければ○を，誤りであれば×を記入しなさい． ➡解答はp.214

1	細胞膜は糖質とタンパク質からできている．
2	電解質やその他の水溶性物質は細胞膜を自由に通過して移動することができる．
3	Na^+-K^+ポンプはATPを消費してNa^+とK^+を交換して移動させる．
4	筋細胞や感覚器の細胞は興奮性細胞である．
5	興奮性細胞では細胞内が負に帯電しており，これを静止電位という．
6	静止電位はNa^+の平衡電位に近い．
7	活動電位はNa^+の細胞内への流入によって生じる．
8	刺激を強くすると，大きな活動電位を生じる．
9	cAMPは細胞内情報伝達で重要な役割を果たす．
10	細胞内液のCa^{2+}濃度は細胞外液に比してはるかに高く維持されている．

3 体液

1 体液の区分

A 細胞内液と細胞外液

> **Memo**
> 新生児期には体重の75～80%が水である．加齢に伴って水が体重に占める割合は減少し，70歳以上では約50%となる．

人体の水は体重の約60%を占める（☞p.1 **図1.1**）．各体液分画が体重に占める割合は**図3.1**の通りである．

このうち2/3（体重の40%）は細胞の中にあり，**細胞内液**と呼ばれる．1/3は細胞の外にある**細胞外液**である（**図3.2**）．

体内に多量の水が含まれている理由は次の通りである．

図3.1 体液の分画

- 体液
  - 細胞内液（40%）
  - 細胞外液（20%）
    - 管外液（15%）＝間質液
    - 管内液（5%）
      - 血漿（4%）
      - リンパ
      - 脳脊髄液 ｝（1%）

図3.2 体液の区分と移動方向

%は体重に対する割合，矢印は移動の方向．

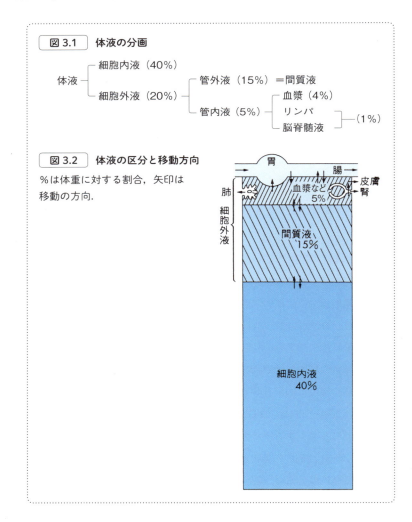

- 細胞の中では様々な化学反応が起こってエネルギーを産生したり，物質を合成したり分解したりしている．このような化学反応は，例外的なものを除き，ほとんどすべてが水溶液の形で起こっている．水がなくては，ほとんどすべての化学反応がストップし，細胞が生きていくことは不可能となる．
- 血液の容積の半分以上を占める水（血漿）がなくては血液は流れることができない．
- 水は熱容量が大きいため，熱しにくく，冷めにくい．このため体温を一定に保つうえで有利である．

間質液は血漿と細胞内液との間の仲立ちをするものであり，摂取された水は血漿から間質液を経て細胞内に移行し，逆に余分な水は細胞内から間質液，血漿を経て，尿として排泄される．

細胞内液および血漿は多量のタンパク質を含む．間質液，リンパ，脳脊髄液はタンパク質の含有量が少なく，主たる成分は電解質である（☞ p.33）．

B 体液のバランス

表 3.1　人体に出入りする水の区分

入ってくる水		出ていく水	
飲料水	1,500	尿	1,500
食物	800	便	200
代謝水	200	汗	100
		不感蒸散	700*
	2,500 mL/日		2,500 mL/日

※肺から500，皮膚から200

代謝水とは，たとえば，グルコースが分解するとき，

$$6C_6H_{12}O_6 + 6O_2 \longrightarrow 6CO_2 + 6H_2O$$

のように，代謝の結果生じる水である．

不感蒸散とは意識しない蒸発のことで，汗のように目にみえるものは含まない．

2 物質の濃度

体液は純粋な水ではなく，その中に様々な物質が溶け込んでいる．すべての物質は，水素（H），炭素（C），ナトリウム（Na）など様々

Memo
ラクダの瘤には水ではなく脂肪がつまっている．ラクダはこの脂肪を分解して代謝水を効率よく得ることで，砂漠で長期間水を飲まないで過ごすことができる．

表3.2 代表的元素の原子量	元素名	元素記号	原子量
	水素	H	1.01
	炭素	C	12.0
	窒素	N	14.0
	酸素	O	16.0
	ナトリウム	Na	23.0
	マグネシウム	Mg	24.3
	リン	P	31.0
	塩素	Cl	35.5
	カリウム	K	39.1
	カルシウム	Ca	40.1

な原子でできている．各原子の重さを**原子量**といい，**表3.2**に代表的な原子の原子量を示した．何種類かの原子が結合してできるのが**分子**であり，たとえば食塩は1個のナトリウム原子（Na）と1個の塩素原子（Cl）が結合してできているため，NaClと書き表され，正式には塩化ナトリウムと呼ばれる．食塩1分子の重さは原子量を足し合わせた 23 + 35.5 = 58.5 であり，これを**分子量**という．

水素原子の原子量は1であり，水素原子を1g秤量したとすると，この中に水素原子は 6.02×10^{23} 個存在する（この数字は覚える必要はない）．ナトリウムの原子量，つまり重さは23で，水素の23倍重いため，同じ数だけ原子を集めるためには23gが必要になる．分子となっても同様で，6.02×10^{23} 個の食塩分子（NaCl）を集めるためには 23 + 35.5 = 58.5 g を集める必要がある．

水1 l 中に 6.02×10^{23} 個の分子が溶けている溶液の濃度を1モル（1 mol/l あるいは単に1 Mと表記する）という．1 Mの塩化カルシウム（$CaCl_2$）溶液なら 40.1 + 35.5 × 2 = 111.1 g の $CaCl_2$ を水に溶かして1 l にすればよいことになる．生体内の物質の濃度は通常は低いため，モルの1/1000であるミリモル（mmol/l または mM）で表されることが多い．

> 📝 **Memo**
> 6.02×10^{23} 個のことをアボガドロ数という．

> 📝 **Memo**
> 1個の酸素と2個の水素はそれぞれ1個の電子を共有することで安定する．マイナスの荷電をもつ電子が酸素側の軌道を回る時間が長いため，酸素側がマイナス，水素側がプラスとなる．

図3.3 水の構造式

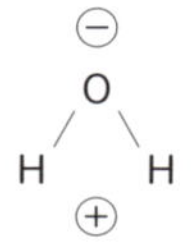

3 水溶液中の物質の解離と電解質

水（H_2O）は1個の酸素（O）と2個の水素（H）が結合したものである（図3.3）．

酸素端はわずかに陰性に荷電しており，水素端はわずかに陽性に荷電している．このため，塩化ナトリウムを水に溶かすと，ナトリウムは陰

性の酸素に，塩素は陽性の水素に引きつけられ，NaClは**解離**（正確には**電離**という）して，Na^+とCl^-になる．

このように水溶液中で解離する物質を**電解質**と呼び，解離したNa^+やCl^-を**イオン**と呼ぶ．Na^+は陽性の荷電をもつため陽イオン，Cl^-は陰性の荷電をもつため陰イオンと呼ばれる．ナトリウムイオンは荷電の数が1個（**1価**と呼ぶ）であるが，カルシウムイオンなどは陽性の荷電を2つもつためCa^{2+}と表記され**2価**と呼ばれる．

そして，溶液中の荷電の数を**当量**といい，Eq（イクイバレントと読む）で表される．たとえばNa^+は1価なので，1 mMは1 mEqであるが，Ca^{2+}では2価なので1 mMは2 mEqとなる．図3.4に細胞内液，細胞外液に含まれる主要な物質の濃度を示す．

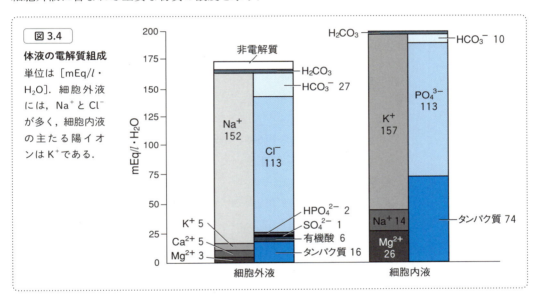

図3.4
体液の電解質組成
単位は[mEq/l・H_2O]．細胞外液には，Na^+とCl^-が多く，細胞内液の主たる陽イオンはK^+である．

解離のしやすさは分子によって異なる．たとえば**クエン酸ナトリウム**はNa^+を解離しやすいが，Na^+の代わりにCa^{2+}を結合すると解離しにくくなる．この性質を利用して血液凝固を阻止したい場合，血液にクエン酸ナトリウムを加える．血液凝固のために必要なCa^{2+}がナトリウムの代わりにクエン酸と結合するため取り除かれ，血液が凝固しなくなるのである．

H^+を解離しやすい物質は**酸**と呼ばれ，H^+を結合しやすいか，水酸化物イオン（OH^-）を解離しやすい物質を**塩基**（アルカリ）と呼ぶ．塩酸（HCl）はH^+とCl^-に非常に解離しやすいので，**強酸**と呼ばれ，水酸化ナトリウム（NaOH）はNa^+とOH^-に解離しやすいので，**強塩基**と呼ばれる．

Memo
採血した血液の凝固を防ぐにはクエン酸ナトリウムのほか，シュウ酸ナトリウムもよく使われる．生体内に投与する抗凝固薬としてはヘパリンが多用される．ヘパリンは肝臓で合成される生体物質であり，トロンビンなど多くの凝固因子の活性を抑制する．

4 拡散 diffusion と浸透圧 osmotic pressure

図3.5のように，真ん中に仕切りのある容器の片側に蒸留水を，他側に食塩水を入れる．仕切りがガラスのように何も通さない物でできていれば両者が混じり合うことはない．ここで仕切りを取り除くと，両者が混じり合うことになる．この場合，撹拌しなくても食塩水中のNa^+とCl^-は次第に蒸留水側に移行し，やがて全体が均一の薄い食塩水になる．これは同種の粒子（Na^+やCl^-）が相互に衝突しあい，互いに離れていく性質があるからである．

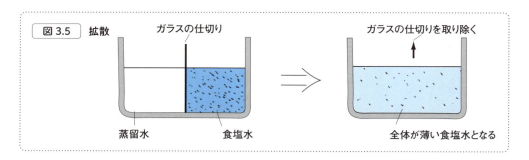

図3.5 拡散

つまり，物質には濃度の高い所から低い方へと移動する性質がある．この現象を**拡散**といい，生体内における物質の移動において非常に重要な役割を果たしている．

体内に含まれる水は細胞内液と細胞外液とに大きく区分される．両者を隔てているのは脂質二重層からなる細胞膜である．細胞膜は，水は比較的よく通すが，Na^+やK^+，Cl^-などのイオンの通過を制限しており，チャネルが開いたときにのみ通過することができる（☞第2章）．このように水は通すが，それに溶けているイオンなどの溶質は通さない膜を**半透膜**という．つまり細胞膜は半透膜である．

図3.6のように容器に半透膜の仕切りをつけ，図3.5と同様に左側に蒸留水を，右側に食塩水を入れる．この場合はNa^+やCl^-は半透膜を通ることができないため，左側の蒸留水中に拡散することができない．そうすると，左右の濃度差を小さくする力が働いて，左側の蒸留水が半透膜を通って右側に流れ込むことになる．これによって右側の水位が上昇し，左側の水位が低下する．つまり半透膜をはさむ物質の濃度差によって水位の差（図3.6のP）に相当する圧力を生じることになる．この圧力のことを**浸透圧**という．

溶液の浸透圧は，その溶液中にいくつの粒子（イオンや分子）が存在するかによって決まり，単位はOsm（オスモル）で表される．グルコースは水の中でも解離しないため，1 mol = 1 Osmであるが，水の中では

> **Memo**
> 血漿の浸透圧に等しい浸透圧を示す溶液としては0.9%食塩水と5%グルコース液が代表的である．薬物を溶解して静脈内に点滴投与する際などに用いられる．

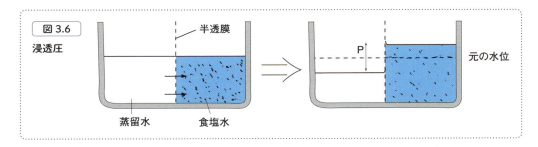

図3.6 浸透圧

NaClは解離してNa$^+$とCl$^-$の2つの粒子になるため，NaCl 1 molは2 Osmとなる．血漿の浸透圧は275〜295 mOsm/lである．

5 膠質浸透圧 colloid osmotic pressure

　細胞膜はイオンに対して半透膜であるが，毛細血管の壁には比較的大きな孔（直径60〜80 nm：ナノメートル：1 mmの1/1000が1 μm，1 μmの1/1000が1 nm）があるため，水もイオンも通ることができる．しかし，血漿中のタンパク質は分子のサイズが大きいため，この孔を通ることができない．一方，間質液のタンパク含有量は少ないため，血漿のタンパク質は水を血管内に吸い込む力を発生する．

　血管内外のタンパク質濃度差によって発生する浸透圧を**膠質浸透圧**と呼び，毛細血管領域における組織液と血液との間での濾過と物質交換に大きな役割を果たしている．詳細については第8章で学ぶ．

復習問題 以下の文章が正しければ○を，誤りであれば×を記入しなさい． ➡解答はp.214

1	血漿の重さは体重の約15％を占める．
2	代謝水とは化学反応の結果として体内で発生する水のことである．
3	細胞内液の陽イオンとしてはK$^+$が多く，細胞外液ではNa$^+$が多い．
4	半透膜を通して水が移動することによって浸透圧を生じる．
5	細胞膜内外の塩分濃度の差によって膠質浸透圧を生じる．

4 神経の興奮伝導とシナプス伝達

1 ニューロン

神経細胞は通常ニューロンといわれ，神経細胞体と，多数の樹状突起と，1本の長い軸索とに区分される（図4.1）．髄鞘を含めた軸索を特に**神経線維**という．神経線維は特定の器官，たとえば筋や腺または感覚の受容器に達する．

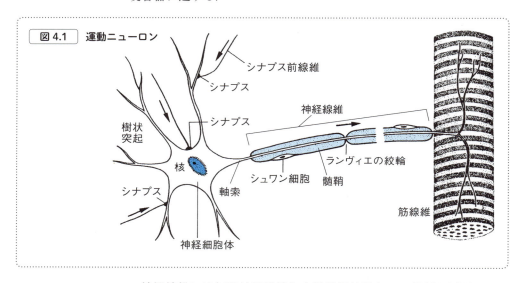

図4.1 運動ニューロン

神経線維には無髄神経線維と有髄神経線維との2種類が区別される．
①**無髄神経線維**：軸索が中心にあり，ところどころで軸索の周囲をシュワン細胞がとり囲んでいる．髄鞘は形成されていない．
②**有髄神経線維**：シュワン細胞の細胞膜が軸索に沿って広がるとともに，軸索の周囲を幾重にもとり囲んで髄鞘を形成するようになる．髄鞘は1～2mmおきにくびれていて，この部はランヴィエ Ranvierの絞輪（こうりん）といわれる．

Memo
実験的に神経を電気刺激した場合は両側性伝導を示すが，生体内では興奮は神経細胞体から軸索へ向かう一側性伝導である．軸索内でも細胞体側は不応期に入っているため，興奮が逆行することはない．

2 興奮の伝導

A 興奮伝導の3原則

神経線維を興奮が伝導する際，次の3つの法則に従う．
①**両側性伝導**：線維の一部を刺激すると興奮はその点から始まっ

て両方向に伝導する．
②**絶縁性伝導**：1本の線維を興奮が伝導しているとき，興奮は隣の線維に伝わることはない．
③**不減衰伝導**：線維の直径が一定ならば興奮の大きさ，または伝導速度は伝導中変化しない．

B 興奮の伝導様式

1 局所電流

神経線維のある部分が刺激されて興奮すると，興奮部は周囲の非興奮部に対して電気的にマイナスになり，周囲から興奮部に向かって電流が流れこむ（**図 4.2**）．この電流を**局所電流**という．局所電流は非興奮部の膜については外向き電流であるから，隣接する非興奮部を刺激して興奮させる．隣接部が興奮すると，さらにもうひとつ隣の非興奮部から局所電流が流れ，その部が刺激されて興奮する．このような過程がくり返されて興奮はつぎつぎと伝わっていく．

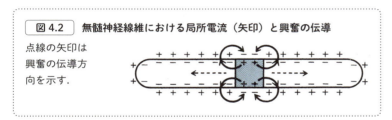

図 4.2 無髄神経線維における局所電流（矢印）と興奮の伝導
点線の矢印は興奮の伝導方向を示す．

2 跳躍伝導

有髄神経線維において，髄鞘はリン脂質（スフィンゴミエリン）からなるので電気抵抗が高く，そのため，局所電流は髄鞘で覆われている部分の膜を流れず，ランヴィエの絞輪部の膜のみを外向きに流れる．その結果，興奮は絞輪部から次の絞輪部へと跳び跳びに伝導していく．このような伝導様式を**跳躍伝導**という（**図 4.3**）．

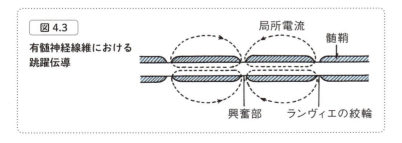

図 4.3 有髄神経線維における跳躍伝導
局所電流／髄鞘／興奮部／ランヴィエの絞輪

神経線維を伝導する活動電位はその経過が速やかで伝導速度も大きいので，衝撃波にたとえられ，**神経衝撃**または**インパルス** impulse と呼ばれる．

3 興奮伝導速度

無髄神経線維の伝導速度は約 1 m/sec で，速度は線維の直径の平方根に比例する．

有髄神経線維の伝導速度は大きく，直径 20 μm の太い神経線維の伝導速度は 37℃ において 120 m/sec に達する（**表 4.1**）．この速度（120 m/sec）は時速に換算すると 432 km であり，新幹線の最高速度 320 km/時（東北新幹線）よりもはるかに大きい．

> **Memo**
> 皮膚を傷つけると，最初に鋭い痛みを感じ，その後に「じんじん」と表現されるような鈍い痛みを感じる．最初の鋭い痛みが伝導速度の大きい Aδ 線維，遅れる鈍い痛みが伝導速度の小さい無髄の C 線維を介するものである．

C 神経線維の種類

神経線維は軸索の直径，または興奮の伝導速度から A，B，C の 3 群に分けられ，直径の太い方から順に A 線維，B 線維，C 線維と呼ばれる．A 線維はさらに，α，β，γ，δ の 4 種に分けられている．Aα は運動神経線維であり，Aγ は筋紡錘の錘内筋を支配する運動神経線維である（☞ p.203，**図 17.1**）．B 線維は自律神経の遠心性線維であり，C 線維は痛覚の線維である（**表 4.1**）．

表 4.1　神経線維の種類

神経線維	A（有髄）				B（有髄） （自律神経）	C（無髄）
	α	β	γ	δ		
感覚神経	Ⅰa，Ⅰb	Ⅱ		Ⅲ		Ⅳ
直径（μm）	20〜12	12〜5	5〜2		3〜1	1〜0.5
伝導速度（m/sec）	120〜70	70〜30	30〜12		16〜3	2〜0.5

感覚神経については直径の太い方から順に Ⅰ 群線維，Ⅱ 群線維，Ⅲ 群線維，Ⅳ 群線維と呼ばれる分類もある（**表 4.1**）．

- **Ⅰa 群線維**：筋紡錘のらせん形終末からの張力感覚（☞ **図 17.1**）
- **Ⅰb 群線維**：腱紡錘からの張力感覚，触覚の一部
- **Ⅱ 群線維**：筋紡錘の散形終末からの張力感覚，圧覚（Aβ 線維に相当）
- **Ⅲ 群線維**：痛覚（刺す痛み），冷覚，触覚の一部（Aδ 線維に相当）
- **Ⅳ 群線維**：痛覚（にぶい痛み），温覚

3 軸索内輸送 axonal transport

アセチルコリンをはじめ神経伝達物質は神経線維末端で合成されている（☞ p.29）．しかし，酵素タンパク質やニューロンを構成している構造タンパク質は細胞体で産生され，軸索を通って末端に向かって運ばれ

る．この現象を**順行性軸索内輸送**という．また，末端から細胞体に向かって逆方向に物質が運ばれる場合を**逆行性軸索内輸送**という．軸索内に生じた老廃物を細胞体で処理するための輸送であろう．

軸索内輸送の輸送速度は物質によって異なるが，速いものでは拡散から予想されるよりも100倍以上速い．輸送のための特定のタンパク質があって，ATPの分解エネルギーを利用して輸送用のモーターの働きをしている．

4 神経線維の変性と再生

軸索が損傷されると，切断部より末梢の部分では髄鞘に囲まれた中空の管になる．損傷の範囲が小さいときは断端両側のシュワン細胞が増殖し，互いに接合して1本の管となり，その中を軸索が発育して，神経は再生される．損傷部位が長いときは，体の他の部分の皮膚神経をとってきて欠損部分を補う治療が行われる．cable graft という．

5 興奮の伝達

興奮が一つの神経細胞から別の神経細胞など他の細胞に伝えられる現象を**興奮の伝達**といい，興奮伝達の行われる部位を**シナプス**という．**興奮伝導**は一つの神経細胞の軸索を興奮が伝わることであり，伝達と伝導の語は区別して用いられる．興奮伝達はリレー競争のバトンタッチにたとえられる．この場合，第一走者が**シナプス前線維**，第二走者が**シナプス後細胞**，バトンが**神経伝達物質**，バトンタッチの場がシナプスに相当する（**図 4.4**）．

> **Memo**
> 神経細胞は胎児期には分裂増殖するが，出生後は一部の例外的な場所（海馬）を除き細胞分裂能を失う．したがって神経細胞の数は新生児期が最多であり，後は加齢とともに減っていくだけである．ただし，知能は神経細胞の数で決まるのではなく，神経細胞同士のシナプス形成の多少によって決まるため，知能は発達していく．

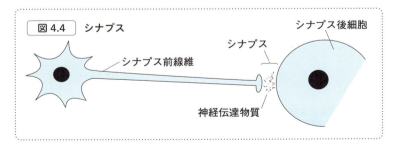

図 4.4　シナプス

シナプス前線維の末端はシナプス後細胞の神経細胞体や樹状突起の表面に近接している（☞ p.22，**図 4.1**）．中枢神経内には無数のシナプスがあり，興奮はニューロンからニューロンへと伝達されている．

6 シナプス伝達 synaptic transmission の様式

A 伝達物質の放出

シナプス前線維の興奮が末端まで伝導してくると，そこからアセチルコリンなどの伝達物質が放出される．伝達物質はその 5,000〜10,000 分子が 1 つのパック（シナプス小胞）につめこまれていて，小胞単位で放出される．放出された伝達物質はシナプス間隙（20〜50 nm）を拡散してシナプス後細胞に達しこれを興奮または抑制する（図 4.5）．

> **Memo**
> 活動電位が軸索末端に伝導すると，その脱分極によって Ca^{2+} チャネルが開口し，Ca^{2+} が細胞内に流入する．これによって一連の制御タンパクが働いて，シナプス小胞がシナプス前膜に融合し，中の神経伝達物質が放出される．このような放出を開口分泌と呼ぶ．

図 4.5 伝達物質の素量的放出

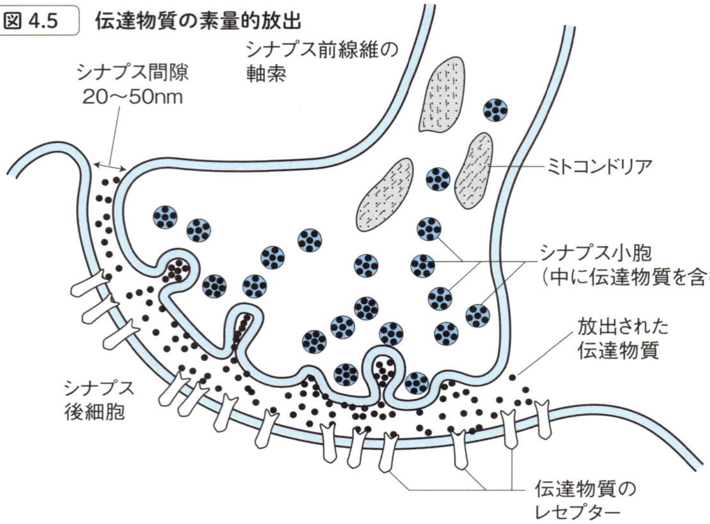

- シナプス間隙 20〜50nm
- シナプス前線維の軸索
- ミトコンドリア
- シナプス小胞（中に伝達物質を含む）
- 放出された伝達物質
- シナプス後細胞
- 伝達物質のレセプター

1 つの活動電位（インパルス）によって放出される神経伝達物質の量は少ないため，シナプス後細胞への影響は少ない．しかし続けざまに 2 つ，3 つ，10 個といったように連続してインパルスがシナプス前線維末端に到達すると，放出される伝達物質の量が増え，シナプス後細胞を強く刺激する．このように，神経刺激の強さは**インパルス頻度**，すなわち 1 秒間にインパルスがいくつ来るか（単位は Hz と書き，ヘルツと読む）によって決まる．

B 興奮性シナプスと抑制性シナプス

シナプス後細胞を興奮させるシナプスを**興奮性シナプス**，逆に興奮性を抑えるシナプスを**抑制性シナプス**という．両者の違いは放出される神経伝達物質の種類によっており，代表的な**興奮性神経伝達物質**はアセチルコリンやノルアドレナリン，グルタミン酸などである．**抑制性神経伝達物質**としては γ-アミノ酪酸（GABA）が代表的である．

C シナプス電位 synaptic potential

1 興奮性シナプス後電位 excitatory post-synaptic potential（EPSP）

興奮性伝達物質がシナプス後細胞の受容体に結合すると，シナプス後細胞の膜は脱分極する．この電位変化を**興奮性シナプス後電位**という．連続したインパルスによって，より多くの伝達物質が放出されるとこの脱分極も大きくなり，閾値に達するとシナプス後細胞の活動電位が発生する（図 4.6A）．

2 抑制性シナプス後電位 inhibitory post-synaptic potential（IPSP）

抑制性伝達物質がレセプターに結合すると，シナプス後細胞の膜は過分極する．Cl^- の透過性が高まるからである．Cl^- の細胞内外の濃度差による電位は約 −90 mV であり，シナプス後細胞の膜電位はこの値に向かって深くなり，活動電位は起こらず興奮が抑制されてしまう（図 4.6B）．

> **Memo**
> シナプス活動が反復すると，その後長時間にわたってシナプス後電位の振幅が増強したり（長期増強），減少したり（長期抑圧）する．これらが記憶や学習の基礎となると考えられている．

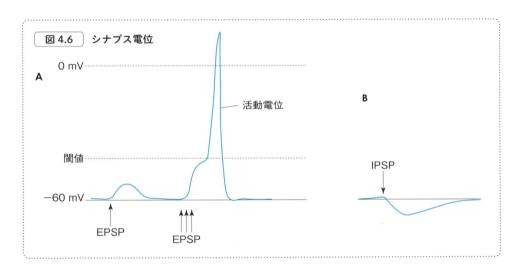

図 4.6 シナプス電位

D 興奮性シナプス伝達の性質

1 一方向性伝達

興奮はシナプス前線維からシナプス後細胞へ伝えられ，逆方向には伝えられない．

2 シナプス遅延 synaptic delay

興奮が伝達されるのに 0.3 〜 0.5 ミリ秒の遅れがある．

3 発散 divergence，収束 convergence

1 本のシナプス前線維が枝分れして複数のシナプス後細胞とつながる場合，シナプス前線維の興奮は複数のシナプス後細胞を興奮させる．これが**発散**である（図 4.7A）．反対に，複数のシナプス前線維が 1 個のシナプス後細胞とシナプスをつくる場合は，シナプス前線維の興奮は 1 個

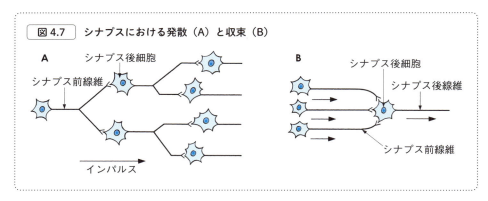

図4.7 シナプスにおける発散（A）と収束（B）

のシナプス後細胞に収束する（図4.7B）．

④ **促通 facilitation**

▶ a » 空間的促通

図4.7Bのように，複数のシナプス前線維が1個のシナプス後細胞とつながる場合，1本のシナプス前線維が興奮するだけではシナプス後細胞を興奮させるに至らないが，複数のシナプス前線維が興奮するとそれが集まってシナプス後細胞を興奮させる．これを**空間的促通**という．

▶ b » 時間的促通

シナプス前線維が1度だけ興奮してもシナプス後細胞を興奮させるに至らないが，適当な間隔でくり返して興奮する場合はシナプス後細胞に興奮が伝達される．これを**時間的促通**という．

⑤ **疲労**

興奮の伝導に比較してシナプスにおける興奮伝達は疲労しやすい．

⑥ **伝達物質**

それぞれのシナプスにおいては伝達物質が決まっている．この特定の伝達物質のみによって興奮伝達がなされる．

⑦ **作用を増強・阻害する物質**

伝達物質の作用を増強する薬物を**シナプス刺激薬**，逆に伝達物質の作用を阻害する薬物を**シナプス遮断薬**という．

E 抑制性シナプスの2型

① **シナプス後抑制 postsynaptic inhibition**

抑制性シナプス伝達物質によって，シナプス後神経細胞は抑制性シナプス後電位を発生し興奮しにくくなる（図4.8B）．

② **シナプス前抑制 presynaptic inhibition**

興奮性シナプスのシナプス前線維の末端のところに別の神経線維がシナプスをつくっていて，その部で興奮性シナプス前線維が伝達物質を放出するのを抑える（図4.8A）．シナプス前抑制はシナプス後抑制よりも

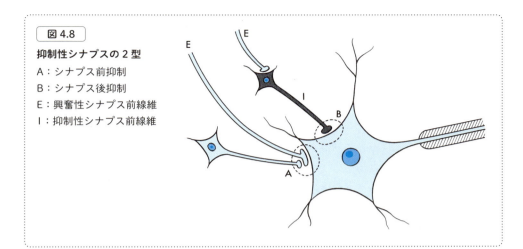

図4.8
抑制性シナプスの2型
A：シナプス前抑制
B：シナプス後抑制
E：興奮性シナプス前線維
I：抑制性シナプス前線維

強力な伝達抑制の仕組みである．

7 神経伝達物質 neurotransmitters

1 アセチルコリン

神経筋接合部の伝達物質である（☞本章 9）．

交感神経および副交感神経の神経節における節前線維と節後線維とのシナプス，および副交感神経の節後線維と効果器とのシナプスにおける伝達物質である（☞ p.131）．

大脳皮質にも広く分布する．認知症の原因となるアルツハイマー病は大脳のアセチルコリン作動性ニューロンの病変による（☞ p.171）．筋萎縮性側索硬化症は脳幹および脊髄のアセチルコリン作動性ニューロンの変性による．

2 ノルアドレナリン

交感神経の節後線維末端から放出される興奮性伝達物質（☞ p.129）である．

しかし，視床下部，脳幹などの中枢神経系においては抑制性伝達物質となる．レム睡眠（☞ p.170）を起こす脳幹の神経細胞を抑制している．

アドレナリン，ノルアドレナリン，ドパミンなどをまとめてカテコルアミンという．

3 グルタミン酸

中枢神経系における主要な興奮性伝達物質である．

4 グリシン

広く中枢神経系に存在し，特に脊髄反射の抑制性伝達物質である．

> **Memo**
> アルコールやいわゆるドラッグも神経伝達物質の放出と取り込みに影響を与える．アルコールは代表的抑制性伝達物質であるGABAや興奮性伝達物質であるグルタミン酸の作用に影響すると考えられている．また，コカインはシナプス間隙からのドパミン取り込みを阻害することで，ドパミンの効果を増強する．

5 ドパミン

中枢神経における興奮性伝達物質である．大脳基底核の一つである黒質から線条体に至る神経の伝達物質で（☞ p.206 図 17.5，p.207），パーキンソン病は黒質が変性してドパミンが激減するために起こる．

6 セロトニン または 5-hydroxytryptamine；5-HT

カテコルアミン関連物質である．間脳，小脳，大脳辺縁系における抑制性伝達物質．脳幹網様体の神経細胞に作用して，覚醒状態を抑制して睡眠に導く．

📝 **Memo**
セロトニンの欠乏はうつ病の原因となっている可能性がある．セロトニンの再取り込を阻害する薬物は，セロトニン伝達を増強することによって重症うつ病に効果を示す．

7 ガンマアミノ酪酸 γ-aminobutyric acid；GABA

中枢神経系，特に小脳における抑制性伝達物質である．

8 P 物質

脊髄における痛覚ニューロンの神経伝達物質である．大脳基底核にも存在し，ハンチントン病では減少する．

9 βエンドルフィン，エンケファリン

脳内にあってモルヒネに似た鎮痛作用をもつ．

8 神経伝達物質の分解と除去

シナプス間隙に放出された伝達物質は速やかに分解・除去される必要がある．なぜなら伝達物質がいつまでもシナプス後細胞の受容体に結合したままでいると，次の刺激が来ても応答できないからである．

ノルアドレナリンやGABAはシナプス前線維末端に取り込まれ，伝達物質として再利用される．アセチルコリンはシナプス後細胞がもつアセチルコリンエステラーゼによってコリンと酢酸に分解される．コリンは再びシナプス前線維に取り込まれ，アセチルコリンの合成に使われる．

9 神経筋伝達 neuromuscular transmission

運動神経線維の末端は枝分かれして多数の骨格筋線維に達している．神経線維の末端に対面しているところの骨格筋線維の部分を**終板**という（図 4.9）．

A アセチルコリンの放出

伝達物質はアセチルコリンである．アセチルコリンは運動神経線維の末端においてシナプス小胞につめこまれている．活動電位が神経末端に達すると，神経終末の Ca^{2+} チャネルが開口して Ca^{2+} が終末内に流入する．これによってシナプス小胞は神経線維の先端に移動し遂にはその中

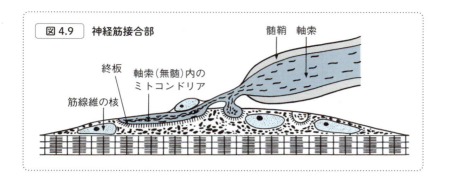

図4.9 神経筋接合部

に含んでいるアセチルコリンを間隙に放出する（☞ p.26，図4.5）．神経筋接合部においても伝達物質は素量的放出として小胞単位で放出される．1回の活動電位が神経末端に達するとき約250個のシナプス小胞が放出される．

B 終板電位 end-plate potential：EPP

放出されたアセチルコリンは20～50 nmの間隙を拡散して速やかに終板に達する．終板にあるアセチルコリンのレセプターは分子量25,000のタンパク質で，Na^+，K^+のどちらも非選択的に通過することのできるチャネルを形成している．静止時にはチャネルは閉じているが，アセチルコリンがレセプターに結合されるとチャネルは開いてK^+とNa^+の透過性が増し，終板の細胞膜は脱分極する．これを**終板電位**という．興奮性シナプス後電位と同じ仕組みである．

放出されたアセチルコリンは前述のようにアセチルコリンエステラーゼにより速やかに分解される．フィゾスチグミンやネオスチグミンはアセチルコリンエステラーゼの作用を抑えて神経筋伝達を延長させる．

C 神経筋接合部遮断薬

神経筋伝達を遮断する薬物を**筋弛緩薬**ともいう．作用の違いから2種に分けられる．

①競合性神経筋接合部遮断薬：ツボクラリン（クラーレ）がある．アセチルコリンとせり合ってアセチルコリンのレセプターと結合しレセプターを占領してしまう．

②脱分極性神経筋接合部遮断薬：サクシニルコリンがある．アセチルコリンと類似の物質で，アセチルコリンのレセプターと結合し終板を脱分極する．しかも分解されずに作用が持続するので，アセチルコリンが作用してもこれ以上膜電位は変わらず，終板電位は発生しない．

ボツリヌス菌のつくるボツリヌス毒素は運動神経末端からアセチルコリンが放出されるのを強く阻害する．けいれんや過度の筋収縮の治療に用いられる．

D 重症筋無力症 📝 myasthenia gravis

アセチルコリンのレセプタータンパク質に対する抗体が体内で産生されてレセプタータンパク質と抗原抗体反応を起こし，レセプタータンパク質が分解されてしまう自己免疫疾患である（☞ p.40）．その結果，アセチルコリンが運動神経末端から放出されても終板に結合できなくなり，神経筋伝達が容易に遮断されて，筋運動が持続できなくなってしまう．

> **Memo**
> 重症筋無力症では，反復運動により筋力が低下しやすく（易疲労性），物が二重に見えたり（複視），上まぶたが知らず知らずのうちに下がってくる（眼瞼下垂）といった眼症状が最初に現れることが多い．しかもこれらの症状は朝が軽く，疲労がたまってくる夕方に悪化しやすい．

復習問題　以下の文章が正しければ○を，誤りであれば×を記入しなさい．　➡解答はp.214

1	有髄神経線維では軸索周囲にシュワン細胞による髄鞘が認められる．
2	有髄神経線維では跳躍伝導を生じる．
3	有髄神経線維に比して無髄神経線維の方が伝導速度は大きい．
4	神経線維を伝導する興奮は，隣の線維にも伝わることで伝導を確実にしている．
5	神経伝達物質を合成するための酵素タンパク質は神経終末で産生される．
6	神経線維は切断されると修復することはできない．
7	神経線維を伝導してきた興奮が他の細胞に伝えられる部位のことをシナプスという．
8	インパルス頻度の増加に伴って放出される神経伝達物質の量が増加する．
9	ノルアドレナリンは代表的な抑制性神経伝達物質である．
10	神経筋接合部において放出される神経伝達物質はアセチルコリンである．

5 血液

1 血液の成分と生理作用

血液の成分と生理作用を**図 5.1** に，各成分の値を**表 5.1** にまとめた．

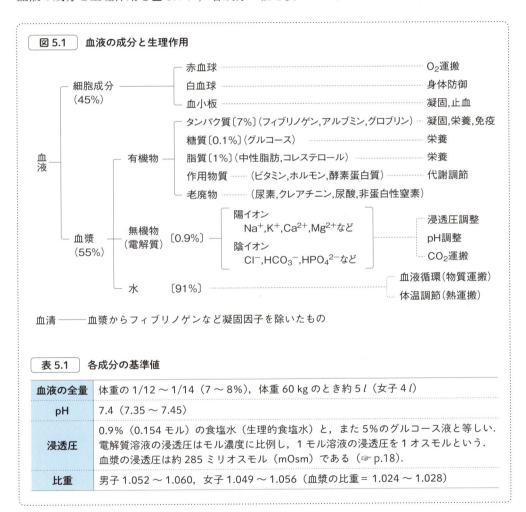

図 5.1 血液の成分と生理作用

血清──血漿からフィブリノゲンなど凝固因子を除いたもの

表 5.1 各成分の基準値

血液の全量	体重の 1/12～1/14（7～8％），体重 60 kg のとき約 5 l（女子 4 l）
pH	7.4（7.35～7.45）
浸透圧	0.9％（0.154 モル）の食塩水（生理的食塩水）と，また 5％のグルコース液と等しい．電解質溶液の浸透圧はモル濃度に比例し，1 モル溶液の浸透圧を 1 オスモルという．血漿の浸透圧は約 285 ミリオスモル（mOsm）である（☞ p.18）．
比重	男子 1.052～1.060，女子 1.049～1.056（血漿の比重＝1.024～1.028）

> **Memo**
> 赤血球の形は「真ん中が窪んだ円盤状」と表現されるが，これは静止しているときの形である．流れているときは力のかかる方向によって砲弾形になったり，スリッパ形になったりと自由に形が変化する．

2 赤血球 erythrocyte

A　かたちと数

1 大きさ

直径 $7.7\,\mu m$，厚さ $2.0\,\mu m$ で核がない（図 5.2）．

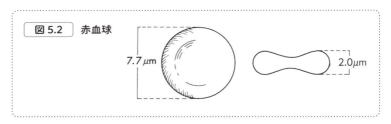

図 5.2　赤血球

2 赤血球数

- 男子：$500\,(410 \sim 530) \times 10^4 / \mu l$
- 女子：$450\,(380 \sim 480) \times 10^4 / \mu l$

3 ヘマトクリット hematocrit；Ht

血球（細胞成分）の総容積の全血液量に対する比．血球としては赤血球が圧倒的に多いので白血病など白血球の異常増加がない限り赤血球が占める割合と考えてよい．

- 男子：$45\,(40 \sim 48)\,\%$
- 女子：$40\,(36 \sim 42)\,\%$

4 比重

赤血球のみの比重は 1.092．

B　ヘモグロビン（血色素）hemoglobin；Hb

ヘモグロビンは，
① ヘム：Fe^{2+} を中心にもつ 4 個のピロール核が環状に結合したポルフィリン核
② グロビン（ポリペプチド）

からなる（図 5.3）．ヘモグロビン 1 g は 1.34 ml の O_2 と結合する．

- 男子：$16\,(14 \sim 18)\,g/100\,ml$
- 女子：$14\,(12 \sim 16)\,g/100\,ml$

C　赤血球恒数（Wintrobe）

それぞれ，以下の式で求められる．数値は基準値．

1 平均赤血球容積 mean corpuscular volume；MCV

1 個の赤血球の容積．

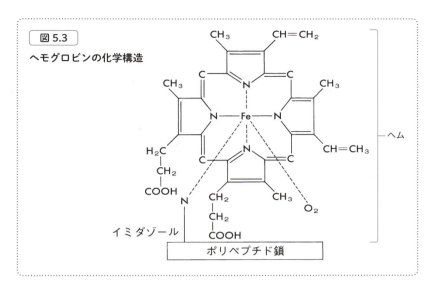

図5.3 ヘモグロビンの化学構造

$$\text{MCV} = \frac{\text{ヘマトクリット値, \%}}{\text{血液 100 m}l \text{ の赤血球数}} \quad 90 \,(80 \sim 100)\; \mu\text{m}^3$$

② **平均血色素含有量** mean corpuscular hemoglobin；MCH

1個の赤血球に含まれるヘモグロビンの重量.

$$\text{MCH} = \frac{\text{ヘモグロビン値, g}}{\text{血液 100 m}l \text{ の赤血球数}} \quad 32\,(26 \sim 34)\; \text{pg（ピコグラム）}$$

③ **平均赤血球血色素濃度** mean corpuscular hemoglobin concentration；MCHC

1個の赤血球内のヘモグロビン濃度.

$$\text{MCHC} = \frac{\text{ヘモグロビン値, g}}{\text{ヘマトクリット値, \%}} \quad 30 \sim 36\; \text{g/100 m}l,\; \text{または\%}$$

D 溶血 hemolysis

溶血とは赤血球の内容が外へ流れだす現象で，低浸透圧によるほか種々の原因で起こる．

血漿の浸透圧は0.9％の食塩水のそれと等しい．赤血球の内部の浸透圧もこれと等しい．赤血球を0.9％以下の食塩水中に入れると，内部の方が浸透圧が高いので周囲から水が浸透し，赤血球はふくれる．0.3～0.4％以下のときは，赤血球の細胞膜が破れ，内部のヘモグロビンが流れ出てしまう．これを**浸透圧的溶血**という．

種々の濃度の食塩水の中に赤血球を落とし，溶血の起こる濃度を求める検査を**抵抗試験**とよぶ．

E 赤血球新生（造血）

骨髄（赤色部）でつくられ，**図5.4** の過程で変化する（☞図5.6）．

図 5.4　赤血球の変化

正常赤芽球 →（核を失う=脱核）→ 網状赤血球 → 成熟赤血球

> **Memo**
> 網状赤血球は通常は全赤血球の2％以下を占めるに過ぎない．この割合が増加していることは，造血（赤血球新生）が亢進していることを示唆しており，最近，大きな出血があったことを疑わせる．

造血には以下の要素が必要である．
① タンパク質：トリプトファン，ヒスチジンなど．
② Fe^{2+}：胃液中の塩酸によりイオン化し，ビタミンCなどによって2価に還元されて吸収される．
③ 抗貧血ビタミン：ビタミンB_{12}，葉酸などがある（☞ p.124, 表10.2）．B_{12}は胃液中の内因子の存在のもとで吸収され活性型となって，肝臓に蓄えられている．
④ エリスロポエチン：腎臓でつくられるホルモン．骨髄に作用して造血幹細胞から前赤芽球への分化を促進する．低酸素の条件（たとえば高山）ではエリスロポエチンの分泌が増加する．

F 赤血球の破壊

1 寿命

赤血球の寿命は約120日である．1日に約4万/μl，全血液中の25兆個の赤血球のうち2,000億個が破壊されていることになる．脾臓や肝臓で溶血されたり，マクロファージに食われたりして破壊される．

2 ヘモグロビンの分解

ポルフィリン核とグロビンとFeとに分解される．ポルフィリン核は環が開いてビリベルジンに変わり，さらにビリルビンになる．Feとグロビンは新しい赤血球の産生に使われる．

3 ビリルビン

▶ **a » 遊離ビリルビン**

肝臓に運ばれるビリルビンは，血液中に出て血漿アルブミンと結合している．ビリルビンの濃度の測定にあたっては，まず除タンパクの操作を加えることが必要なのでこれを**間接ビリルビン**ということもある．

▶ **b » 抱合型ビリルビン**

ビリルビンの大部分はグルクロン酸に抱合され，主として胆汁に，一部は血液に出る．グルクロン酸に抱合された血液中のビリルビンの濃度はそのまま直接測定することができるので，これを**直接ビリルビン**ということもある．

胆汁中に出たビリルビンは腸管内で，ビリルビン→ウロビリノゲン→ステルコビリンの順に還元され，大便中に排泄される．大便の色はステルコビリンによる．ウロビリノゲンの一部は腸管から再び吸収されて血液に入り，その一部は肝臓でビリルビンに戻り，一部は腎臓から尿中に

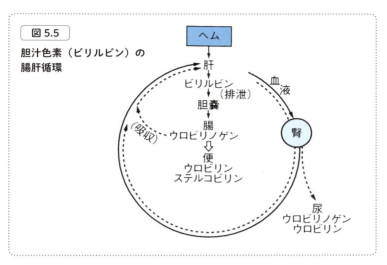

図 5.5 胆汁色素（ビリルビン）の腸肝循環

排泄される（図 5.5）.

血漿中のビリルビンの濃度は，以下の通りである．

- 直接ビリルビン：0.1 mg/100 ml
- 間接ビリルビン：0.5 mg/100 ml

4 黄疸

血漿ビリルビン濃度が異常に上昇した状態が**黄疸** jaundice である．皮膚や粘膜が黄色になる．赤血球の過度の破壊（**溶血性黄疸**），肝臓細胞の壊死（**肝細胞性黄疸**），胆道の閉塞（**閉塞性黄疸**），などが原因である．

5 鉄

鉄は骨髄で造血に再利用され，一部は肝臓や脾臓に蓄えられる．結局ごくわずかの部分が排泄される．鉄の必要量は 1 日に男子は 1 mg，女子は 2 mg であるが，その 10 倍の量を食物からとる必要がある．

G 貧血

赤血球の新生より破壊の方が多いと赤血球数が減少する．あるいはヘモグロビン量やヘマトクリットが減少する．これを**貧血**という（表 5.2）.

表 5.2 貧血の分類

新生不足	鉄欠乏性貧血	鉄の不足による．女性に多い．
	巨赤芽球性貧血	抗貧血ビタミンの不足による．特に胃切除後の内因子欠如による悪性貧血が代表的．
	再生不良性貧血	造血幹細胞の異常や自己免疫，放射線などによる骨髄の障害による．
破壊過剰	溶血性貧血	先天的な赤血球の異常，自己免疫，薬物等による溶血の亢進．

Memo
鉄は尿中に 30 mg/月程度失われる．女性ではこれに加えて月経により 30 mg/月を失うため，男性の約 2 倍鉄を失う体質であると言える．さらに 1 回の妊娠・出産により 500 mg，さらに授乳すれば母乳中に 30 mg/月の鉄を失う．このため女性は鉄欠乏性貧血になりやすい．

3 白血球 leucocyte

A 種類と働き

白血球のそれぞれの働きを**表5.3**にまとめた.

表5.3 白血球の種類と生理作用

	名称	直径（μm）	数（％）	生理作用
顆粒球	①好中球（小食細胞）	10	60〜70	遊走と食作用（細菌） 感染部に遊走して集まる．食菌の後死滅して膿となる．感染症のとき著明に増加．核の形から幼若な桿状核白血球と成熟した分葉核白血球とに区別される．
	②好酸球	10	1〜4	食作用（タンパク質） アレルギーや寄生虫症のとき増加，ストレスで減少．
	③好塩基球	10	0.5	細菌感染のとき顆粒からヒスタミンを遊離する．ヘパリンを分泌し血管内凝固を防止する．
④リンパ球		6〜10	20〜25	免疫を担当する．
⑤単球（大食細胞）		15〜20	4〜8	血液から身体各部の組織に出る．大型の食細胞（マクロファージ）として組織に定着．特にリンパ節にあって食作用を現す．

1 白血球数

4,000〜9,000/μl. 通常は6,000〜8,000/μl.

2 白血球の種類

ギムザ液（メチレン青＋エオジン）で染色してみると，細胞内の顆粒がメチレン青（塩基性）で黒紫色に染まる**好塩基球**と，エオジン（酸性）で赤く染まる**好酸球**，両方の色素（中性）で紅紫色に染まる**好中球**とが区別される．これらを**顆粒球**という．**リンパ球**と**単球**には細胞内顆粒がない．

B 白血球の新生と破壊

好中球，好酸球，好塩基球など顆粒球は骨髄で**骨髄芽球**から，単球は**単芽球**からつくられる．リンパ球もまた骨髄（胎生期では肝臓）でつくられる（**図5.6**）.

白血球の数の異常には以下のものがある．

- 白血球増多症：10,000/μl以上．炎症のとき好中球が増す（例外：チフス，麻疹），感染症の回復期にリンパ球が増す，白血病のときは，10万/μl以上に増加することもある．
- 白血球減少症：3,200/μl以下．骨髄疾患，放射線障害など．

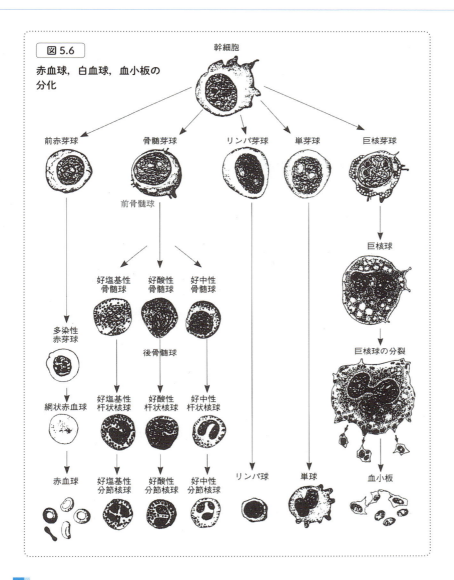

図 5.6 赤血球，白血球，血小板の分化

4 免疫

　生体には外界から細菌やウイルスなどの異物の侵入を防ぐ仕組みが備わっている．たとえば皮膚は固い角質層で覆われ，健常な皮膚からはすべての微生物は体内に侵入することができない．また，胃には強酸性の胃液が分泌され，食物中の細菌は殺菌される．一方，侵入を許してしまった場合は，好中球やマクロファージなどが貪食作用を示し，これらの異物を除去することができる．

　これらのメカニズムは相手を特定せずに発動されるため，**非特異的防御**と呼ばれる．私たちの身体にはこの非特異的防御に加えて，特定の相手を強力に殺滅することのできる特異的防御システムが備わっている．

これが**免疫**である．

A 抗原

細菌やウイルス，移植された組織，塵埃や，動物のふけ，花粉などが抗原になる．

B 細胞性免疫と液性免疫

1 液性免疫

特定の抗原に対する**抗体**を産生して血漿中に放出し，抗原抗体反応によって抗原を処理する．このリンパ球は B 細胞といわれる（B はニワトリの組織である嚢 bursa に由来する）．

2 細胞性免疫

ウイルスなどに感染した細胞や奇形の細胞を認識し，その細胞を破壊する．このリンパ球は T 細胞といわれる（T は胸腺 thymus に由来する）．T 細胞は同時にマクロファージを活性化して，異物を取り込む働きを高める．

3 特異性

特異的とは，たとえば「はしか」のウイルスが侵入するとき活動する T 細胞や B 細胞は「はしか」のウイルスにのみ対応し他の細菌やウィルスには作用しないということである．鍵と鍵穴との関係にたとえられる．

4 自己と非自己

移植された組織に対して，個体は抗原抗体反応を起こしてこれを攻撃し破壊して体外に排除する．自分の組織に対しては抗原抗体反応を起こさない．免疫系は自分の組織を**自己** self と認識しているからである．侵入した異物を**非自己** nonself という．

時として，自己を非自己と誤認して，免疫系の細胞（リンパ球）が自己の組織を攻撃・破壊することがある．これが**自己免疫疾患**である．また，花粉のように無害な物に対して免疫系が激しく反応し，炎症を起こすのがアレルギー反応である．

C 抗原の処理（図 5.7）

体内に侵入した抗原は，まずリンパ節にあるマクロファージにとらえられる．マクロファージは，次のように働く．

①食作用で抗原を処理する．

②抗原に対応する特異的なタンパク質をつくり，これを細胞膜表面に提示し，抗原が何であるかを主として T 細胞に伝える（**抗原提示**）．T 細胞はインターロイキン-1（interleukin-1；IL-1）を分泌して T

> **Memo**
> 細菌の多くは細胞外のスペースで細胞分裂により増殖する．したがって細菌に対しては抗体が有効である．ところがウイルスは私たちの細胞の中に入り込んで増殖する．このため抗体を産生しても細胞の中に潜んでいるウイルスには無効である．そこで T 細胞がウイルスに感染している細胞をみつけて，細胞ごと破壊する．

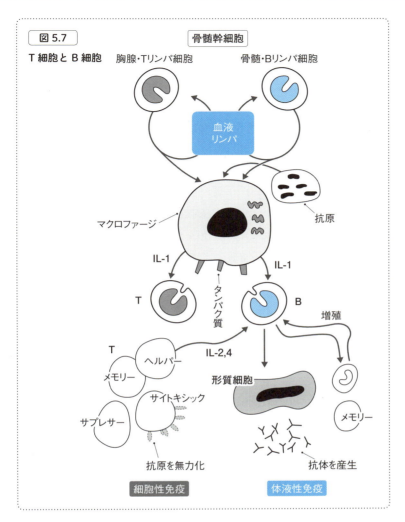

図5.7 T細胞とB細胞

細胞とB細胞を増殖させる．

1 サイトカイン

細胞の産生するタンパク質で，他の細胞に免疫的な影響を与える物質のすべてを総称して**サイトカイン**という．インターフェロンやインターロイキンなどが含まれる．

　①インターフェロン：ウイルスの感染を受けた細胞がつくる分子量の
　　小さいタンパク質で，他の細胞がウイルスに感染されるのを防ぐ．
　　α，β，γがある．
　②インターロイキン：好中球，単球，T細胞，B細胞，マクロファー
　　ジ，などがつくるサイトカインをいう．

2 T細胞

T細胞には以下の種類がある．

　①サイトトキシック cytotoxic（細胞障害性）T細胞：抗原を攻撃して

破壊する．CD-8といわれるタンパク質が細胞膜にある．
②ヘルパー helper T 細胞：IL-2, IL-4, を分泌して，抗原に特異的に対応する B 細胞に働いて抗体の産生を促す．CD-4といわれるタンパク質が細胞膜にある．

③ **B 細胞**

IL を介して抗原情報を受けて形質細胞となり，細胞分裂をくり返して増殖し大量の抗体を産生する．

D 抗体

抗体は**免疫グロブリン immunoglobulin；Ig** で血漿のγグロブリン分画中にある．IgG，IgA，IgM，IgD，IgE，の 5 種類があり，このうち IgG は最も大量に存在し，胎盤を通過する．抗原抗体反応の結果，抗原は凝集，沈降し融解されて無毒化される．

IgM は最も早期に産生される．ABO 式血液型の抗体も IgM であり，胎盤を通過しない．IgA は分泌型の抗体で，唾液や気道の粘液に含まれて殺菌効果を示すほか，母乳中にも分泌され，乳児の消化器感染症を防いでいる．IgE は花粉症やアトピー性皮膚炎のとき増加する．

E 主要組織適合抗原複合体 major histocompatibility complex；MHC

臓器移植について，移植を受ける人「レシピエント」にとっては臓器提供者「ドナー」の臓器は非自己である．移植細胞は抗原として作用し，レシピエントの体内ではこの抗原に対する抗体が産生されて抗原抗体反応が起こる結果，移植細胞は破壊され排除されてしまう．これを**拒絶反応**という．

移植細胞の抗原になる物質はすべて臓器の細胞にあって，**主要組織適合抗原**といわれる．主要組織適合抗原は遺伝的に決定されており，これらの遺伝子も含めるとき**主要組織適合抗原複合体 MHC** といわれる．MHC は，ヒトの白血球について詳しく調べられているので human leucocyte antigen；HLA ともいわれる．移植を行う場合は，レシピエントとドナーの MHC ができるだけ一致することが必要である．MHC にはクラス I とクラス II の 2 種類がある．

- クラス I 抗原：すべての細胞の表面にあって自己を主張しているタンパク質であり，拒絶反応に関係している．
- クラス II 抗原：マクロファージや B 細胞などの抗原提示細胞の表面にあって，異物の侵入に際して異物の抗原と一緒に細胞表面に提示される．自己のクラス II 抗原と非自己である異物の抗原とが同時に提示されることによって，T 細胞や形質細胞は自己と非自己とを

> **Memo**
> IgG は抗体の主役であり，しかも胎盤を通過する．このため，胎児は胎盤を通して母親のもっている抗体を受け取ることができ，新生児は感染症に対して母親と同等の抵抗力をもっている．ところが 3～6 カ月でこの母親由来の抗体は消失してしまうため，その後は自分の免疫系で抗体をつくらなくてはならない．

正確に識別することが可能になる．

F 補体

正常血清に含まれる一群のタンパク質で，T細胞やB細胞を増殖させ，好中球の遊走を高め，マクロファージの食作用を強めるなど，抗原抗体反応を加速する．

G 予防接種

免疫は強力な防御システムであるが，発動されるまでに約1週間を要する．このため，初めてその病原体に感染した場合は免疫系の活性化が間に合わず，発病してしまうことがある．

これに対し，2度目にその病原体に感染した場合，初回の感染時の記憶がメモリーB細胞に保持されるため，免疫系は極めて速く，そして強力に反応するため，発病が阻止される（**図 5.8**）．はしか（麻疹）などには1度かかると，2度とかからないのはこのためである．

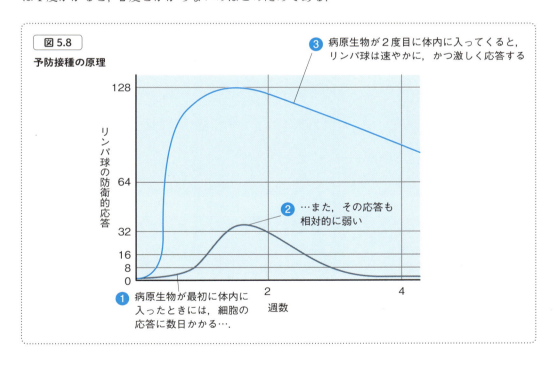

図 5.8 予防接種の原理

この現象を利用しているのが**予防接種**である．麻疹などを起こすウイルスを弱毒化したり（**生ワクチン**），殺して（**不活化ワクチン**）接種する．弱毒・不活化されていてもウイルスの成分には変わりがないため，免疫系はそれに反応して抗体を作り，そしてそれを記憶することになる．

5 血小板 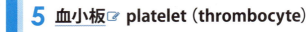 platelet (thrombocyte)

2〜3μm の大きさで核はない．数は 12〜41 万 /μl．偽足のような突起を伸ばしたり縮めたりする．骨髄の巨核芽球からつくられ，脾臓で破壊される．

血管が損傷されるとその部に集って応急的止血機序である**血小板血栓（1次血栓）**をつくる．また空気や組織に触れると壊れやすく，リン脂質を遊離して血液凝固を開始させる．活性化した血小板からは，セロトニンや ADP などが放出され，血小板のさらなる活性化，血液の凝固促進を引き起こすとともに，トロンボキサン A_2 が放出され，血管を収縮させて止血を促進する．

> **Memo**
> 血小板は血小板血栓をつくることによって応急的止血のために働く．このため血小板の数が減ってしまうと，応急的止血ができず，身体のあちらこちらに皮下出血斑である紫斑が多数，現れる．紫斑病と呼ばれる．

6 血漿タンパク質 plasma protein

血漿の 7% はタンパク質で，pH = 7.4 のときマイナスに荷電している．したがって電圧をかけると陽極の方へ移動する（**電気泳動法**，（図5.9A））．荷電が多く，分子の小さいものほど速く移動する．電気泳動図から分子量の小さい**アルブミン（A）**と分子量の大きい**グロブリン（G）**とに分けられる．

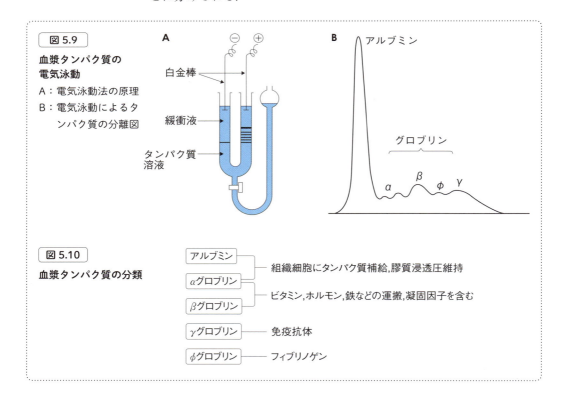

図 5.9 血漿タンパク質の電気泳動
A：電気泳動法の原理
B：電気泳動によるタンパク質の分離図

図 5.10 血漿タンパク質の分類
- アルブミン ── 組織細胞にタンパク質補給，膠質浸透圧維持
- αグロブリン
- βグロブリン ── ビタミン，ホルモン，鉄などの運搬，凝固因子を含む
- γグロブリン ── 免疫抗体
- φグロブリン ── フィブリノゲン

血漿タンパク質は約7g, アルブミンは3.5〜4.6gで, A/G比（重量比）は0.9〜1.5である. グロブリンはさらにα, β, φ, γなどに分けられる（図5.9B, 5.10）.

7 血液凝固

A 凝固の機序

血漿中には40以上の凝固因子があるが, 代表的なものとして12の凝固因子（第Ⅰ因子から第ⅩⅢ因子まで, 第Ⅵ因子はない）があり, 血液が血管内では凝固せず, 血管外に出た場合は速やかに凝固するような仕組みになっている. 血液凝固は, 最終的には血漿中のフィブリノゲン（第Ⅰ因子）がフィブリンになることである.

1 外因系

皮膚, 皮下組織などの損傷を伴うとき, 組織から遊離されたリン脂質（組織トロンボプラスチン, 第Ⅲ因子）が第Ⅶ因子とともに第Ⅹ因子を活性化し, 第Ⅹ因子はプロトロンビン（第Ⅱ因子）をトロンビンに, トロンビンはフィブリノゲン（第Ⅰ因子）をフィブリンにする（図5.11）. トロンビンはまた第ⅩⅢ因子を活性化する.

2 内因系

注射針で採血する場合のように皮下組織の損傷が少ないと, 組織トロンボプラスチンは遊離されないから血液成分だけで凝固が起こる. 内因系では, 第Ⅻ因子, 第Ⅺ因子, 第Ⅸ因子, 第Ⅷ因子が次々と活性化され, 第Ⅹ因子が活性化される. 以下は外因系と同様にプロトロンビンからトロンビンがつくられ, フィブリンが生成される（図5.11）. これらの一連の反応にはCa^{2+}（第Ⅳ因子）の存在が必要である.

> **Memo**
> プロトロンビンなどの凝固因子は肝臓でつくられるが, その合成にあたってはビタミンKが必要である. ビタミンKは納豆に多く含まれているが, 大腸内に常在している細菌叢がビタミンKを産生しているため, 私たちは食物から全くビタミンKを摂取しなかったとしてもビタミンK不足になることはない.

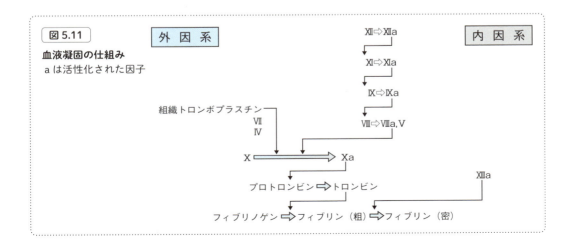

図5.11 血液凝固の仕組み
aは活性化された因子

B 凝固時間と出血時間

①凝固時間：採り出した血液が凝固するまでの時間（血液凝固能力のテスト）

②出血時間：小出血が止まるまでの時間（血液凝固能力＋血管収縮力の総合テスト）

C 凝固防止と促進

1 防止

▶ a » 生体の血管内で血液の凝固を防ぐ物質

- 抗トロンビンⅢ：第Ⅸ，Ⅹ，Ⅺ，Ⅻ因子の作用を抑制して血液凝固を防ぐ．
- ヘパリン：肝臓の肥満細胞でつくられ，抗トロンビンⅢの作用を増強する．
- プラスミン：凝固した血液のフィブリンを溶解する．血漿中に存在する不活性のプラスミノーゲンが酵素によって活性化されてプラスミンができる．この酵素は，組替えDNA技術を利用してつくることができ，**組織プラスミノーゲン活性化因子** tissue plasminogen activator；t-PA と呼ばれる．

▶ b » 血栓症の治療に用いられる薬物

- ダイクマロール：クローバからの抽出物．抗ビタミンK作用がある．

▶ c » 試験管内で血液検査などのために凝固を防ぐ物質

- クエン酸Na，EDTA：血漿のCa^{2+}を除去する．

2 促進

- ビタミンK：肝臓でプロトロンビンが産生される反応の補酵素である．
- 精製されたトロンビン，トロンボプラスチン：凝固因子である．

3 凝固異常

- 血友病A：第Ⅷ因子の欠如による．
- 血友病B：第Ⅸ因子の欠如による．
- 紫斑病：血小板数が減少するために起こる．
- 血栓症 thrombosis：血管内で血液の凝固が起こった状態．
- 塞栓症 embolism：凝固血，ガス，脂肪滴が血管につまった状態．
- 梗塞 infarction：血栓や塞栓の生じた部以下の組織が壊死におちいった状態．

Memo

アテローム動脈硬化などにより血液が血管内で凝固すると血栓ができる．血栓が細い動脈に詰まって血流を阻害すると，脳梗塞や心筋梗塞など重大な障害が引き起こされる．この血栓を溶かして血流を再開させるために，カテーテル（細いチューブ）を閉塞部位まで挿入し，t-PAを注入する．これによってプラスミノーゲンが活性化し，血栓が除去され，再疎通を図ることができる．

8 赤血球沈降速度（血沈または赤沈）

ウエスタグレン法で測定する．血液 1.6 ml にクエン酸ナトリウム 0.4 ml を加えて凝固を防止し，内径 2.5 mm，長さ 30 cm のガラス管に 20 cm まで吸い，垂直に立てる．正常沈降値は，1時間値が男子 2～10 mm，女子 3～15 mm．

$$中等値 = \frac{(1時間値) + \frac{1}{2}(2時間値)}{2}$$

加速は以下の原因により起きる．
① 赤血球数減少：赤血球数が多いほどお互いにじゃまし合って沈降が遅くなる．反対に貧血のときは加速する．
② 血漿タンパク異常：グロブリンや異常蛋白が増加すると赤血球が集まって大きな塊となり速く沈降する．感染があると，リンパ球による抗体（免疫グロブリン）の産生が増加するため血沈が促進される．

9 血液型

A ABO 式血液型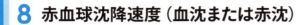

ある人に他人の血液を輸血すると凝集の起こる場合と起こらない場合がある．A 型の人は赤血球に A 抗原をもち血清には抗 B 抗体をもっている．B 型の人は赤血球に B 抗原を，血清に抗 A 抗体をもっている（表5.4）．A 抗原と抗 A 抗体または B 抗原と抗 B 抗体とは反応して赤血球の凝集が起こる．

表 5.4　ABO 血液型

	血球	血清
	凝集原（抗原）	凝集素（抗体）
A 型	A	抗 B
B 型	B	抗 A
O 型	なし	抗 A・抗 B
AB 型	A, B	なし

A，B，O の3因子のうち二つずつが独立の対をなし，メンデルの法則に従って遺伝する．

B Rh 因子

アカゲザル Macacus rhesus の赤血球にある抗原を Rh 因子という．

> **Memo**
> 抗 A 抗体や抗 B 抗体など ABO 式血液型の抗体は IgM であり，胎盤を通過しない．このため，たとえば A 型の女性が B 型の児を妊娠しても，母親がもっている抗 B 抗体は児に移行しないため，何の問題もなく児は誕生することができる．

人についても，生まれつきアカゲザルと同様に赤血球にRh因子をもっている（抗Rh血清により凝集する）人と，もっていない人とある．前者をRh陽性（Rh⁺），後者をRh陰性（Rh⁻）という．Rh陰性者は白人には15％いるが，日本人には0.7％しかいない．

　Rh⁻の女性がRh⁺の児を妊娠しても，ABO式血液型と違い抗Rh抗体は生まれつきにはもっていないので，第1子は無事に誕生する．しかし出産時に児の血液が母体内に入ることがあり，これにより母体に抗Rh抗体が形成される．この女性が第2子を妊娠すると，この抗体はIgGであるため胎盤を通過して胎児に入り，胎児の赤血球を破壊してしまう．これを**胎児赤芽球症**といい，多くは流産する．

C 輸血と血液型不適合

　ABO式血液型が一致しないヒト同士の間で輸血を行うと**血液型不適合**により強い凝集や溶血が起こる．また，ABO式血液型が同じであっても，Rh陰性の人にRh陽性の血液を輸血すると，やはり抗体ができてくるので，たびかさなると血液型不適合を生じる．

　輸血のときは必ず供血者と受血者の血液（血球と血清）について交叉適合試験を行い，凝集の起こらないことを確かめねばならない．

復習問題　以下の文章が正しければ○を，誤りであれば×を記入しなさい．　　→解答はp.214

1	血漿の浸透圧は3％食塩水と等しい．
2	赤血球は核を持たない．
3	ポルフィリン核の中心部分にある銅に1分子の酸素が結合する．
4	肝臓で産生されるエリスロポエチンによって赤血球新生が促進される．
5	白血球の中で最も多いのは好中球であり，遊走能と食作用が強い．
6	マクロファージは食作用が強いが，免疫には関与しない．
7	B細胞は液性免疫を，T細胞は細胞性免疫を担当する．
8	血小板は応急的止血を行うが，血液凝固には関与しない．
9	凝固した血液はプラスミンによって溶解される．
10	血液型がAB型のヒトにはA型，B型，O型，どの血液でも輸血できる．

6 呼吸

1 外呼吸と内呼吸

肺胞内の気体と血液との間での O_2 と CO_2 のガス交換を**外呼吸**または**肺呼吸**といい，血液と組織細胞との間のガス交換を**内呼吸**という．さらに組織の細胞内物質代謝における酸化過程を**組織呼吸**という．ここでは外呼吸について説明する．外呼吸によって，血液を媒体として外界と組織との間にガス交換が行われる．肺内の換気（気体の入れ替え）は呼吸運動によって行われ，呼吸運動は呼吸中枢によって休みなく自動的に調節されている．

> **Memo**
> 肺胞と肺毛細血管との間でのガス交換（外呼吸），毛細血管と組織との間でのガス交換（内呼吸）は拡散のみによって起こる．たとえば外呼吸では酸素は濃度の高い肺胞から，濃度の低い毛細血管内へと拡散する．二酸化炭素は逆に濃度の高い毛細血管から濃度の低い肺胞中へと拡散する．

2 呼吸器

呼吸器は，**気道**，**肺胞**，**胸郭**からなる．

気道は，**鼻腔**，**咽頭**，**喉頭**に始まり，気管→気管支→細気管支→終末細気管支→呼吸細気管支→肺胞道→肺胞に終わる．

①**気管**，**気管支**：軟骨で囲まれる．上皮細胞には繊毛があり，また粘液や漿液を分泌する腺細胞が数多く存在する．

②**細気管支**，**終末細気管支**：平滑筋が輪状にとり囲んでいる．平滑筋は交感神経と副交感神経の支配を受ける（☞ p.130，表11.1）．

③**呼吸細気管支より末梢**：ガス交換が行われる．

胸郭は，脊柱，肋骨，肋軟骨，胸骨などの骨格とそれらを連結する筋肉によって形成される．胸郭の底面は**横隔膜**によって腹腔と境されている．

3 呼吸運動

A 吸入運動（吸息）

胸郭の挙上と横隔膜の沈下によって胸腔容積が拡大すると，空気は受動的に肺に流入する．胸郭挙上には外肋間筋が収縮し，横隔膜沈下には横隔膜が収縮する（図6.1，6.2）．深呼吸のときは，さらに脊柱を伸ばす筋や肩を挙上する筋も関与する．これらを**補助呼吸筋**と呼ぶ．

図6.2Bは呼吸運動を説明する模型である．底にゴム膜（横隔膜）を

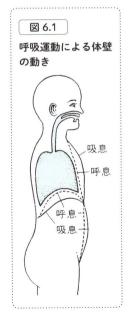

図6.1
呼吸運動による体壁の動き

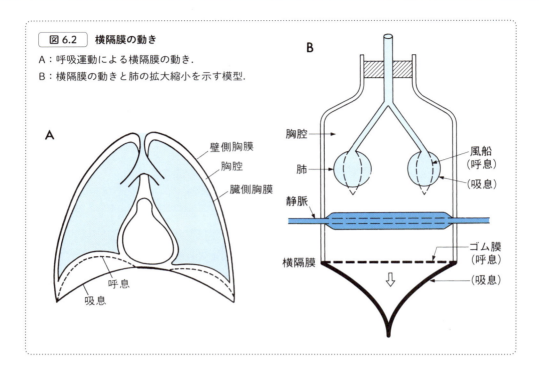

図 6.2　横隔膜の動き
A：呼吸運動による横隔膜の動き．
B：横隔膜の動きと肺の拡大縮小を示す模型．

張った瓶の中に柔らかい風船（肺）が入っている．ゴム膜を下に引っ張ると風船は膨らみ（吸息），ゴム膜を元に戻すと風船は縮む（呼息）．

B 呼出運動（呼息）

胸郭の沈下と横隔膜の挙上により肺内の空気が呼出される．

胸郭沈下はおもに重力によるが，強い呼息のときは内肋間筋の収縮が加わる．横隔膜挙上は横隔膜の弛緩による．つまり，安静時の呼息は胸郭と肺の**弾性収縮力**によるものであり，筋の収縮は伴わない．ただし，強い呼息のときは内肋間筋や腹壁筋の収縮が加わる（**図 6.1，6.2**）．

C 呼吸曲線

呼吸運動にともなう肺容量の変化を測定する機器をスパイロメータ，その操作をスパイロメトリーという（**図 6.3**）．管をくわえて吸息運動をすると，空気が吸い込まれ浮き罐は下方に動き，ペンは上方に振れる．

浮き罐の断面積をあらかじめ定めておくと（通常の機器は 400 cm^2），ペンの振れ幅を測って掛け算すれば肺の容積変化を知ることができる．病院の検査室ではコンピュータを用いた肺気流量から計算する機器が用いられている．

> **Memo**
> 輪ゴムを両手でつまみ，左右に引っ張れば長く伸びる．ここで片手を離すと輪ゴムは元の形に戻る．このような復元力のことを弾性収縮力という．外力（筋の収縮）によって膨らまされていた肺や胸郭が，外力の消失（筋の弛緩）によって元に戻るわけである．

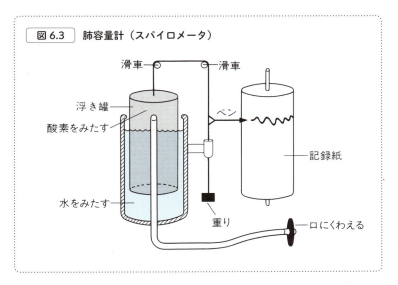

図 6.3　肺容量計（スパイロメータ）

D　胸腔内圧と肺内圧

肺は胸膜でおおわれているが，胸膜は肺門部で折り返され，胸郭の内面をもおおっている．前者を**臓側胸膜**，後者を**壁側胸膜**といい，両胸膜の間の空間を**胸膜腔**または**胸腔**という（**図6.2A**）．

肺は常にその弾性によって縮小しようとしているから胸腔内は常に陰圧であり，吸息時 $-8\ cmH_2O$，呼息時 $-5\ cmH_2O$ 程度の圧を示す．この陰圧は血流にも影響を及ぼし，静脈血の右心房への還流を容易にしている（肺ポンプ，☞ p.75, p.90）．老人では肺の弾性が減少するので陰圧の程度が小さい．

吸息運動により胸腔内の陰圧が増すと肺は広げられ空気が流れ込む．吸息時の肺内圧は $-1\ cmH_2O$ 程度である．呼息運動のとき肺は自らの弾性で縮小し空気を押し出す．このときの肺内圧は $+1\ cmH_2O$ 程度である．

E　呼吸気量

呼吸運動によって肺容積は変化するが，肺容積は次のように区分される（**図6.4**）．

① **1回換気量** tidal volume；TV：安静呼吸をしているときに呼吸される気体の量．約 500 ml である．このうち 150 ml は気道の容積でガス交換に関与しないので，**死腔** dead space といわれる．肺胞内に入って肺胞気となるのは 350 ml だけである．これを肺胞換気量と呼ぶ．

② **予備吸気量** inspiratory reserve volume；IRV：安静呼吸の吸気の終わりからさらに深い吸息運動をするときに吸うことのできる量．約 1,800 ml．

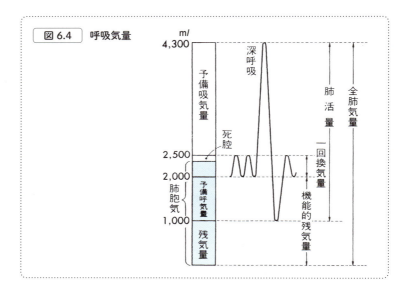

図6.4　呼吸気量

③**予備呼気量** expiratory reserve volume；ERV：安静呼吸の呼気の終わりからさらに深い呼息運動をするときに呼出することのできる量．約 1,000 ml．

④**肺活量** vital capacity；VC：①＋②＋③．つまり，最大限の吸息位から最大限の呼息を行った際に呼出される空気の量．3,000〜4,000 ml であるが個人差が大きい．そこで，性，年令，身長を考慮に入れた式から計算によって求められる予測肺活量を求め，実測値が予測肺活量の何パーセントにあたるか（**％肺活量**）で表わす．％肺活量は 80％以上が正常とみなされる．

⑤**残気量** residual volume；RV：最大呼息の後になお肺内に残る気体の量．約 1,000 ml．

⑥**全肺気量** total lung capacity：④＋⑤．最大吸息のときの肺容積である．

⑦**機能的残気量** functional residual capacity；FRC：③＋⑤．肺胞内にあって常にガス交換に関与している気体の量．

F　努力肺活量　forced vital capacity

最大吸息に続いて最大限の速度で最大限の努力呼息をする．
①**1秒量**：呼息を開始してから最初の1秒間に呼出される気体の量．
②**1秒率**：1秒量の努力肺活量に対する比．基準値は，70％以上．

気管支が細くなり気道抵抗が大きくなるような**閉塞性換気障害**（たとえば喘息）のときは肺活量の減少はわずかで，呼息時間が長びき1秒率が減少する．肺に結合組織が増殖して伸縮が不十分になるような**拘束性**

換気障害では肺活量の方が1秒率よりも減少する．

G Flow-Volume 曲線

肺容積のいろいろな段階において肺胞気がどれだけの速度で呼出されるかを表す曲線をFlow-Volume曲線という（図6.5）．

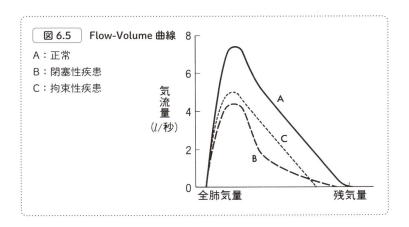

図6.5　Flow-Volume 曲線
A：正常
B：閉塞性疾患
C：拘束性疾患

閉塞性換気障害では肺胞気の呼出が遅くなり，特に曲線の下降相の終わりの部分が低下する．拘束性疾患では，呼出の最大速度は減るが下降相は正常と同じように直線になる．

> **Memo**
> 閉塞性肺疾患としては気管支喘息の他に慢性閉塞性肺疾患 chronic obstructive pulmonary disease；COPD がある．慢性気管支炎，肺気腫と呼ばれていた疾患群であり，長年月にわたる喫煙が原因となることが多い．

4 ガス交換

A ガス分析

肺胞において吸気中のO_2が血液中に拡散し，その代わりに血液中のCO_2は呼気中に拡散する．表6.1は吸気，呼気，肺胞気，動脈血，静脈血中のガス組成の分析表である．

表6.1　呼吸ガスおよび血液ガス分析値

	容積 %		分圧（mmHg）				
	吸気	呼気	吸気	呼気	肺胞気	動脈血	静脈血
O_2	20.94	16.44	158.3	116	100	95	40
CO_2	0.03	3.84	0.3	30	40	40	46
N_2	79.03	79.03	596.4	575	573	573	573
水蒸気	─	─	5.4	39	47	47	47
計	100	99.31	760.4	760	760	755	706

圧の単位はパスカル Pa である．実用的には，1 mm の水銀柱によって生じる圧を 1 mmHg，あるいは，1 cm の水柱によって生じる圧を 1 cmH$_2$O と記している．特に，気圧に関する単位として Torr（トル）が使われることがある．1 Torr は 1 mmHg に等しい．1 気圧 = 760 mmHg = 1,013 hPa（ヘクト（10^2 の意）パスカル）である．ここでは，単位として mmHg を用いる．

分圧とは，複数種の気体に接している液体の中に溶け込んだある気体が示す圧力のことである．たとえば空気の組成は酸素約 21%，窒素約 79% であり，大気圧は 760 mmHg である．したがってテーブルの上に放置されたコップの中の水の O$_2$ 分圧は 760 × 0.21 ≒ 160 mmHg である．

B 肺拡散能

ある気体について，圧差 1 mmHg のとき 1 分間に肺胞と肺毛細血管の間を拡散する気体の量をいう．

O$_2$ の肺拡散能は 20 ～ 25 ml/mmHg/min である．身体の O$_2$ 必要量は毎分 250 ml 程度であるから，その量の O$_2$ を吸収するには約 10 mmHg の圧差があればよい．実際には，肺胞気と静脈血との間には 60 mmHg の圧差があり，十分な余裕を残しているといえる．

CO$_2$ の静脈血（46 mmHg）と肺胞気（40 mmHg）との分圧差は 6 mmHg と小さいが，肺拡散能は O$_2$ の 20 倍以上である．肺に限らずどの組織においても，CO$_2$ の拡散能は他の気体のそれよりもはるかに大きい．

C 肺胞気—動脈血酸素分圧較差 alveolar-arterial oxygen pressure difference；A-aDo$_2$

肺胞内の O$_2$ 分圧と動脈血の O$_2$ 分圧との差をいう．O$_2$ の肺拡散能は大きいからこの差は小さい（**表 6.1** では 100 − 95 = 5 mmHg）．O$_2$ の拡散障害があるとき，肺循環の動脈と静脈との間に短絡があるとき，この差は大きくなる．

5 ガスの運搬

A O$_2$ の運搬

肺胞から血液中に取り込まれた O$_2$ は，組織に運ばれて消費される．血漿の O$_2$ 運搬能は極めて小さいが，赤血球内に拡散した O$_2$ は速やかにヘモグロビン（Hb）に結合されるので，血液は多量の O$_2$ を結合できる．

Memo
肺に浮腫（間質液が貯留する状態）を生じた肺水腫などの際には，拡散距離が延びるため，拡散障害によって酸素の取り込みが減少することがある．このような場合でも二酸化炭素は拡散能が高いため，拡散障害の影響を受けにくい．

Memo
Hb は酸素ばかりではなく，一酸化炭素 CO も良く結合する．ただし，CO はいったん Hb に結合すると濃度（分圧）が低下しても解離しない．このため，CO を結合してしまった Hb は酸素運搬能を失うことになる．これによって脳の神経細胞が酸素不足になる状態が CO 中毒である．

Hbは1gにつき1.34 mlのO₂を結合しうるから，血液100 ml中のHb量を15 gとすると約20 mlを結合しうる（☞p.34）．容積％で表すと20％になる．

O₂分圧と血液のO₂結合量との関係を示した図をHbの**酸素解離曲線**という（**図6.6**）．酸素解離曲線には以下の特徴がある．

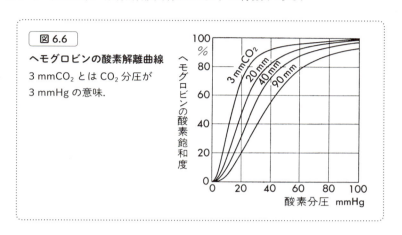

図6.6 ヘモグロビンの酸素解離曲線
3 mmCO₂とはCO₂分圧が3 mmHgの意味．

①正常の条件では，動脈血のO₂分圧は95 mmHgであり，Hbはその95％以上がO₂に飽和されている．
②動脈血のO₂分圧が70 mmHgに低下してもHbのO₂飽和度は少ししか変わらない．
③O₂分圧が50〜20 mmHgの範囲（組織のO₂分圧は約40 mmHg）でHbのO₂飽和度は急速に低下する．O₂はHbから離れて組織に供給されることを示している．
④CO₂分圧が高いとき，pHが低い（酸性）とき，温度が高いときには，同じO₂分圧に対するHbのO₂飽和度は低く，解離曲線は右方向に移る．
⑤赤血球内では解糖過程の産物である1,3-DPG（ジホスホグリセロール）から2,3-DPGがつくられる（☞p.120）．赤血球の活動が高まって解糖が進むとき，2,3-DPGも増加して解離曲線を右に移す．
⑥解離曲線が右方に移動することは，同じO₂分圧の下でHbのO₂結合が減ることであって，それだけ多くのO₂がHbから離れて組織に供給されることを表している．④⑤はいずれも組織の活動が盛んであるときの条件であり，活動している組織に対して多くのO₂が供給されるという合目的性が示される．

B CO₂の運搬

静脈血に含まれているCO₂は，5％が遊離のCO₂として血漿に溶解し，

10%がHbまたは血漿タンパクと結合し，残り85%が重炭酸塩（HCO_3^-）として存在している．

$$CO_2 + H_2O \rightleftarrows H_2CO_3 \rightleftarrows H^+ + HCO_3^- \cdots\cdots\cdots\cdots 式（6-1）$$

組織で産生されたCO_2は毛細血管に入って赤血球内に拡散する．赤血球内には炭酸脱水酵素があり（☞p.9），式（6-1）の反応は右に進みHCO_3^-は赤血球から血漿に出て肺に運ばれる．肺ではCO_2が呼出されていくので反応は左方向に進行する．動脈血中のCO_2分圧は約40 mmHgであり，HCO_3^-濃度は約24 mMである．

6 呼吸運動の調節

A 呼吸中枢

呼吸中枢は延髄にあり（図6.7），上位中枢である橋のニューロン群による調節を受ける．これらの中枢からのインパルスは肋間神経や横隔神経を通って呼吸筋を刺激する．

吸息ニューロン群が興奮すると吸息筋が収縮し，呼息ニューロン群が興奮すると吸息筋が弛緩する．また，吸息中枢が興奮するとき呼息中枢は抑制され，呼息中枢が興奮するとき吸息中枢は抑制される．このように呼吸中枢が周期的に興奮するお陰で，私たちは睡眠時のように意識がないときでも呼吸を続けることができる．

Memo
睡眠中に何度か呼吸が止まってしまう睡眠時無呼吸症候群の原因は，大部分が舌根の沈下による気道の閉塞が原因である．しかし，睡眠時無呼吸症候群の10%近くは呼吸中枢の異常によるもので，高齢者や脳血管障害の後遺症などが原因となる．

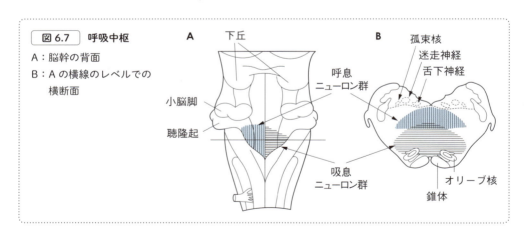

図6.7 呼吸中枢
A：脳幹の背面
B：Aの横線のレベルでの横断面

B ヘーリング・ブロイエルの反射

吸息運動によって肺がふくらむと肺内にある張力受容器が興奮し，インパルスは迷走神経を経て吸息中枢に伝えられその活動を抑制し，呼息運動が開始される．呼息によって肺が縮小すると迷走神経のインパルス

は止み，吸息中枢が活動して再び吸息運動が始まる．これが**自己調節反射** self regulatory reflex であり，**ヘーリング・ブロイエルの反射**と呼ぶ．

C 頸動脈小体と大動脈小体

総頸動脈が内頸動脈と外頸動脈とに分岐するところに，血漿の O_2，CO_2，pH の化学的条件をモニターする化学受容器が存在する．**頸動脈小体**という．大動脈弓にも同じ組織があり，これを**大動脈小体**という（図 6.8）．

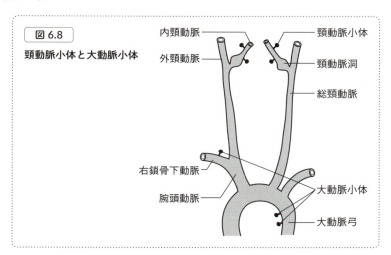

図 6.8 頸動脈小体と大動脈小体

いずれも血漿の O_2 分圧低下，CO_2 分圧上昇，pH 低下（酸性）に対して反応する．特に，O_2 分圧低下に敏感である．ヘモグロビンに結合されている O_2 ではなく，血漿中に溶解している O_2 の分圧低下が有効刺激となる．貧血や一酸化炭素中毒のときはヘモグロビンに結合される O_2 は減少するが血漿に溶解している O_2 は変化しないので，頸動脈小体も大動脈小体も刺激されない．

頸動脈小体からのインパルスは舌咽神経を通り，大動脈小体からのインパルスは迷走神経を通っていずれも呼吸中枢に至り，呼吸中枢を刺激して呼吸を盛んにする．その結果，O_2 分圧，CO_2 分圧，pH の異常は回復する．

D 延髄の化学受容器

延髄の呼吸中枢の近くにも化学受容器が存在し，脳脊髄液（☞ p.85）の pH をモニターしている．血液の CO_2 分圧が上昇するとき，CO_2 は血液脳関門をよく通るので，「血漿 CO_2 分圧の上昇→脳脊髄液 CO_2 分圧の上昇→脳脊髄液の H^+ 濃度の上昇（脳脊髄液で化学反応 6-1（前ページ）が右に進む）→化学受容器の興奮→呼吸促進」の反射が起こり，CO_2 の

呼出が促進される．この反射は頸動脈小体や大動脈小体を受容器とする反射と協同的に働くのでCO_2の呼出は促進される．

血漿のO_2分圧が低下するとき，O_2はCO_2よりも血液脳関門（☞ p.85）を通過しにくいので延髄の受容器の活動は弱い．

血漿の炭酸以外のH^+が増す（pH低下，酸性）とき，H^+はO_2よりもさらにはるかに血液脳関門を通過しにくいので，頸動脈小体や大動脈小体は刺激されるが，延髄化学受容器は直接には影響されない．

このように，頸動脈小体および大動脈小体の化学受容器は，主として血漿のO_2分圧の低下と炭酸以外の酸によるpH低下とに反応し，呼吸中枢を刺激して呼吸運動を促進し，血漿のO_2分圧およびpHの異常を回復する．これに対して延髄化学受容器は，主として血漿のCO_2分圧の上昇にともなう脳脊髄液のCO_2分圧の上昇と，それによって生じた脳脊髄液のpH低下に反応し，呼吸運動を盛んにしてCO_2を呼出して血漿および脳脊髄液のCO_2分圧の異常を回復する．

E その他

気道粘膜が刺激されると激しい呼息である**咳**やくしゃみが起こる．

呼吸運動は運動神経を介する骨格筋の収縮によっているため随意的にも行われる．話す，歌う，嗅ぐ（嗅覚），笑う（情動）なども呼吸運動の変形である．

7 運動時の呼吸

激しい運動をすると酸素消費が高まり，呼吸中枢や心臓中枢，血管運動中枢が刺激され呼吸系および循環系は促進される．しかし肺呼吸における最大酸素摂取量には限度がある（約4 l/分）ので，運動が激しい場合には，筋肉は無酸素的に収縮を続けなければならない．したがって運動終了後もその回復のために多量のO_2を必要とするので呼吸促進状態が長く続く．このように運動中に供給が不足したO_2量を**酸素負債** oxygen-debt という．実際には運動後に補給される量から測定される（図6.9）．酸素負債量も個人によって限度がある（約10 l）．

長距離走の場合は酸素を摂取しつつ長時間走らなければならないので最大酸素摂取量の多い人ほど記録がよい．これに反し短距離走の場合はほとんど呼吸を止めた状態で一気に走るので最大酸素負債量の大きい人ほど記録がよい．

健康青年男子のO_2消費量は，安静時には約250 ml/分であるが，激しい運動をするときには約4 l/分に達する．これを**最大酸素消費量**と

📝 Memo

運動をすると呼吸が促進されるが，このときの血中酸素分圧は低下しておらず，二酸化炭素分圧も上昇していない．つまり，この呼吸促進は頸動脈小体や延髄の化学受容器が刺激されて起こったものではない．この呼吸促進のメカニズムはまだ十分に解明されていないが，筋や腱が激しく伸縮するその情報が脳に送られて呼吸促進を引き起こしていると考えられている．

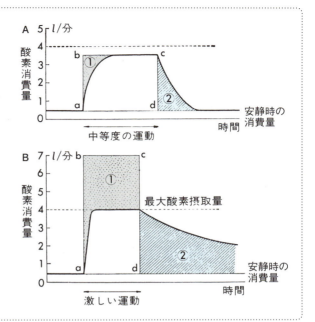

図 6.9　酸素負債
A：中等度の運動
B：激しい運動の場合
①：酸素不足分，酸素負債
②：①と同じ量が運動後に補給される
　　abcd が運動に必要な酸素量

いう．他方，肺胞の最大酸素摂取量，すなわち肺胞において単位時間内に摂取される O_2 量の最大量は約 $4\,l/分$ で，最大酸素消費量とほぼ等しいといえる．また，循環器系による酸素供給量の最大値も $3～4\,l/分$ で，消費される酸素を供給するに足りる量といえる．肺が O_2 を摂取する能力と，心臓が O_2 を供給する能力を高めることがトレーニングである．

8　異常呼吸型

正常呼吸 eupnea に対して次の異常が区別される．
①過呼吸 hyperpnea：必要以上の呼吸をしている．
②頻呼吸 tachypnea：呼吸数が増加している．
③過換気 hyperventilation：肺胞換気量が増加している．
④低換気 hypoventilation：肺胞換気量が減少している．
⑤無呼吸 apnea：呼吸が呼気の位置で止まっている．
⑥持続性吸息 apneusis：呼吸が吸気の位置で止まっている．
⑦チェーン・ストークスの呼吸：呼吸の深さが次第に増大し，その後次第に減少して一時無呼吸になる．このような呼吸が反復している状態（図 6.10A）．
⑧ビオーの呼吸：深い喘ぎ呼吸が不規則に続き，一次無呼吸になる．このような呼吸が反復している状態（図 6.10B）．

Memo
チェーン・ストークスの呼吸は，心不全末期や脳出血など重篤な中枢神経系の疾患の際に見られる．呼吸中枢の障害により化学受容器からの刺激のみによって呼吸が行われている状態である．つまり，無呼吸の時期に O_2 分圧の低下と CO_2 分圧の上昇を生じ，それが刺激となって呼吸が引き起こされる．しかし，しばらく呼吸をすることでこれらの分圧が正常化すると，刺激がなくなるために呼吸が停止する．

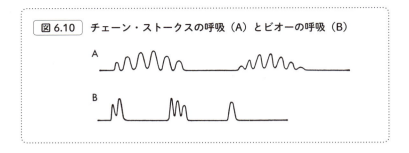

図6.10 チェーン・ストークスの呼吸（A）とビオーの呼吸（B）

⑨クスマウルの呼吸：深い呼吸が規則正しく続く．糖尿病性ケトアシドーシスのときに典型的に認められる．

9 高圧酸素療法

肺胞の O_2 分圧が 100 mmHg のとき，ヘモグロビンと結合している O_2 量は 20 ml/100 ml であるのに対して，血漿に溶解している O_2 量は 0.3 ml/100 ml で無視できるほど小さい．もし，3〜4気圧（2,200〜3,000 mmHg）の純酸素を呼吸すると，ヘモグロビンの O_2 は既に飽和しているのでこれ以上増加することはないが，血漿に溶解する O_2 は O_2 圧に比例して増加する．したがって，全 O_2 量も増加する（図6.11）．急性一酸化炭素中毒や頭部外傷の治療に適用される．

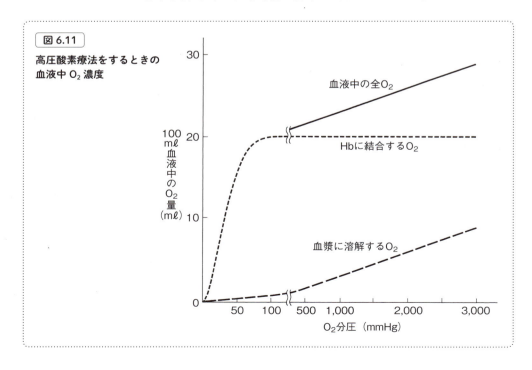

図6.11 高圧酸素療法をするときの血液中 O_2 濃度

> メモ

復習問題 以下の文章が正しければ○を，誤りであれば×を記入しなさい． ➡解答はp.214

1	横隔膜の収縮によって横隔膜が沈下し，吸息が起きる．	
2	胸腔内は常に陰圧に保たれている．	
3	1秒率は肺胞の拡張しやすさを評価する検査である．	
4	肺胞と肺毛細血管との間のガス交換は能動輸送によっている．	
5	健常者における動脈血の二酸化炭素分圧は 50 mmHg である．	
6	二酸化炭素の多くは重炭酸イオン（HCO_3^-）として輸送される．	
7	頸動脈洞は血漿の O_2，CO_2，pH の化学条件をモニターする化学受容器である．	
8	呼吸中枢は延髄にある．	
9	ヘーリング・ブロイエル反射は自己調節反射の一例である．	
10	クスマウル呼吸は糖尿病性ケトアシドーシスの際に見られる．	

7 循環

1 心臓 heart

A 構造

心筋（横紋筋）の袋で，2心房，2心室からなり，重さ約300 g（図7.1）．以下のように循環する．

- 大静脈→右心房→（三尖弁）→右心室→（肺動脈弁）→肺動脈
- 肺静脈→左心房→（僧帽弁）→左心室→（大動脈弁）→大動脈

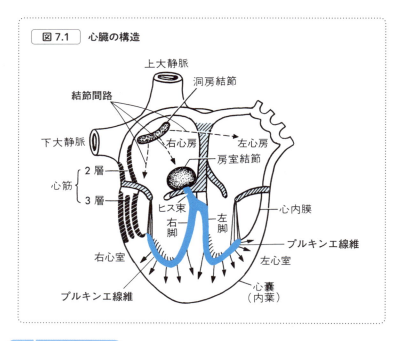

図7.1 心臓の構造

B 刺激伝導系

興奮は次のように伝わってゆく．

洞房結節→房室結節→ヒス束→右脚と左脚→プルキンエ Purkinje 線維

C 心筋の特徴

①自動興奮性がある（結節組織など刺激伝導系の細胞に）．
②不応期が長く約200ミリ秒あり，従って強縮をおこさない．
③機能的合胞体である．興奮は隣接する心筋細胞へ伝わる（☞ p.201）．

Memo
心房と心室の間は興奮性のない結合組織で境されているため，心房の興奮がそのまま心室に伝わることはない．ただ1カ所，房室結節に到った興奮のみがヒス束を通して心室に伝えられる．

D 拍動時間

収縮期 systole（S）と弛緩期（拡張期ともいう）diastole（D）とをくり返す．安静時の拍動時間，拍動数は次の通り．

- 心房：S = 0.1 秒，　D = 0.7 秒
- 心室：S = 0.35 秒，D = 0.45 秒
- S と D の合計 0.8 秒，拍動数（心拍数）= 70 〜 75 回 / 分

Memo

運動などによって心拍数が増加すると，当然拍動時間は短縮する．収縮期も多少短縮するが，拡張期の短縮が著しい．心室への血液充満のための時間が短縮するため，心房収縮による心室への血液充填の重要性が増加する．

2 心臓の拍出量と内圧変化

A 拍出量

1 回の拍動で拍出される血液量を 1 回心拍出量という．左右等しく安静時には 60 〜 70 mℓ である．

毎分心拍出量 = 1 回心拍出量 × 心拍数 = 60 〜 70 mℓ × 70
　　　　　　 = 4,200 〜 4,900 mℓ（4 〜 5 ℓ）

B 内圧変化

5 期に区分される（図 7.2，図 7.3）．

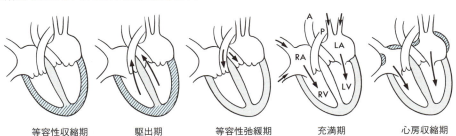

図 7.2 心臓周期と血液の流れ
LA：左心房，RA：右心房，LV：左心室，RV：右心室，A：大動脈，P：肺動脈．
斜線は心房あるいは心室の収縮状態を表す．

等容性収縮期　　駆出期　　等容性弛緩期　　充満期　　心房収縮期

①**等容性収縮期**：心室収縮が始まり房室弁は閉鎖する．動脈圧の方が心室内圧より高いので動脈弁も閉鎖している．心室は容積が変わらないまま（等容性という）収縮し，内圧が上昇する．

②**駆出期**：動脈弁が開き，大動脈へ血液を駆出する．心室内圧と大動脈血圧はほぼ等しい．

③**等容性弛緩期**：心室の弛緩により動脈弁は閉鎖する．等容性の弛緩が始まる．

④**充満期**：房室弁が開き，勢いよく拡張する心室による吸引効果によって血液は心房から心室に流入する．

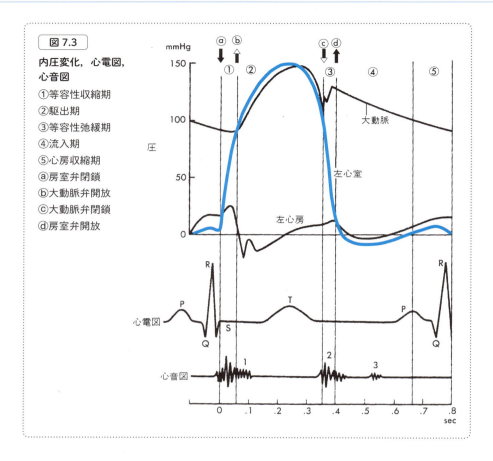

図7.3 内圧変化，心電図，心音図
①等容性収縮期
②駆出期
③等容性弛緩期
④流入期
⑤心房収縮期
ⓐ房室弁閉鎖
ⓑ大動脈弁開放
ⓒ大動脈弁閉鎖
ⓓ房室弁開放

⑤心房収縮期：心房収縮が始まり，心室はさらに充満される．以後①に続く．

①と②が心室の収縮期であり，③④⑤は心室の弛緩期である．図7.3のように，心室や心房の内圧や容積を記録したものを心機図という．

C スターリングの心臓の法則

心臓の1回の拍出量は，動脈側の血圧が一定であれば，静脈側から流入した血液量が多いほど多くなる．すなわち拍出量は静脈還流量によって決まる．静脈還流の増加によって心室への充満が増加すると心室壁が伸展される．心筋には伸展されれば伸展されるほど大きな力を発生できるようになる性質があり，これによってより大きな力を発生して，より多くの血液を拍出できるようになるからである．

> **Memo**
> 心筋の張力－長さ曲線の性質に由来する．骨格筋（図16.5）に比して心筋の静止張力は大きく，生体長を超えて心筋を伸展することができないためである．

3 心音

胸壁上に聴診器をあてると弁の開閉に伴って心音 が聞こえる（**図7.3**）．大動脈弁の音は第2肋間胸骨右側で，肺動脈弁の音は第2肋間胸骨左側で，僧帽弁の音は第5肋間左乳線上で，三尖弁の音は第5肋間胸骨右側で聞く．

- 第1音：房室弁の閉鎖音．60 Hzが主成分
- 第2音：動脈弁の閉鎖音．100 Hzが主成分
- 第3音：心室への血液流入音．健康な若年者で聞こえることがある．
- 第4音：心房に負荷がかかっているときに生じる．
- 心雑音：弁膜症（弁口狭窄，閉鎖不全）や先天性心疾患（心室中隔欠損症など）のとき聞こえる．

心音を聞くとき同時に脈拍を触れていると，脈拍と同時に聞こえるのが第1音である．

> **Memo**
> 第1音は収縮期の開始時に聞こえ，第2音は拡張期の開始時に聞こえる（**図7.3**）．つまり心雑音が第1音と第2音の間に聞こえれば収縮期雑音，第2音と次の第1音の間に聞こえれば拡張期雑音と判断できる．

4 心電図 electrocardiogram ; ECG

体表に電極を当てて心臓の活動電位を記録する．心電計の規格は，1 mVの電位が10 mmの振幅，紙送り速度は25 mm/秒（**図7.4**）．

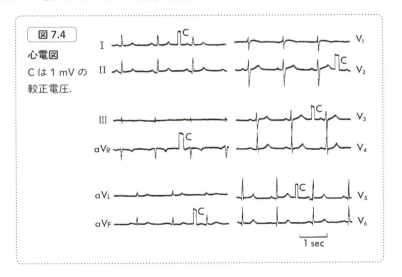

図7.4 心電図
Cは1 mVの較正電圧．

> **Memo**
> 心電図は双極・単極の6つの肢誘導，6つの胸部誘導の計12誘導を記録する．これは心臓をいろいろな方向から眺めるためであり，肢誘導は心臓を縦切りにして上下の様々な方向から，胸部誘導は心臓を輪切りにする様々な方向から見ていることになる．

A 標準肢誘導

右手（R），左手（L），左足（F）に電極を当てる（**図7.5A**）．第Ⅰ誘導ではR−L，第Ⅱ誘導ではR−F，第Ⅲ誘導ではL−F，の間の電位差が測定される．電位は2 mV以下．

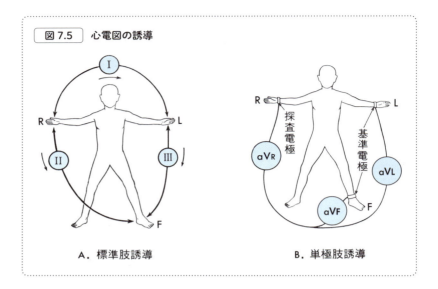

図 7.5　心電図の誘導

A．標準肢誘導　　B．単極肢誘導

B 単極誘導

標準肢誘導では二本の電極間の電位差が測定される．もし，一方の電極をゼロ電位のところに置いてこれを基準電極とし，もう一方の電極を測定しようとする部位に置くと，その部位の電位が記録できる．この電極を**探査電極**という．基準電極は，R, L, F, からの3本の導線を $5\,k\Omega$ 以上の抵抗を介して一つにまとめた点とする（図 7.5B）．R, L, F, の電位を加えると0になるからである．

単極誘導の波形は，上向きの振れは興奮が探査電極に向かって近づいてくることを，下向きの振れは興奮が探査電極から遠ざかっていくことを，それぞれ表している．したがって，興奮の伝導する方向や時間経過（速度）を調べることができる．

1 単極肢誘導

探査電極をR, L, Fのいずれかに置いた単極誘導をいう．得られる電位を aV_R, aV_L, aV_F と記す（図 7.5B）．

心房の興奮および心室の興奮の初期では，興奮は右上から左下に向かって進む（図 7.6）．したがって右手の探査電極からみると興奮は遠ざかっていく．aV_R のP波，QRS波，T波はいずれも下向きになる．

2 胸部誘導

基準電極を図 7.5B と同じようにして，探査電極を胸壁上の心臓の近くに置き単極誘導を行う．電極を置く場所は $V_1 \sim V_6$ の6カ所であり，必要に応じて V_9（背中）まで定められている（図 7.7）．$V_1 \sim V_6$ はそれぞれ，以下の状態を表している．

　V_1, V_2：右心室

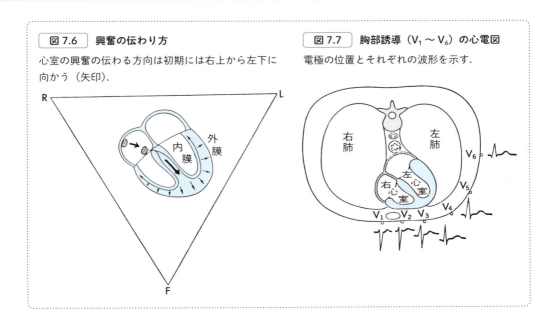

図 7.6 興奮の伝わり方
心室の興奮の伝わる方向は初期には右上から左下に向かう（矢印）．

図 7.7 胸部誘導（V_1〜V_6）の心電図
電極の位置とそれぞれの波形を示す．

V_3 ：心室中隔
V_4 ：左心室の右側
V_5, V_6 ：左心室

C 心電図の意味

1 各波の意味

心電図の各波（図 7.8）の意味は次のとおり．

- P 波：心房の興奮．0.06〜0.10 秒，0.25 mV 以下．
- QRS 波：心室筋の興奮の開始を表す．その経過は 0.06〜0.08 秒．

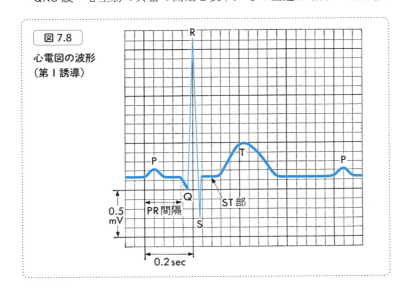

図 7.8 心電図の波形（第Ⅰ誘導）

- Q 波：最初に現われる下向きの鋭い波（認めないことが多い）．
- R 波：上向きの鋭い波．
- S 波：R 波の後に出る下向きの鋭い波．
- ST 部分：基線レベルにある．心室全体が一様に興奮しているので，電極間の電位差は生じない．心臓の活動の終了ではない．
- T 波：上向きの振れ．心室興奮の回復．心内膜側の心筋細胞は心外膜側のそれよりも先に興奮し後から回復するので QRS 波と同じ方向に振れる．
- PQ（PR）間隔：房室結節の興奮伝導時間．0.12 〜 0.20 秒
- QT 時間：Q の始まりから T の終了までで，心室の電気的活動の時間．0.30 〜 0.45 秒．
- T の終了〜 P の開始：心室の（電気的）弛緩期．

2 **診断**

心電図から**不整脈**（心拍動のリズムの異常）が診断される．

① 洞性徐脈：50/ 分以下，洞性頻脈：100/ 分以上

② 房室ブロック：心房から心室への興奮伝導が障害される．興奮伝導が完全に遮断された状態を**完全房室ブロック**という．心房と心室は全く無関係に拍動する．PQ 間隔（PR 間隔）が 0.2 秒以上に延長する状態を**不完全房室ブロック**という．

③ 脚ブロック：右脚ブロック，左脚ブロックがある．

④ 期外収縮：正規のリズム以外に起こる心室の収縮を期外収縮という．その原因と部位が房室結節より心房側にある場合を**上室性期外収縮**，心室にある場合を**心室性期外収縮**という（図 7.9A）．

⑤ 心房細動：心房筋の興奮の同期性が失われる．興奮が心房内を旋回している（図 7.9B）．

⑥ 心房粗動：心房が 200 〜 300/ 分の頻度で興奮する．心房内の複数の部位で興奮が起こり，それぞれが旋回している．

> **Memo**
> 心室性期外収縮では正規のルート（刺激伝導系）での興奮が起こらないため，血液の拍出はほとんどなく，このため脈拍は触れず，「脈が跳ぶ」と表現されることが多い．心室性期外収縮は多くの人で認められ，全く心配する必要はない．

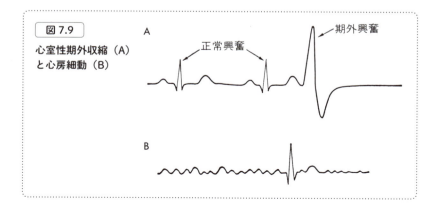

図 7.9 心室性期外収縮（A）と心房細動（B）

⑦**心室細動**：心室筋の興奮の同期性が失われる．各心室筋細胞の収縮が同期しないため，心室全体として収縮─拡張ができなくなり，心拍出量はゼロとなる．突然の心停止の原因として最も多い．AED（automated external defibrillator；自動体外式除細動器）による除細動と心臓マッサージが必要である．

心房細動や心房粗動のときは，心房内の多数の部位で興奮が起こるので心房全体としての統一された収縮ができなくなり，血液を心室に送り出すという収縮にはならない．

単極誘導，特に胸部誘導は，標準肢誘導と同様に拍動リズムの異常を知るのに有用であるばかりでなく，V_1〜V_6のうちのどの誘導で異常所見が最も顕著であるかによって脚ブロックや心筋梗塞などの病変部位を判定するのに不可欠である．

たとえば，左脚ブロックのときは，ヒス束からの興奮はまず右脚を通って右心室に伝導し，右心室から心室筋を経て左心室に伝導する．そのため，左心室の興奮開始が遅れV_5, V_6に幅の広いQRS群や，V_1, V_2に右心室→左心室の伝導を表す大きいS波が出現する．

また，心筋梗塞が心室中隔に起こると，V_2, V_3のQ波の幅が広く下方向の振幅が大きくなる．左心室壁筋に起こると，病変部位より先の心室筋の興奮開始が遅れるために，V_5, V_6において心室全体の興奮を示すSTが基線にとどまらず，STは上昇する．心筋の活動電位の再分極もタイミングが遅れる結果Tが逆転して下向きになる．

> **Memo**
> 心室細動による突然の心停止からの救命を目的として，最近では多くの人が集まる場所にはAEDが設置されるようになった．AEDの使い方と心臓マッサージの方法をマスターしておくことをお勧めする．

5 心臓超音波法 echocardiography

超音波発振器を左胸壁に当てて投射し，その反射波を測定して，左心室の壁，心室中隔，僧帽弁，などの病変を知ることができる．

一般に，超音波ビームをパルス状に投射してその反射波を調べるとき3種の方法が用いられる．

- Aモード amplitude mode：反射波の振幅を測定する．密度の高い物体からの反射波はその振幅が大きい．
- Bモード brightness mode：反射波の振幅の大きさを輝度（明るさ）に変換する．
- Mモード motion mode：投射波と反射波との時間間隔を測定する．探触子に近い物体からの反射波は時間の遅れが小さい．

図7.10はMモード法によって得られた僧帽弁の動きを示している．C−D間は左心室の等容性収縮期と駆出期との期間で，2葉の弁は密着している．DEFは流入期で，2葉の弁は開き血液は心房から心室へ流入

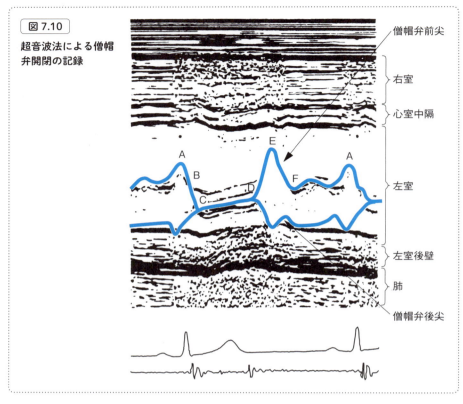

図 7.10 超音波法による僧帽弁開閉の記録

する．Aは心房の収縮期で，閉じ始めた弁がもう一度開く．

> **Memo**
> 一流のスポーツ選手，特に持久力を必要とするマラソン選手では安静時の心拍数が少なく，30/分程度の人も少なくない．トレーニングによって心臓が強くなり，1回心拍出量が増加するため，心拍数が少なくても，充分な毎分心拍出量を維持できるからである．

6 心拍数

　一般に心拍数の多いとき，毎分心拍出量は増すけれども1回心拍出量は減少する（理由は☞ p.63 Memo）．ジギタリスは心拍数を減少するが，1回心拍出量を多くし，毎分心拍出量を増す．心拍数が増減する要因を**表 7.1** に示す．

7 心臓中枢

　延髄には心臓促進中枢と心臓抑制中枢がある．両者を合わせて**心臓中枢**という（☞ p.163）．心臓促進中枢からの神経線維は交感神経幹に至り，線維を換えて心臓に達する．心臓抑制中枢は副交感神経である迷走神経の核である．

　交感神経も迷走神経もともに心臓の働きを調節している（☞ p.129, 130・図 7.11）．交感神経は心房・心室両者に分布するが，迷走神経は心房のみで心室にはほとんど分布しない．交感神経は次の3項目に対し

表7.1 心拍数増減の要因

要因	心拍数増加（心臓促進）	心拍数減少（心臓抑制）
温度（体温）	高体温（発熱）	低体温
血液のpH	酸性（O_2欠乏，CO_2増加）	アルカリ性
動脈血圧	下降	上昇
静脈血圧	上昇	下降
ホルモンおよび薬物	アドレナリン，チロキシン	アセチルコリン
神経刺激	交感神経刺激	迷走神経刺激
精神状態	運動中，興奮，怒	睡眠中，不安，悲哀
感覚刺激	激痛，寒いとき	冷覚，暖かいとき

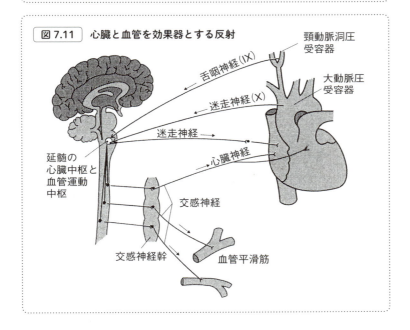

図7.11 心臓と血管を効果器とする反射

て促進的に働き，迷走神経は①に対して抑制的に働く．
①心拍数に対する作用：**変時作用** chronotropic effect
②収縮力に対する作用：**変力作用** inotropic effect
③房室伝導時間に対する作用：**変伝導作用** dromotropic effect

8 脈拍

左心室の収縮による圧が大動脈起始部に伝えられ，大動脈から末梢動脈へ圧波が伝わっていく．これを**脈波**または**脈拍**という．脈波の伝導速度は 7〜9 m/sec で血流速度よりはるかに大きいので，心臓の拍動

Memo
たとえば5両の列車にもう1両の車両を連結する場合を考えてみよう．連結される車両はゆっくりと進んでくるが，連結された瞬間の衝撃は瞬く間に前方の車両に伝わる．つまり，連結される車両が進む速度が血流速度で，衝撃が伝わる速度が脈波の伝搬速度に相当する．

とほとんど同時に脈拍を触れ，血液はずっと遅れて流れてくる．血流速度は，大動脈では 50 cm/sec であるが，毛細血管では 0.5 mm/sec に過ぎない．脈拍は血流の動きを示すものではない．

すべての動脈に脈波は伝わっていくが，体表から触れることができるところは少ない．脈拍の触れる部位を**脈点**という．動脈が皮膚表面に近く，動脈の下に骨のような固い物があるところである．主な脈点は浅側頭動脈，頸動脈，上腕動脈，橈骨動脈，大腿動脈，膝窩動脈，後脛骨動脈，足背動脈など（図 7.12）にあるが，通常脈拍というと**橈骨動脈の拍動**を指す．

> **Memo**
> 脈拍は心臓から遠くなるほど弱くなるため，心臓が拍動していても触知できない場合がある．たとえば足背動脈では最高血圧が 100 mmHg 以上ないと触知できない．同様に橈骨動脈では 80 mmHg 以上，総頸動脈では 40 mmHg 以上である．したがって心拍動の有無を確認する場合は心尖部（第 5 肋間　左乳線上）に触れてみることが必要である．

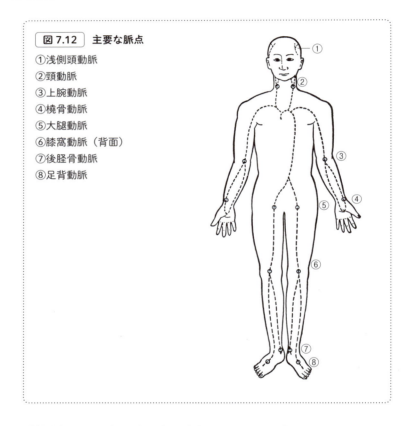

図 7.12　主要な脈点
①浅側頭動脈
②頸動脈
③上腕動脈
④橈骨動脈
⑤大腿動脈
⑥膝窩動脈（背面）
⑦後脛骨動脈
⑧足背動脈

脈拍を触れるときは次の点に注意する．
①**数とリズム**：1 分間の数が 100 以上のものを頻脈，50 以下のものを徐脈という．脈拍は通常規則正しいが，心拍不整があると不規則になる．これを**不整脈**という．
②**大きさ**：脈波の振幅をいう．振幅が大きいものを強い脈（**大脈**）という．小さいものを弱い脈（**小脈**）という．
③**波形**：脈波全体の形が急峻であるかなだらかであるかをいう．圧変化のスピードである．

9 血液の循環

血液は心室のポンプ作用で動脈に送り出され，細動脈→毛細血管→細静脈→静脈を経て心房に戻る．これを血液の循環という（図7.13）．

- 体循環（大循環）：
  左心室➡大動脈➡組織→大静脈→右心房
- 肺循環（小循環）：
  右心室→肺動脈→肺➡肺静脈➡左心房
  　　　　　（➡は動脈血，→は静脈血を表す）

血液は肺で呼吸により O_2 を取り込み，酸素含有量の多い**動脈血**（☞ p.53，**表6.1**）として左心房に帰り，左心室から大循環を経て組織に達して O_2 や栄養物を供給する．組織で CO_2 の多い静脈血となり右心房に帰り，肺循環により肺に至り CO_2 を呼出し，O_2 を取り込む．

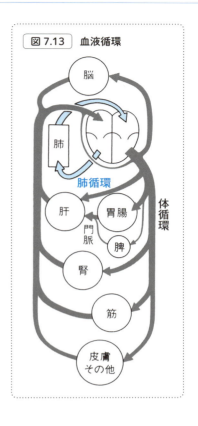

図7.13 血液循環

A 循環の力

動脈内を血液が流れるのは以下の理由による．
①心臓の収縮によって血液を押し出す．
②動脈壁の弾力によって血液を前方に送る．
③大動脈弁によって心臓への逆流はない．

B 血管系

動脈は，その直径，血管壁の構造，神経支配の様式により，大動脈，動脈，細動脈に区分される各血管の大きさと血液含有量を**表7.2**に示す．

C 循環の条件

1 循環抵抗

ある血管についてその任意の2断面A，Bにおける血圧を P_A，P_B とすると，A，B間を流れる血液量は，$(P_A - P_B)$ すなわち**血圧降下**（☞ p.74 Memo）に比例する．各臓器の血液量を**表7.3**に示す．

　　（血圧降下）=（単位時間あたりの血流量）×（循環抵抗）

で表される．血圧のかわりに電圧，単位時間あたりの血流量のかわりに電流を代入すると，ちょうど直流回路におけるオームの法則と同じかたちになる．電気抵抗に相当する項が**循環抵抗**であり，単位は mmHg/ml/min である．平均血圧を 100 mmHg，毎分心拍出量を 5,000 ml/min とすると，体循環の循環抵抗は 0.02 mmHg/ml/min = 1.2 mmHg/ml/sec

📝 **Memo**
各臓器・組織は循環系に対して並列に置かれているため，循環抵抗はあまり大きくならない．例外は胃腸と肝臓であり，胃腸を灌流した血液は合流して門脈となって肝臓に流入する．つまり，胃腸と肝臓は直列に配置している．

> **Memo**
> 体循環で考えると，血圧降下は（動脈圧）−（右心房圧）であり，右心房圧はほぼ0 mmHgであるため，血圧降下は動脈圧，すなわち血圧と書き直すことができる．また（単位時間あたりの血流量）は心拍出量にほかならない．そして（循環抵抗）は全身の血管抵抗，すなわち総末梢抵抗である．したがって右式は「血圧＝心拍出量×総末梢抵抗」と書くことができる．

表7.2　各血管の大きさと血液含有量

	内径	総断面積	含有血液量	血圧（mmHg）
大動脈	2.5 cm	4.5（cm²）	2（％）	120〜80
動脈	0.4 cm	20	10	120〜80
細動脈	30 μm	400	2	60〜40
毛細血管	8 μm	4,500	5	30（〜15）
細静脈	20 μm	4,000	26	15（〜10）
静脈	0.5 cm	40	30	10（〜0）
大静脈	3.0 cm	18		0

肺循環に25（％）

表7.3　各臓器の血流量

	重量（kg）	血流量		
		（ml/min）	％	組織100 gあたり（ml/min）
肝	2.6	1,500	27.8	57.7
腎	0.3	1,260	23.8	420.0
脳	1.4	750	13.9	54.0
皮膚	3.6	462	8.6	12.8
筋	31.0	840	15.6	2.7
心臓	0.3	250	4.7	84.0
その他	23.8	336	6.2	1.4
計	63.0	5,400	100.0	8.6

である．

循環抵抗は血管の太さ，長さ，伸びやすさ，血液の粘性，などによって変わる．式から血流量が一定ならば，循環抵抗の大きいところで血圧降下が大きいことがわかる．

2 細動脈の働き

細動脈は内径が小さいので循環抵抗が大きく血圧降下が最も大きい（図7.14）．細動脈壁の平滑筋が収縮して血管が収縮すると循環抵抗は増大し，平滑筋が弛緩して血管が拡張すると循環抵抗は減少する．血管収縮と血管拡張とをまとめて血管運動という．

3 抵抗血管

動脈や細動脈はその周囲を平滑筋で輪状にとり囲まれ，交感神経の活動に応じて収縮しその直径が変化し，循環抵抗が調節される．このため

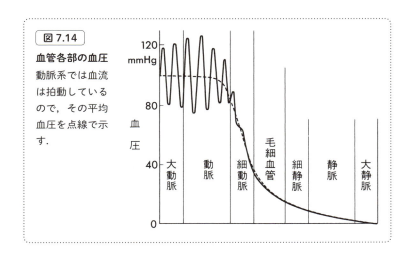

図 7.14 **血管各部の血圧** 動脈系では血流は拍動しているので，その平均血圧を点線で示す．

動脈と細動脈を**抵抗血管**ともいう．

D 血流量の測定

超音波のドプラー効果を応用して平均流速を測定することができる．投射波の周波数と，赤血球によって反射される反射波の周波数との変化分から，赤血球の流速を求めるのである．皮膚の上から非侵襲的に測定できるという利点がある．

単一波長であるレーザー光を光ファイバーによって測定部位まで導き，赤血球からの反射光を再び光ファイバーに導いて周波数の変化分を測定する．**レーザー・ドプラー法**という．超音波に比して周波数が高いので微小血管の循環の状態を測定することができる．

E 静脈の循環

1 循環の力

以下のメカニズムにより循環が起きる．

①毛細血管圧 15～30 mmHg と静脈圧 10 mmHg との圧差による．

②四肢の静脈には静脈弁がところどころにあって逆流を防いでいる．

③胸腔内は陰圧なので大静脈や心房は呼吸運動とともに周囲から引っ張られて拡張し，血液が心房に戻るのを助ける（**肺ポンプ**）．

④骨格筋の収縮によって静脈が周囲から圧迫されたり緩められたりして血液が送られる（**筋ポンプ**）．

2 容量血管

全血液量の 55％，体循環血液量の 70％以上は大静脈，静脈，細静脈にあり，静脈系の収縮により貯留していた血液が循環するようになる．それで静脈系のことを**容量血管**という．

> **Memo**
> 循環系の中心部分の静脈圧，という意味で中心静脈圧と呼ばれる．肝臓で門脈と肝動脈とが合流して注ぐ静脈は中心静脈という名前であるが，この静脈とは直接の関係はない．

3 中心静脈圧

右心房の手前の大静脈の圧を**中心静脈圧**という．＋4〜＋6 mmHg（5〜10 cmH$_2$O）である．右心室の働きが低下して（右心不全）右心房に血液が貯留するようになると，中心静脈圧が上昇して＋20〜＋30 mmHg に達する．

4 循環をよくする方法

①**温浴**：暖めると体温調節反射により皮膚血管が拡張する．
②**マッサージ**：心臓に向かって血液を押しやる．
③**運動**：心臓の収縮力促進，および筋ポンプ促進，体温も上がり暖まる．

F 充血とうっ血

①**充血**：動脈側の血管拡張により組織に流れこむ血液が増加した場合をいう．暖かく，紅色（HbO$_2$の多い動脈血の色）を呈する．
②**うっ血**：静脈側の通過障害や心臓の拍出力減退により組織から流れ出す血液が減少した場合をいう．冷たく，暗紫色（静脈血の色）を呈する．

10 血圧

左心室および大動脈では血液は心臓の収縮力により約 120 mmHg の力で押し出される．この血圧は心臓から遠ざかるにつれて降下し，毛細血管では 30〜15 mmHg となり，右心房ではほとんどゼロになる（図 7.14）．

A 最高血圧，最低血圧，脈圧

心臓の収縮期のピークでは 120 mmHg の血圧がある．**最高血圧**または**収縮期血圧**という．

弛緩期では，収縮期の終わりに拍出された血液によって拡張された大動脈が，その弾性のために元に戻ろうとする力が働いて血液は末梢に押し出される．このときの大動脈の血圧の最低値を**最低血圧**または**拡張期血圧**という．最高血圧と最低血圧との差を**脈圧**という．

最高血圧は大動脈の壁が硬くなると上昇する．最低血圧は大動脈から末梢に血液が流れにくくなる，すなわち動脈の循環抵抗が増大した場合に上昇する．

> **Memo**
> 脈圧は1回心拍出量に比例して増大し，動脈壁の弾性に反比例する．すなわち「脈圧 ∝ 1回心拍出量／動脈壁の弾性」の関係が成立する．

B 血圧測定法

1 聴診法

　上腕に**圧迫帯**（マンシェットという）を巻き空気を送って上腕動脈を圧迫し，血流を止める．ついで少しずつ空気を抜いていくと動脈に血液が流れ始める．このとき動脈はまだ狭められているので血流に渦が生じ，そのため振動が起こる．肘窩に聴診器をあてているとこの**血管音**を聞くことができる．この血管音を**コロトコフ音**ともいう．血管音の聞こえ始めたときの圧が最高血圧であり，さらに空気を抜いていって再び血管音が聞こえなくなったときの圧が最低血圧である（**図7.15**）．

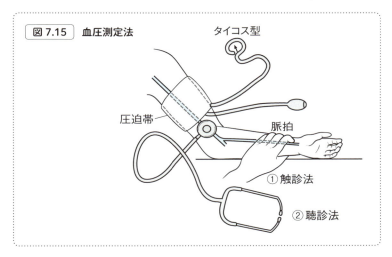

図7.15　血圧測定法

2 触診法

　聴診器で血管音を聞く代わりに橈骨動脈の脈拍を触れることによって最高血圧を判定する．最低血圧は測定できない．

C 血圧曲線

　動脈内にカテーテルを挿入し，その先端の血圧を圧トランスデューサに導いて測定する．得られた血圧変動の時間経過を示す曲線を**血圧曲線**という（**図7.16**・☞ p.64，**図7.3**）．大動脈の血圧曲線には下降相に段が認められる．大動脈弁の閉鎖にともなう血圧の変動である．上腕動脈では，大動脈よりも末梢であるにもかかわらず，血圧のピークは大きく（peakingという），上昇相が速やかである（steepingという）．

　血圧曲線で囲まれる部分の面積平均の値を**平均血圧**という．大動脈，上腕動脈の平均血圧はそれぞれ以下の式で近似できる．

- 大動脈：平均血圧 ＝ 1/2・（最低血圧＋最高血圧）
  　　　　　　　　 ＝ （最低血圧）＋ 1/2・（脈圧）
- 上腕動脈：平均血圧 ＝ （最低血圧）＋ 1/3・（脈圧）

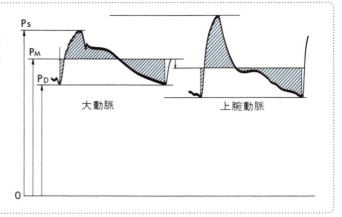

図 7.16 　血圧曲線
P_S は収縮期血圧，P_D は弛緩期血圧．平均血圧 P_M は上の斜線と下の斜線部との面積が等しくなるような血圧の値．

大動脈　　　上腕動脈

11 血圧の変化

A 血圧測定上の注意

血圧はいろいろな原因で絶えず動揺している．測定のときは次の点に注意する．

①圧迫帯の位置：心臓と同じ高さに上腕をもってくること．さもないと心臓との高さの差に相当する血液の重量が余分にかかるからである（図 7.17）．

②圧迫帯の巻き方：動脈を骨に向かって圧迫するようにあてる．予めシャツなどで圧迫されているようではいけない．圧迫帯の幅は通常 12 cm にできているが，これが狭いと高い値に測定される．6〜9

Memo
通常は上腕で血圧を測定し，上腕は普通に曲げていれば心臓と同じ高さにあるため，位置に関してそれほど神経質になる必要はない．ただし，大腿部で血圧を測る必要があるとき，座位で測定すると心臓から大腿までの高さの差に相当する血液柱の重さがかかるため，高い値となる．大腿で測定する場合は臥位とする必要がある．

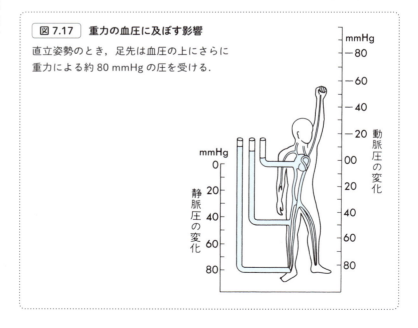

図 7.17 　重力の血圧に及ぼす影響
直立姿勢のとき，足先は血圧の上にさらに重力による約 80 mmHg の圧を受ける．

歳の小児では9 cm幅，3～6歳では7 cm幅，3歳未満の幼児では5 cm幅のマンシェットを使う．

③**安静**：**興奮**📝（交感神経活動）により血管収縮が起こり血圧が上がる．怒りは禁物．

④**室温**：寒いと体温調節反射により皮膚血管が収縮し血圧が上がる．

⑤**聴診間隙**：最高血圧の時点で血管音が聞こえはじめた後，圧を抜いていくといったん血管音が消え，その後再び聞こえるようになることがある．これを**聴診間隙**という（**図7.18**）．

この場合，2度目に音が聞こえはじめたところ（**図7.18**の**c**）を最高血圧と誤ってしまうことがある．脈拍は必ず**図7.18**の**a**のところで触れはじめるので，触診法により最高血圧を確認してから聴診法を行う必要がある．

> **Memo**
> 病院で血圧を測定する際，医師が測定しようとすると患者は緊張し，血圧が高めに測定されてしまうことが多い．これを白衣高血圧と呼ぶ．このような場合は，何度か測定を繰り返す，看護師に測定してもらう，などの対処をとる．

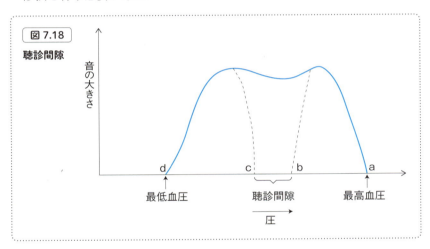

図7.18 聴診間隙

B 血圧変動の原因

①**血管収縮**：循環抵抗が増大し血圧が上がる．

②**動脈硬化**📝（加齢）：血管壁の弾力がなくなり，血管は伸び難くなる．そのため循環抵抗が増大する．加齢と共に動脈は硬化するので血圧が高くなる．通常最高血圧は（年齢＋90）mmHgくらいといわれている．眼底血圧は脳動脈の硬化を知る手がかりとなるので重要視されている．上腕動脈血圧の約1/2である．

③**血液量**：出血により血液量が減少すると心拍出量が減少するため血圧が低下する．

④**心臓の障害**：弁膜が不完全だったり，収縮力が減退したりすると血圧が変化する．

血圧が低下すると血液の循環が十分できなくなり，組織に酸素を供給できなくなるので，酸素欠乏により死に至る．

> **Memo**
> 正常な老化による動脈硬化では，動脈は固くなるだけなので，最高血圧は上昇するが，最低血圧は低下する．しかし多くの場合，老化によってアテローム動脈硬化を生じ，内腔が狭小化するため，循環抵抗が増加し，最低血圧も上昇する．

12 血圧の調節

A 血管運動中枢

延髄の呼吸中枢や心臓抑制中枢に近いところに**血管運動中枢**がある．血管運動中枢には**昇圧部**と**降圧部**があり，そこから出るインパルスが**交感神経性血管収縮神経**を経て血管に達し，その部の血管を収縮させたり弛緩させたりして血圧を調節している（図7.19）．血圧は，血管運動中枢と心臓中枢（☞p.70）とによって調節される．

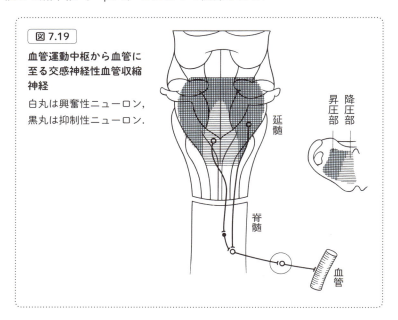

図7.19 血管運動中枢から血管に至る交感神経性血管収縮神経
白丸は興奮性ニューロン，黒丸は抑制性ニューロン．

B 頸動脈洞と大動脈の圧受容器

1 圧受容器 baroreceptor

総頸動脈が内頸動脈と外頸動脈とに分岐するところに脳循環の血圧をモニターする圧受容器があり，**頸動脈洞**という．大動脈弓にも同じ受容器があり，全身の体循環の血圧をモニターしている．いずれも血圧が上昇すると興奮する（☞図7.11・p.57，図6.8）．

2 減圧反射 unloading reflex

頸動脈洞の圧受容器の興奮は舌咽神経を経て，大動脈の圧受容器の興奮は迷走神経を経て，心臓中枢と血管運動中枢に伝えられ，心臓を抑制し血管を拡張して血圧を降下させる．

交感神経緊張状態では，心臓促進中枢の活動が高まって心臓の拍動数が増加し収縮力が増強する．同時に，血管運動中枢の昇圧部の活動も高まり皮膚や腹部内臓の動脈が収縮し血圧が上昇する．副交感神経緊張状

> **Memo**
> 頸動脈洞や大動脈弓の壁には伸展されると興奮して活動電位を発生する伸展受容器が存在する．血圧が上昇すると内圧に押されて動脈が膨らみ，これらの伸展受容器が興奮してその情報を中枢に送ることになる．

態では，反対に，心臓抑制中枢が活動して拍動数が減少し毎分心拍出量が減少する．同時に血管運動中枢の降圧部の活動も高まり皮膚や腹部内臓の動脈が拡張し血圧が低下する．

頸動脈洞や大動脈の圧受容器は頸動脈小体や大動脈小体と近接して存在し名称も似ているが機能は全く異なる．前者は血圧の受容器であり，後者は血液の O_2，CO_2，pH などの化学受容器である．

C 大静脈と心房の圧受容器

1 **ベインブリッジ反射 Bainbridge reflex**

静脈還流量が増加すると心臓が促進される反射である．

2 **低圧受容器**

静脈壁や右心房にも圧受容器があり，静脈還流量が増加して右心房内圧が上昇し心房が拡張すると圧受容器は興奮する．その結果，血管運動中枢が抑制され血管は拡張し，心臓促進中枢は活動して心拍数が増し，収縮力が増強する．静脈圧はせいぜい 10 mmHg であり，動脈血圧に比べて低い血圧に対応するので低圧受容器といい，これに対して頸動脈洞や大動脈の圧受容器を高圧受容器ともいう．

D 血圧調節の条件

これらの圧受容器の働きに他の条件も加わって血圧は大きく変動しないように恒常に維持される．図 7.20（☞ p.82）のように要約される．

E 化学物質による調節

①**血管収縮物質**：ノルアドレナリン，アドレナリン，アンギオテンシン，バゾプレシン，セロトニンなど．エンドセリンは血管内皮細胞から分泌される強力で持続の長い血管収縮物質である．

②**血管拡張物質**：アセチルコリン，ブラジキニン，ヒスタミンは特に細動脈を拡張させる．いずれも血管内皮細胞に作用して NO（酸化窒素）を産生し，NO が血管平滑筋を弛緩する．血管内皮細胞は強い血管拡張作用と血小板凝集抑制作用をもつプロスタサイクリン（PGI_2）も産生・放出する．

③**血圧降下剤**：交感神経 β 受容体遮断薬（☞ p.130），Ca チャネル遮断薬（☞ p.12）がある．その他，利尿薬やアンギオテンシンⅡの作用に関連する薬剤（☞ p.100）が用いられる．

> **Memo**
> 心臓からは心房性ナトリウム利尿ペプチド（ANP），脳性ナトリウム利尿ペプチド（BNP）というホルモンが分泌され，利尿を引き起こして循環血液量を減らし，それによって血圧を低下させるという作用もある．

> **Memo**
> アドレナリンは血管平滑筋の α 受容体（123ページ参照）に結合すると血管収縮を引き起こすが，β 受容体に結合すると血管拡張が起こる．筋に行く動脈には β 受容体が多いため，運動などに際してアドレナリンが分泌されると，筋の動脈が拡張して筋血流が増加する．

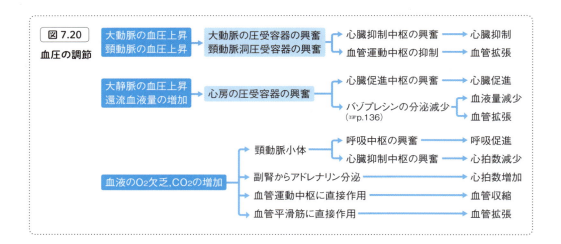

図 7.20 血圧の調節

13 微小循環

A 微小循環の構築

動脈は次第に分岐し，やがて直径が 200 μm 以下の**細動脈**となる．細動脈はさらに分岐し，最終的に直径 5 〜 10 μm の**毛細血管**となる．

毛細血管壁は平滑筋を欠き，一層の内皮細胞と基底膜のみからなる．腸間膜では細動脈から毛細血管が分枝する部位には前毛細血管括約筋があり，細動脈とこの前毛細血管括約筋の収縮状態によって毛細血管の血流量が調節されている．毛細血管は網目状の**毛細血管網**を形成し，細静脈に注ぐ（図 7.21）．

> **Memo**
> 赤血球の直径は 7.5 μm であるが，変形性が高いため，直径 5 μm の毛細血管をも通過することができる．

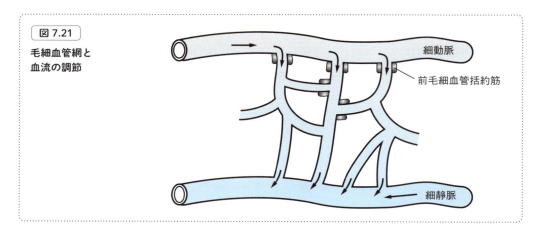

図 7.21 毛細血管網と血流の調節

B 濾過と再吸収

毛細血管の内皮細胞同士の接合部には細い隙間があり，血漿成分はこの隙間を通って血管外に濾過され，間質液（組織液）となる．濾過の原

動力となるのは毛細血管の血圧である．一方，血漿中に溶けているタンパク質（血漿タンパク）は分子量が多く，分子のサイズが大きいため隙間を通って血管外にでることができず膠質浸透圧（☞ p.21，3章 5）を発生する．膠質浸透圧は水を血管内に引き込む力を発生する．

毛細血管血圧と膠質浸透圧とのバランスによって血漿成分が濾過されるか，間質液が再吸収されるかが決まる．毛細血管の動脈寄りでは血圧が高いため濾過を生じ，静脈寄りでは血圧が低下するため，再吸収が起きる．このように，毛細血管領域では水の局所的な循環が起こっている（図7.22）．濾過された血漿成分の一部はリンパ管に吸収され，リンパとなる．

> **Memo**
> 間質液にも圧力があり，タンパク質も溶けている．しかしこれらは値が小さいため，無視してもそれほどの問題はない．したがって濾過量 ΔF は「$\Delta F = k \cdot S \cdot$（毛細血管圧 − 血漿膠質浸透圧）」で表される．なお，k は濾過定数（毛細血管の透過性），S は濾過面積である．

図 7.22 毛細血管領域の水の循環
P：血圧
π：膠質浸透圧

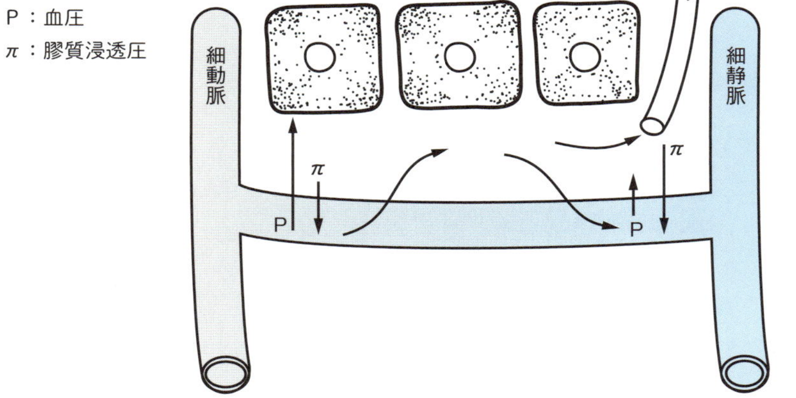

C 物質交換

毛細血管領域において血液と組織細胞との間で物質交換が行われる．

1 水溶性物質

各種のイオンやグルコースなどは血漿に溶けた状態で組織中に濾過される．たとえばグルコースの場合，細胞ではグルコースは代謝のために消費され，濃度が低下している．このためグルコースは濃度の高い組織液から濃度の低い細胞内へと拡散していく．一方，細胞の代謝の結果発生した様々な代謝産物は濃度の高い細胞内から組織液へと拡散し，毛細血管の静脈寄りで再吸収により血管内へと取り込まれる．

2 脂溶性物質

O_2 や CO_2 などの呼吸ガスは水にも溶けるが脂質にもよく溶ける．このためこれらの脂溶性物質は脂質でできている内皮細胞の細胞膜に溶け，内皮を貫通して拡散することができる．したがって水溶性物質に比べて脂溶性物質の移動は極めて速い（図7.23）．

図 7.23 水溶性物質と脂溶性物質の移動の違い

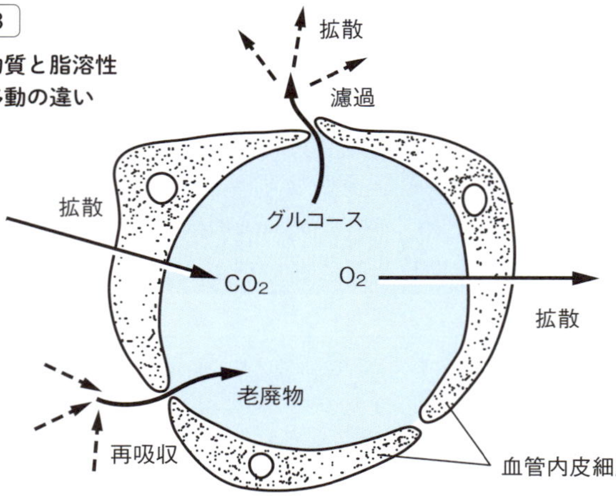

14 リンパおよび間質液の循環

1 間質液の循環

毛細血管と組織細胞との間は間質液で満たされている．毛細血管壁は透過性が高く，血球や大型タンパク質以外の血液成分はすべて間質液の方へ出ることができる．間質液は直接細胞に触れる細胞外液で，その一部の物質は細胞膜を通して細胞内に入る．逆に細胞の排出した物質は間質液中に出，一部は毛細血管に入って流れ去る．

2 リンパの循環

リンパ管は間質液腔に開いている（図 7.22）．間質液の一部はリンパ管に入ってリンパとなる．したがってリンパの組成は間質液のそれと等しく，血漿に比べるとタンパク質の含有量が少ないだけで，それ以外はほとんど等しい．リンパの機能は間質液の貯留を防ぐことと古くなったタンパク質の回収にある．特に消化管のリンパ（乳糜管）は脂肪吸収にも関与する．

リンパ管は静脈と並んで走り，静脈と同様処々に弁があって逆流しないようになっている．リンパが流れるのは筋運動による周囲からの圧迫と静水圧による．マッサージもリンパ循環を促進する．リンパ管は途中一つ以上のリンパ節を経て，左は胸管，右は右リンパ本管に集まり，結局静脈に入る（図 7.24）．

リンパ節の機能は，①リンパ球の成熟，②抗原の処理である．

体内（間質液中）に入った異物は毛細血管よりリンパ管の方に入りやすい．したがって細菌やウィルスなどはリンパ管に入り，リンパ節で網内系の細胞に処理され，血液中には入り難い．またリンパ球が抗体を産

Memo
リンパ管が閉塞すると，リンパへの流出ができなくなるため間質液が過剰となって浮腫を生じる．乳癌の手術に際して，最初に転移を起こす可能性が高い腋窩のリンパ節廓清（リンパ節を全部除去すること）が行われる．これによってリンパ管が閉塞するため，術後 2～3 年で患側上肢に激しい浮腫が出現することがある．

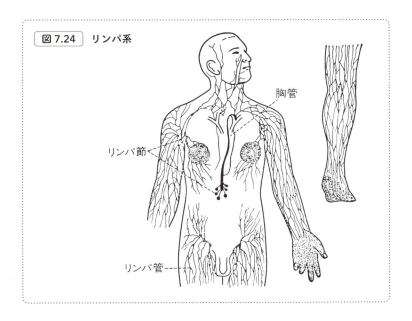

図 7.24　リンパ系

生することによって免疫を獲得する．

15 脳脊髄液

A 脳脊髄液の生成

脳にはリンパや間質液がない．その代わりに**脳脊髄液** cerebrospinal fluid；CSF（リクォール Liquor ともいう）が循環している．

脳脊髄液は，側脳室に張り出している脈絡叢から側脳室腔に分泌される．側脳室から→モンローの孔→第三脳室→中脳水道→第四脳室→マジャンディーの孔とルシュカの孔，を通って大後頭槽のくも膜下腔（くも膜と軟膜との間）に出て，脳および脊髄の周囲を潅流した後，静脈洞に出て静脈に還る（図 7.25・☞p.161，図 14.2）．

脳脊髄液の全量は 100 〜 150 mlで，約半分が脳部に，約半分が脊髄部にある．脳脊髄液の組成はリンパに似ているが，タンパク質含有量は少なく，血漿＞リンパ＞脳脊髄液である．

B 血液脳関門

血漿と中枢神経細胞との間には，以下の 2 つの経路がある．
① 脳脊髄液が神経細胞の隙間に入り細胞外液として神経細胞に達する．ここでは，脈絡叢の細胞が血漿中の物質を選択して脳脊髄液中に分泌している．
② 中枢神経内の毛細血管内皮細胞は相互に密着しており，水や物質の

> **Memo**
> 脳は豆腐のように柔らかい．このため，固い頭蓋骨で守られているが，頭蓋骨と脳との間に脳脊髄液が存在することで，外部からの衝撃を和らげることができる．豆腐を容器に直接入れるのではなく，水の入った容器に入れるのと同じことである．

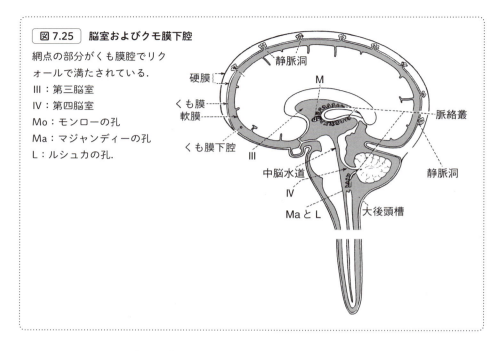

図 7.25 脳室およびクモ膜下腔
網点の部分がくも膜腔でリクオールで満たされている．
III：第三脳室
IV：第四脳室
Mo：モンローの孔
Ma：マジャンディーの孔
L：ルシュカの孔．

> **Memo**
> 水溶性物質は血液脳関門によって通過が厳密にコントロールされるが，脂溶性物質は細胞膜に溶けるため，比較的通過しやすい．アルコールや吸入麻酔薬，麻薬類は脂溶性であるため，血液脳関門を通過して脳の神経機能に大きな影響を与える．

透過が著しく制限されている．

　血漿から神経細胞に対するグルコースやビタミンの供給は単なる拡散によるのではなく，選択性を持った①と②の2つの経路を通ってなされている．血液と脳との間には選択性を持った組織が関門をつくっているという意味で，2経路を併せて血液脳関門 blood-brain-barrier という．O_2 や CO_2 は脂溶性のため血液脳関門を通過しやすいが，Na^+ や K^+ のようなイオンは通過しにくい．この関門によって，血漿中の有害成分が神経細胞に到達するのが防がれ，また，血漿の組成が変わっても神経細胞外液の組成は一定に維持される．

> **Memo**
> 脳に血液を供給する内頸動脈と椎骨動脈は頭蓋骨内に入ると脳底部で大きな吻合路を形成する（ウィリスの大脳動脈輪）．しかしそれより末梢には動脈間の吻合はほとんどない．このため，脳血管に血栓などが詰まる（塞栓）と，それより末梢の神経細胞は死滅する（脳梗塞）．

16 脳循環

　脳および脊髄は頭蓋骨や脊柱の中におさまっているから容積が変化することはなく，血流量は一定に維持されている．750 ml/分である（☞ p.74，表 7.3）．脳に入る動脈の単位時間あたりの血流量は脳を出る静脈の血流量と等しい．

　頭から足方向に重力が加わると（急に起立したときやエレベーターで上がるとき），脳動脈圧が低下するが，脳静脈圧も低下し，頭蓋内圧も低下するので，血流量はそれほど大きく変動しない．足から頭方向に重力が加わるとき，また，腹圧が高まるような運動（出産や排便など）をするとき，脳動脈圧が上昇するが，同時に頭蓋内圧も上昇し，脳動脈は壁

の内外から等しく圧を受けるので断裂が防がれる.

脳循環は自律神経系によっても調節されている．頸動脈洞の圧受容器が脳動脈圧を常にモニターしており，脳動脈圧が上昇すると直ちに減圧反射が起こって心臓が抑制され脳動脈圧は元に戻る（☞ p.80）.

脳の O_2 消費量は約 50 ml/分であり，これは生体の安静時酸素消費量の約 20％に相当する．低酸素状態に対して極めて敏感で，3分間の虚血によって意識消失をきたす.

脳全体の血流量は一定であるが，種々の動作のときに特定の領域の血流量が増加する．このとき，他の領域の血流量は減少する．血流量の増加する領域には次の例がある.

- 安静して瞑想：前頭葉.
- 右手の運動：左半球，手の運動領域（☞ p.209，図 17.7）.
- 対話：両側半球の顔面や舌の運動領域（図 17.7）．対話の内容が観念的創造的になると Wernicke 中枢，Broca 中枢が加わる（☞ p.165）.

現在，脳の特定領域の血流量を測定する多くの試みがなされている（☞ p.168）.

17 冠状循環

心臓に栄養を供給する動脈は冠（状）動脈で，大動脈の起始部から分岐して心臓に分布する（図 7.26）.

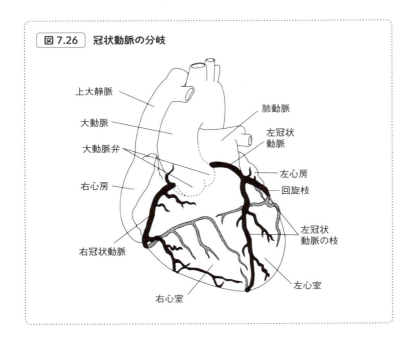

図 7.26　冠状動脈の分岐

心室収縮期には，左心室の内膜側にある左冠状動脈は心室収縮期圧によって圧迫されしめつけられるので，血液は流れない．このことが内膜側にある心筋が虚血におちいりやすいという不利な状況をつくっている．左心室の血流量は弛緩期に増加するということが冠状循環の特徴である（図7.27）．右心室では，その収縮期圧は25 mmHgで大動脈圧よりも低いから，血液は収縮期に流れる．

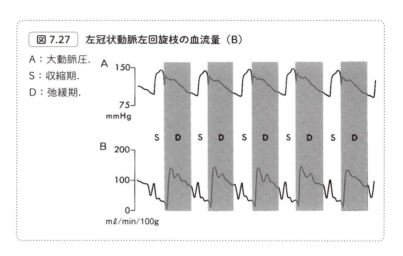

図7.27　左冠状動脈左回旋枝の血流量（B）
A：大動脈圧．
S：収縮期．
D：弛緩期．

Memo
安静時の冠血流量は心拍出量の5％である．この量は心臓の仕事量のわりには極めて低いものであり，このため運動などによって心臓の仕事量が増加すると，それに比例して冠血流量が増加する．

冠状循環 は化学物質によって調節されている．O_2 分圧の低下は冠状動脈に対する最大の拡張刺激となる．また，心筋活動の結果代謝産物が蓄積しても拡張する．代謝産物には，CO_2，K^+，H^+，アデノシン，などがある．冠状動脈の内皮細胞が血液中のこれらの物質によって刺激され，血管平滑筋に向かって一酸化窒素；NOを放出し，NOが血管平滑筋に作用してこれを弛緩させ，血管を拡張するからである．NO化合物であるニトログリセリンは狭心症の治療薬として用いられる．

18 皮膚の循環

皮膚組織 に栄養を与えるだけでなく，体温調節に関与することが特徴である．

皮下には静脈叢が発達しており，細動脈と細静脈との間には2つの経路が区別される（図7.28）．

Memo
皮膚組織の栄養のために必要な血流量は40 ml/分に過ぎないが，冷涼環境下でも皮膚血流は400 ml/分であり，暑熱環境下では3 l/分にまで増加する．

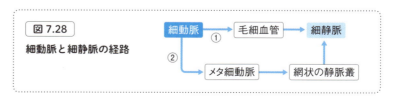

図7.28　細動脈と細静脈の経路

メタ細動脈には括約筋がある．寒冷にさらされると，括約筋が収縮するので，血液は①の経路を流れて短絡され皮膚の血流量が減る．その結果，血液の冷却されるのが防がれる．温熱時には括約筋が弛緩し，血液は②の経路を流れてその間に熱が放散される．

19 腹部内臓の循環

腹部内臓の諸臓器に栄養を供給するだけでなく，血液の貯蔵所としての役割を果たしている．交感神経系による<u>収縮性支配</u>を強く受ける．激しい運動の時は，内臓の血流量は減少し，そのぶん骨格筋や心臓の血流量が増す．また，出血が起きた時はやはり血流量が減少し，中枢神経系や心臓への血流量が減らないよう調節される．1分以内に1 lの血液を動員することができる．

消化管組織に至った血液は毛細血管で栄養素を吸収した後，門脈に集められて肝臓に運ばれる（図7.29）．

> **Memo**
> 肝臓を例にとると，臥位から立位に体位変換するだけで肝血流は30％減少し，運動負荷により，心拍出量は増加するにもかかわらず肝血流はさらに20％減少する．

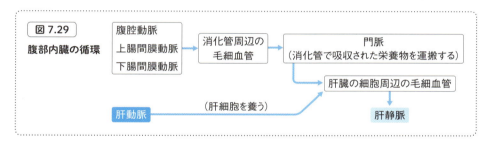

図7.29 腹部内臓の循環

門脈の血圧は約10 mmHgに過ぎないが，肝臓の循環抵抗は低いので血流量は大きい．もし肝静脈に通過障害が生じると，肝臓にうっ血が起こり，水や電解質が腹腔内へ漏出して<u>腹水 ascites</u>をきたす．また，門脈圧が上昇するため腹壁の皮下静脈などの側副路を通る血流量が増して静脈が怒張するようになる．これを caputo medusae（蛇の頭）という．

20 肺循環

循環経路は，右心室→肺動脈→肺毛細血管→肺静脈→左心房であり，以下の特徴がある．

①肺動脈には静脈血が，肺静脈には動脈血が流れる．
②右心室からの心拍出量は左心室のそれと等しい．
③<u>肺動脈</u>の収縮期圧は25 mmHg，弛緩期圧は10 mmHgである．平均血圧は15 mmHgで，左心房内圧は7 mmHgであるから，圧差は8 mmHgに過ぎない．**肺循環抵抗**は，8 mmHg/5,000 ml/min =

> **Memo**
> 肺組織への酸素や栄養素の供給は肺動脈ではなく，大動脈からの枝である気管支動脈によって行われる．気管支静脈は肺静脈に合流し，動脈血に静脈血が混入（生理的右左シャント）するため，左心房血の酸素飽和度は，空気を呼吸している限り100％にはならない．

0.0016 mmHg/ml/min＝0.1 mmHg/ml/sec で，体循環の循環抵抗よりはるかに低い（☞p.73）．

④体位による変化：肺門と肺尖，肺門と肺底部との長さを 12 cm とすると，立位または座位では，肺尖の血圧は肺門の血圧よりも，120÷13.6＝9 mmHg 低く，肺底部の血圧は 9 mmHg 高い．循環血流量は肺尖部に少なく肺底部に多い．

⑤呼吸運動による変化：吸息に際して，胸腔内陰圧が大きくなり，大静脈や心房は引き伸ばされて拡張し肺循環血流量が増加する．逆に，呼息に際しては循環血流量は減少する（肺ポンプ☞p.75）．

⑥肺毛細血管の内圧は約 10 mmHg で，膠質浸透圧 25 mmHg よりも低い（☞p.21）．したがって，健常者では毛細血管から肺胞内へ水が漏れ出ることはない．左心房内圧や肺静脈圧が上昇すると肺毛細血管の内圧も上昇し，水が毛細血管から肺胞内へ滲出するようになる．このような状態を**肺水腫**という．

⑦肺胞の PO_2 が低下すると，その肺胞に行く肺細動脈が収縮する．換気の悪い肺胞への血流を減らすという調節機序である．しかし高山などで吸入する空気自体の PO_2 が低下すると肺全体で細動脈収縮がおこってしまい，**肺高血圧**となる．

復習問題 以下の文章が正しければ○を，誤りであれば×を記入しなさい．　　➡解答はp.215

1	心室駆出期には房室弁は閉じ，動脈弁が開いている．	
2	心筋は伸展されれば伸展されるほど大きな力を発生する．	
3	心音の第 1 音と第 2 音の間が心室収縮期である．	
4	心電図は通常は 6 つの誘導を記録する．	
5	心電図の QRS 波は心室の収縮開始を意味する．	
6	心室細動では心拍出量は正常時の約 1/10 に減少する．	
7	迷走神経の興奮によって心拍数は減少する．	
8	脈拍数は心拍数のちょうど 2 倍である．	
9	循環抵抗は毛細血管において最大となる．	
10	静脈系のことを容量血管と呼ぶこともある．	
11	上腕動脈での平均血圧は最低血圧に脈圧の 1/2 を足して求められる．	
12	一酸化窒素（NO）は強力な血管収縮物質である．	
13	血漿タンパクは水を毛細血管内に吸い込む力を発生する．	
14	消化管を灌流した静脈血は合流して門脈となり肝臓に流入する．	
15	肺組織への酸素供給は肺動脈によって行われる．	

8 排泄

1 腎臓の構造

A 形と大きさ

腎臓はそら豆状の約150gの臓器で左右一対あり，代謝の終末産物を体外に排泄するとともに，尿の生成により血漿の組成，浸透圧，細胞外液量，pHなどを常に一定に維持するのに重要な役割を果たしている．皮質（外層）と髄質（内層）とに区別される（図8.1）．腎臓をめぐる循環を図8.2に示した．

> **Memo**
> 腎臓は尿の生成量を調節することによって血圧の調節にも大きな役割を果たす．腎臓による血圧調節パワーは理論上，無限大である．逆に言うと，腎機能が低下すると血圧上昇を来たす．

図8.1 腎臓内の動脈系

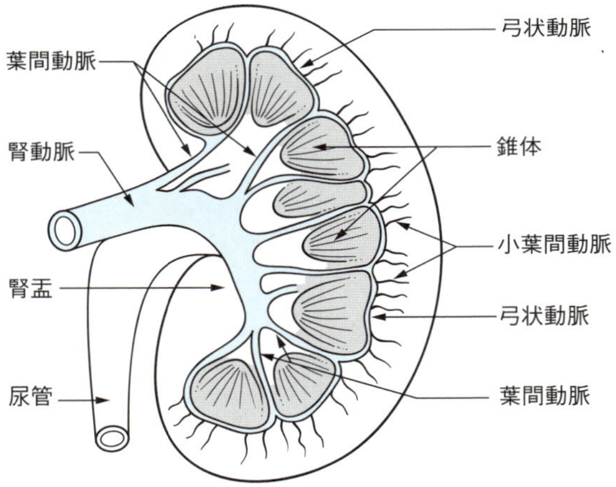

（葉間動脈，弓状動脈，腎動脈，腎盂，尿管，錐体，小葉間動脈，弓状動脈，葉間動脈）

図8.2 腎循環

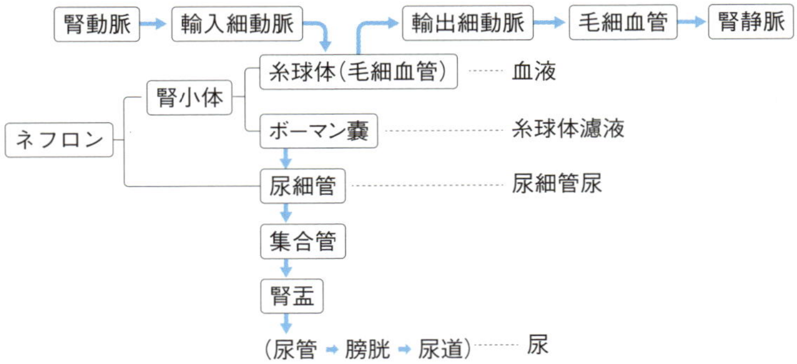

腎動脈 → 輸入細動脈 → 輸出細動脈 → 毛細血管 → 腎静脈

ネフロン
- 腎小体
  - 糸球体（毛細血管）……血液
  - ボーマン嚢……糸球体濾液
- 尿細管……尿細管尿
- 集合管
- 腎盂
- （尿管 → 膀胱 → 尿道）……尿

B 腎臓の血管

腎動脈は腹部大動脈から出て腎臓に入り，数本の葉間動脈に枝分かれする．葉間動脈は互いに連なって弓状動脈をつくりここから小葉間動脈が腎臓皮質に向かう．輸入細動脈は毛細血管になって糸球体をつくり輸出細動脈となった後，再び毛細血管になり尿細管の周囲をとり囲み，静脈になって弓状静脈を経て**腎静脈**に至る．

> **Memo**
> 解剖学的には尿細管は遠位尿細管までであり，集合管は別の物として扱われる．しかし機能的には連続しているので，ここでは集合管も尿細管の一部として扱う．

C 尿細管

尿細管は次の各部からなる（図8.3, 8.4）．

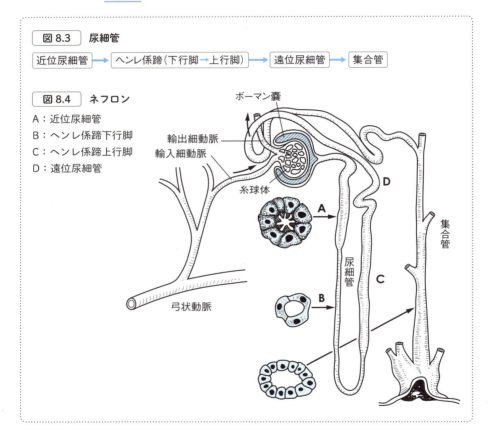

図8.3 尿細管
近位尿細管 → ヘンレ係蹄（下行脚→上行脚）→ 遠位尿細管 → 集合管

図8.4 ネフロン
A：近位尿細管
B：ヘンレ係蹄下行脚
C：ヘンレ係蹄上行脚
D：遠位尿細管

D 糸球体濾液と尿細管尿

糸球体では，血漿のタンパク質以外の成分が水とともに毛細血管壁から濾過されてボーマン嚢に出て**糸球体濾液（原尿）**ができる．その量は1日約160 *l* である．

尿細管では尿細管内にある尿（**尿細管尿**）の成分の一部が毛細血管内に再び取り込まれたり（**再吸収**），毛細血管の成分がさらに尿細管尿に加えられる（**分泌**）（図8.5）．

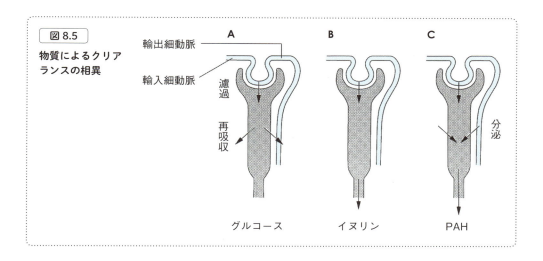

図 8.5 物質によるクリアランスの相異

2 クリアランス

A クリアランス clearance の意味

たとえば，尿素について考える．尿素の尿中濃度を 20 g/l，血漿濃度を 0.5 g/l とし，尿量を 1.5 l/日とすると，尿中に排泄される尿素の量は 20 × 1.5 = 30 g/日になる．この尿素は血漿のどれだけの量が濾過されて出てきたか，その量を C とすると，0.5 × C に等しい．

C ×（血漿濃度）=（尿量）×（尿中濃度）である．すなわち，

C =（30 g/日）/（0.5 g/l）= 60 l/日 = 42 ml/分

となる．腎臓を流れる血漿のうち，毎分 42 ml の血漿がその中にあった尿素を全部排泄してきれいになったことを表している．C の値を尿素の**クリアランス（清掃率）**という．

一般に，ある物質の血漿中濃度を P，尿中濃度を U，尿量を V（ml/min）とし，

$$C = \frac{U \times V}{P} \text{ (m}l\text{/min)}$$

の式から求められる C の値をクリアランスという．腎臓を流れる血漿のうち，毎分 C ml の血漿からこの物質が除き去られ，血漿が清掃されたことになる．

B PAH のクリアランスと腎血漿流量 renal plasma flow；RPF

パラアミノ馬尿酸 para-aminohippuric acid；PAH は，血液が腎臓を流れるときに糸球体で濾過され尿細管で分泌されて，すべて尿中に排泄される（図 8.5C）．体内で代謝され分解されることもない．血液が一度腎臓を流れると，100％清掃されるのであるから，このような物質のクリ

アランスは腎臓を流れる血漿の量を表す．

実際には，PAH の排泄は，100%ではなく90%で，10%は血液内に残る．いま，C_{PAH} = 550 ml/min とすると，RPF は 550 ÷ 0.9 = 600 ml/min である．ヘマトクリットを45%とすると 600 ÷ 0.55 = 1,100 ml/min の血液が腎臓を流れることになる（☞ p.74，表 7.3）．

C　イヌリンのクリアランスと糸球体濾過量　glomerular filtration rate；GFR

イヌリンは尿細管で再吸収も分泌もされることなく，濾過された量がそのまま尿に排泄される（図 8.5B）．このような物質のクリアランスは**糸球体濾過量**を表す．基準値は，男子 110 ml/min，女子 100 ml/min である．

イヌリンは体内には存在しないので，検査のために静脈注射する必要がある．一方，クレアチニンはタンパク代謝の結果として体内で常に産生されており，尿細管での再吸収も分泌もほとんどない（わずかに分泌される）ため臨床的にはクレアチニンクリアランスをもって糸球体濾過量とすることが多い．

600 ml/ 分の血漿が流れてそのうち 110 ml/min が濾過されるから，血漿のうち 110/600 = 18%が**糸球体濾液**になる．この値を**濾過比**という．基準値は約 20%である．

D　糸球体濾液（原尿）

血漿のうちタンパク質以外の成分は糸球体で濾過されてボーマン嚢に出て**糸球体濾液（原尿）**になる．

タンパク質のような分子量の大きい物質は，通常糸球体で濾過されないから尿に排泄されない．腎臓疾患のときにはタンパク質が糸球体から漏れ出て尿中に出現する．**タンパク尿** albuminuria である．長時間立ち続けるとき，激しい運動をするとき，また小児では健康でもタンパク尿をみることがある．

3　尿細管における再吸収と分泌

糸球体濾液が尿細管を流れ下る間に，電解質の大部分，水の 99%以上，そしてグルコースやアミノ酸，ビタミンは 100%が再吸収される．尿酸，尿素，H^+ などは血漿から尿細管腔に分泌される（図 8.5，図 8.6）．

A　再吸収される物質

①近位尿細管で：水，Na^+，K^+，Cl^-，HCO_3^-，アミノ酸，グルコー

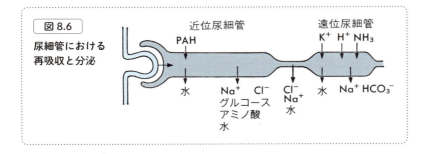

図 8.6 尿細管における再吸収と分泌

スなど．
② ヘンレ係蹄で：水，Na^+，Cl^-．
③ 遠位尿細管で：水，Na^+，HCO_3^-，Cl^- など．

B 分泌される物質

① 近位尿細管で：H^+，検査のため血液中に注入された薬物（PAH など）．
② 遠位尿細管で：K^+，H^+，NH_3（K^+ と H^+ は互いにせり合う．K^+ 排泄が多いとき H^+ 排泄は減る）．

C 部位による特徴

① 近位尿細管：再吸収が最も大きい．Na^+，Cl^-，水はいずれもその 60 〜 70％，グルコースやアミノ酸はいずれも 100％がここで再吸収される（図 8.5A，図 8.6）．
② ヘンレ係蹄：対向流増幅機構により，Na^+，Cl^-，水および尿素が効率よく再吸収される．
③ 集合管：アルドステロンの作用を受け（☞ p.99, p.146），Na^+ の再吸収と K^+ の排泄とが調節される．それに伴う水の移動により体液量が調節される．また H^+ の排泄と HCO_3^- の再吸収により，体液の pH が調節される．さらに集合管はバゾプレシンの作用を受け，水の再吸収が調節される．

📝 **Memo** ─ 水，Na^+ を始めとして近位尿細管で再吸収される割合が多いが，近位尿細管における再吸収は調節することができず，自動的に行われる．調節のために働くのは集合管である．

4 再吸収の機序

1 Na^+ の再吸収

尿細管上皮細胞の間質側には Na^+-K^+ ポンプ（☞ p.7）があって細胞内の Na^+ は間質に能動輸送され毛細血管内に吸収される．上皮細胞内の Na^+ 濃度が低下するにつれて尿細管腔の Na^+ は尿細管上皮細胞へ輸送される．この Na^+ 輸送は受動輸送で Cl^- をともない，同時に水も一緒に輸

送される（図8.7）．このようにして，尿細管尿中のNa^+，Cl^-と水の99％以上が再吸収されることになる．尿細管上皮細胞に取り込まれたK^+は尿細管腔に排泄される．

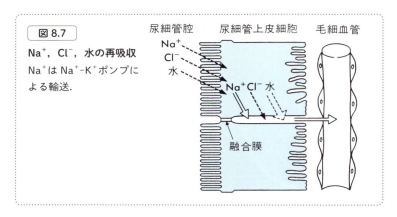

図8.7 Na^+，Cl^-，水の再吸収
Na^+はNa^+-K^+ポンプによる輸送．

　副腎皮質ホルモンのアルドステロンは遠位尿細管の尿細管細胞に作用してNa^+-K^+ポンプを増強する．その結果，尿細管細胞内のNa^+濃度が低下し，Na^+，Cl^-や水の再吸収も進んで，電解質や水の損失が防がれる．

2 グルコースの再吸収

　グルコースは促通拡散の機序によって再吸収される（☞ p.8，図2.3）．

▶ 輸送限度

　血漿グルコース濃度を 100 mg/100 ml，糸球体濾過量を 110 ml/分とすると，グルコースは 110 mg/分の速度で濾過されていることになる．濾過されたグルコースは尿細管を通過中にすべて再吸収されるので尿中には排泄されない．つまりグルコースのクリアランスはゼロである．しかし，グルコースの血漿濃度が上昇し濾過量が多くなると，尿細管上皮細胞はグルコースのすべてを再吸収することができなくなり一部が尿中に排泄される（**糖尿**）．尿細管上皮細胞がグルコースをどれだけ再吸収できるか，その最大値をグルコースの**輸送限度** transport maximum；Tm という．正常値は 375 mg/分である．

3 水の再吸収

▶ a » 対向流増幅

　ヘンレ係蹄は髄質を越えて錐体にまで達するほど長い．しかも下行脚と上行脚とが向かい合った位置にあって，下行脚では水がよく通過するのに対して，上行脚では，NaClは共同輸送によって再吸収されるが水は通り難い．したがって係蹄の先に行くにつれて尿細管尿のNaCl濃度が上昇し浸透圧が高くなっていく（図8.8）．この仕組みは水の再吸収にとって好都合である．

　毛細血管中の尿素は浸透圧勾配にしたがって下行脚に輸送される．対

> **Memo**
> ヘンレ係蹄の役割は尿細管周囲の間質に浸透圧勾配を作り出すことにある．この浸透圧勾配に従って集合管においてバゾプレシンの作用により尿の濃縮が行われる．このため，最高で 1200 mOsm の濃縮尿が排泄される．

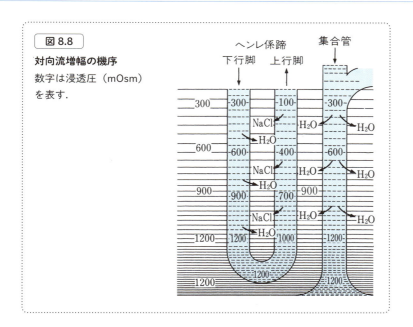

図 8.8 対向流増幅の機序
数字は浸透圧（mOsm）を表す．

向流増幅は尿素の濃縮にとっても重要な役割を果たしている．

▶ b » バゾプレシン（抗利尿ホルモン　antidiuretic hormone；ADH）

下垂体後葉ホルモンで集合管の水の透過性を高め水の再吸収を増加させる．バゾプレシンの分泌障害のときは尿崩症となり，1日の尿量は10 l 以上にもなる．

5 尿の性状

尿は血漿の性状を一定に維持するように排泄されているから，尿の量や成分は摂取した水分や食物，運動状態，気候などによって著しく変化することが特徴である．したがって正常値というものはないが，安静にしているときの大体の値は1日量にして次のようになる．

① 尿量：1～1.5 l / 日
② pH：4.8～7.5
③ 浸透圧：血漿の2～9倍
④ 比重：1.015～1.030
⑤ 固形成分：50～70 g（尿素，NaCl，クレアチニン，尿酸，NH_3 など）．このうち最も多いのは尿素14～35 g，NaCl 15～20 g などである．

6 利尿

1 水利尿
大量の水を飲むとき尿量が増す．視床下部には血漿の浸透圧を検知する細胞があり，この細胞が興奮すると，下垂体からバゾプレシンが分泌されるのが抑制される．

2 浸透圧利尿
尿細管尿の浸透圧が高くなると尿細管で再吸収される水の量が減って尿量が増す．糖尿病のとき，糸球体で濾過されるグルコースが多すぎて再吸収しきれなくなり，尿細管尿のグルコース浸透圧が高くなって尿量が増す．

> **Memo**
> 多飲・多尿は糖尿病の症状として重要である．糖尿病では微小血管が障害されるため，糖尿病の末期には糸球体が破壊され，糖尿病性腎症を発症する．糖尿病性腎症は透析導入の原因疾患として第1位である．

3 心房性ナトリウム利尿ペプチド atrial natriuretic peptide；ANP
血液循環量が増して心房が拡張されるとき，心房からANPが分泌され，尿量が増す．

4 アルコール
下垂体からバゾプレシンが分泌されるのを抑制する．

5 利尿薬
- マニトール：糸球体から濾過されるが，尿細管で再吸収されないので尿細管尿の浸透圧が増す．浸透圧利尿である．
- フロセマイド：ヘンレ係蹄の上行脚の尿細管上皮細胞にはNa^+-$2Cl^-$-K^+共同輸送の仕組みがある．フロセマイドはこの輸送を抑制する（☞ p.8，図 2.3）．
- サイアザイド：遠位尿細管でNaClの再吸収を抑制する．
- アルダクトン，ジレニウム：遠位尿細管，集合管においてアルドステロンの作用と拮抗する．
- アミロライド：遠位尿細管においてNa^+の輸送を抑制する．
- カフェイン，テオフィリン：糸球体の輸入細動脈を拡張し糸球体濾過量を増す．
- 炭酸脱水酵素阻害剤：H^+の分泌を減少しK^+の分泌を増す．

7 排尿

膀胱にたまった尿量が150〜300 ml（個人差大）を越えると尿意を感じる．排尿は一連の反射によって膀胱筋が収縮し内尿道括約筋が弛緩して行われる．

排尿反射の中枢は脊髄（仙髄）にあるが，大脳皮質や中脳などの上位中枢によって常時抑制されている．外尿道括約筋は随意的にも収縮させ

> **Memo**
> 排尿の準備が整っていない時には排尿中枢が抑制され，交感神経性の下腹神経が興奮して排尿筋の抑制と内尿道括約筋の収縮を生じる．これは蓄尿反射と呼ばれる．

ることができる．小児は特に夜間この上位中枢からの抑制が十分でないので夜尿をしやすい．脊髄疾患などでこの抑制がとれると尿失禁をきたす．

膀胱の神経支配を**表 8.1** に示す．

表 8.1　膀胱の神経支配

交感神経	下腹神経	膀胱壁の筋の弛緩
副交感神経	骨盤神経	膀胱壁の筋の収縮 内尿道括約筋（不随意筋）の弛緩
体性神経	陰部神経	外尿道括約筋（随意筋）の収縮

8 浸透圧と細胞外液量

浸透圧は溶質のモル濃度に比例する．

濃度＝（溶質の量）／（水の量）であるから，浸透圧は溶質の量と水の量とによって調節されている．間質液の浸透圧に最も関与の大きい溶質はNa^+とCl^-である．

A　浸透圧の調節

浸透圧の調節の流れを**図 8.9** に示した．

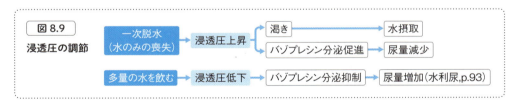

図 8.9　浸透圧の調節

B　細胞外液量の調節

細胞内液量は変動しないが，**細胞外液量**は摂取する水の量や尿量により大きく変動する．もし浸透圧が一定に保たれるとすると，Na^+の全量が多い場合は細胞外液量全体が多くなってしまう．したがって浸透圧調節とは別に細胞外液量の調節が必要になる．細胞外液量の調節は，アルドステロンによってNa^+の排泄量を調節することによって行われる．

C　傍糸球体装置

腎臓糸球体の輸入細動脈壁や遠位尿細管の上皮には**傍糸球体装置**と呼ばれる細胞の集団がある（**図 8.10**）．血圧の低下，血漿や尿細管尿の

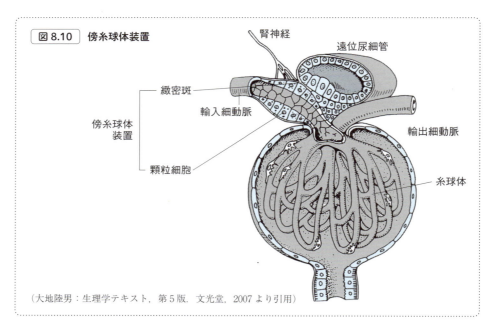

図8.10 傍糸球体装置

(大地陸男：生理学テキスト，第5版．文光堂，2007より引用)

Na^+濃度の低下とK^+濃度の上昇に応じて活動する．

D レニン・アンギオテンシン系

大出血などで二次的脱水（水とNaの喪失）が起こって血圧が低下すると傍糸球体装置からレニンが分泌される．レニンは血漿中にあるアンギオテンシノーゲンをアンギオテンシンⅠ（AⅠ）に換える．AⅠはさらに血管内皮細胞の細胞膜上にあるアンギオテンシン変換酵素 angiotensin converting enzyme（ACE）の作用によってアンギオテンシンⅡ（AⅡ）に換えられる．AⅡは血管平滑筋に作用して全身の細動脈を収縮させて血圧を維持するとともに，副腎皮質に作用してアルドステロンの分泌を高める．その結果，尿細管でのNa^+再吸収が促進されて尿量が減り，Naや水の排泄が防がれ体液が維持される（図8.11）．

AⅡの作用を受ける細胞にはAⅡのレセプターがあり，AT_1とAT_2の2種類が知られている．AⅡがAT_1レセプターに結合すると，Gタンパクを介してフォスフォリパーゼCが活性化され細胞質のCa^{2+}濃度が上昇して作用が発現する（☞p.12）．ACE阻害薬，AT_1レセプター遮断薬はいずれも血圧降下剤として用いられる．

E 血漿Na^+濃度とK^+濃度の調節

血漿Na^+濃度が低下したときも傍糸球体装置からレニンが分泌される．アルドステロン分泌が増し，Na^+は尿中へ排泄される量が少なくなって体内に保持されることになる．Na^+の再吸収はK^+の排泄と関連

Memo
アンギオテンシンⅠはACEによって活性型のアンギオテンシンⅡとなる．ACEは血管内皮細胞の細胞膜上に存在する．静脈血中で生じたアンギオテンシンⅠが最初に血管内皮細胞に接触するのは肺の広範な毛細血管網においてである．

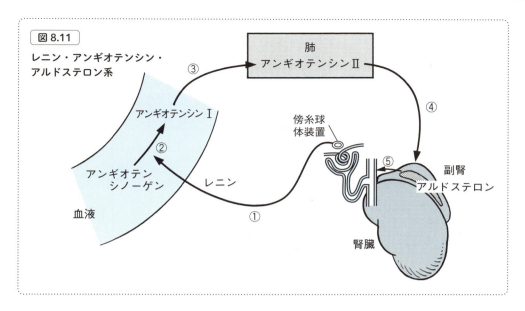

図8.11 レニン・アンギオテンシン・アルドステロン系

しているので，血漿のNa^+とK^+の双方の濃度が調節されることになる．アルドステロンの分泌過剰があると，Na^+の再吸収の増加とともにK^+とH^+の排泄が進み，低K血症性アルカローシスを招く．

9 浮腫の原因

一般に間質液の増大した状態を浮腫 という．体重測定によりその消長を知ることができる．
① 毛細血管血圧上昇：うっ血などによる．（心臓疾患のとき）
② 血漿膠質浸透圧低下：低タンパク血症などによる．（飢餓，肝硬変のとき）
③ 細胞外液量増加：GFRの減少Na^+の排泄障害による．（腎臓疾患のとき）
④ リンパ管閉塞：リンパ節郭清，フィラリア症などによる．

> **Memo**
> 炎症などに伴う局所の浮腫（腫れ）は肥満細胞から放出されるヒスタミンによって血管透過性が亢進することで起こる．

10 酸塩基平衡（体液のpH調節）

細胞内の物質代謝の結果，種々の酸すなわちH^+が生じる．しかし，実際には血液のpHは低下することなく一定に保たれている．以下のような腎臓の働き，肺の働き，血液の緩衝作用による．
① 硫酸，リン酸，乳酸その他の有機酸に由来するH^+は腎臓から排泄される（☞ p.95）．
② 組織で産出されたCO_2は赤血球内に入って炭酸脱水酵素によって

HCO_3^- になり，血漿に出て肺に運ばれる．肺では逆方向の反応によって CO_2 として呼出される．このようにして H^+ は H_2O となって処理される（☞ p.56）．

③血漿には弱酸である炭酸 H_2CO_3 とその塩である炭酸ナトリウム $NaHCO_3$ が存在し，緩衝作用がある．そのため，H^+ 濃度が増減しても速やかに緩衝され pH の変動は極めて小さい．

血液の pH は，ヘンダーソン・ハッセルバルヒ Henderson-Hasselbalch の式から，

$$pH = pK' + \log \frac{[HCO_3^-]}{0.03 \cdot CO_2 \text{分圧}} \tag{1}$$

で表される．すなわち HCO_3^- 濃度と CO_2 分圧の比で決まる．pK' = 6.1 である．通常では，動脈血中の $[HCO_3^-]$ は 24 mM，CO_2 分圧は 40 mmHg であるから，

pH = 6.1 + 1.3 = 7.4

になる（図 8.12・A 点）．HCO_3^- は式（1）のように H^+ を処理するので，アルカリと同様にふるまう．それで血中の HCO_3^-（または $NaHCO_3$）のことを**予備アルカリ**という．血中の $[HCO_3^-]$ が低下すると H^+ 処理能力が悪くなる．

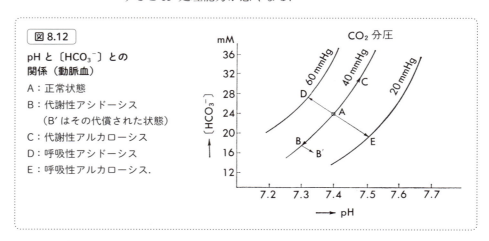

図 8.12
pH と $[HCO_3^-]$ との関係（動脈血）
A：正常状態
B：代謝性アシドーシス
　（B' はその代償された状態）
C：代謝性アルカローシス
D：呼吸性アシドーシス
E：呼吸性アルカローシス．

11 アシドーシスとアルカローシス

血漿の pH は 7.40 ± 0.05 という狭い範囲で一定に保たれているが，代謝異常（糖尿病など）によって H^+ が多量に産生されると，血液の pH が 7.35 より小さくなる（図 8.12・B 点）．これを**代謝性アシドーシス**という．換気が減少して CO_2 呼出が十分できないと，やはり pH が小さくなる．これを**呼吸性アシドーシス**という（D 点）．代謝性アシドーシスの

ときは HCO_3^- が減少しているが，呼吸性アシドーシスのときは HCO_3^- がかえって増加する．

換気を盛んに行って CO_2 呼出を増すと，CO_2 分圧は減少し，pH は大きくなっていく．血液の pH が 7.45 より大きくなった状態を**アルカローシス**という．この場合は**呼吸性アルカローシス**である（**E** 点）．H^+ の産生が減少した場合は**代謝性アルカローシス**という（**C** 点）．

糖尿病のときは**代謝性アシドーシス**が起こる（**B** 点）．pH が小さくなるので，頸動脈小体などの化学受容器が興奮し，呼吸が促進される．その結果過呼吸が起こって CO_2 呼出が増大するので，pH は回復する．式（6-1, ☞p.56）の反応は右向きに進行し，CO_2 分圧の低下と共に HCO_3^- もますます減少する（**B′** 点）．この状態を**代償性の代謝性アシドーシス**という．

> **Memo**
> 酸塩基平衡の異常の原因が呼吸にある場合，腎臓が尿の組成を調節することで酸塩基平衡を回復させようとする．これを腎性代償と呼ぶ．一方，代謝の異常によって酸塩基平衡が乱れた場合は呼吸を促進したり，抑制することによってそれを是正する．これが呼吸性代償である．

12 緩衝塩基 buffer base

HCO_3^- による緩衝に加えて，もう一つの緩衝系は血漿タンパクとヘモグロビンである．アミノ酸は両性電解質であるが，血液の pH=7.4 前後では陰イオンとしてふるまう．その濃度は，血漿タンパク質陰イオンが 18 mM，ヘモグロビンが 6 mM であり，HCO_3^- の 24 mM と合わせて 48 mM になる．これらの緩衝能力を有する塩基を一括して**緩衝塩基**という．血漿については 42 mM であり，42 mM 以上の場合を**塩基過剰**といい，42 mM 未満の場合を**塩基欠乏**という．

▶ **陰イオン・ギャップ anion gap**

電解質溶液では陽イオンの量と陰イオンの量とはたがいに等しい．血漿のおもな陽イオンは Na であり，おもな陰イオンは Cl と HCO_3 であり，$[Na^+] - ([Cl^-] + [HCO_3^-])$ を**陰イオン・ギャップ anion gap** という．正常では血漿タンパク質や少量の他の陰イオンが存在するために約 10 mM である．糖尿病の代謝性アシドーシスではケトン体の有機酸が増し，anion gap が拡大する．

13 電解質失調と輸液

A 電解質失調

血漿中の Na^+，K^+，Ca^{2+} などが増減すると種々の症状が現れる．
- Na^+ 減少：筋興奮性低下，だるい
- K^+ 減少：細胞内 K 流出，筋無力
- Ca^{2+} 減少：筋興奮性亢進，けいれん

- K^+ 増加：脱分極，不整脈

B 脱水と輸液

脱水に対する輸液の原則は欠乏しているものを補うことにある．1日に排泄された水や各イオンの量を測定して，この量をゆっくりと輸液する．

- 一次脱水：水のみが失われた脱水状態である．この場合水または低張液を補給する．
- 二次脱水：水と Na^+ が失われた脱水状態である．この場合，水と Na^+ を補給する．リンガー液が適当であるが，アシドーシスを防ぐために Cl^- を減らし，その代わりに HCO_3^- と乳酸イオンを加えた液が使われる．

Memo
一次脱水は，寝たきりのお年寄りへの水分補給を忘れた場合などに起こる．二次脱水は頻回の下痢や嘔吐で起こる場合が多く，塩分も失われているため，水だけを補給するとかえって状態を悪くすることが多い．

復習問題　以下の文章が正しければ○を，誤りであれば×を記入しなさい． ➡解答p.215

1	尿生成のための最小単位をネフロンという．
2	糸球体から濾過される血漿の量は1日あたり約10ℓである．
3	クレアチニンのクリアランスは糸球体濾過量を表す．
4	グルコースやアミノ酸は遠位尿細管において100％再吸収される．
5	バゾプレシンは遠位尿細管に作用して水の再吸収を促進する．
6	糸球体から濾過された水の約90％が再吸収される．
7	糖尿病では浸透圧利尿により尿量が増加する．
8	血圧の上昇が刺激となって傍糸球体装置からレニンが分泌される．
9	低タンパク血症は浮腫の原因となる．
10	呼吸が促進されるとアシドーシスになる．

9 消化および吸収

1 消化と吸収

消化と吸収はそれぞれ以下の働きをさす．
- 消化：食物中の栄養素を吸収できる形に分解する働き．
- 吸収：消化された栄養素を消化管の上皮細胞を通して血管やリンパ管内に取り込む働き．

消化は
① 消化管の運動：食物をくだき，運び，消化液と混合する．
② 消化液の分泌：消化酵素の働きで食物を分解する．
の協調によって進行する．

結局食物は以下に分解され吸収される．消化管の概観を図 9.1 に示す．
- タンパク質は→アミノ酸に
- 糖質は→単糖類（グルコース，果糖など）に
- 脂質は→脂肪酸とグリセリンに
  （水，塩類，ビタミンなどはそのまま）

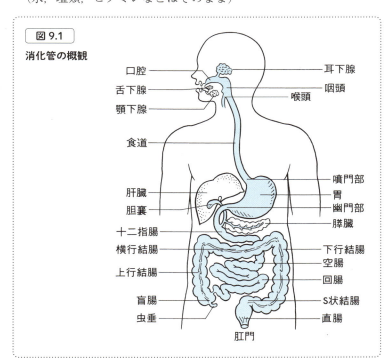

図 9.1
消化管の概観

2 口腔内消化

A 咀嚼（そしゃく），噛みくだき

咀嚼筋によって下顎を動かし，舌の運動により食物を上下歯の間に入れて噛みくだき，唾液とよく混ぜ合わせ食塊をつくる．随意運動であるが反射的にも行われる．

B 唾液の分泌

唾液は耳下腺，顎下腺，舌下腺の3つの**大唾液腺**と**小唾液腺**から口腔内に分泌される．1日の分泌量は1〜1.5 *l*．主成分は以下の通り．

- 粘液（ムチン）：食物を食塊として表面を滑らかにする．
- リゾチーム：殺菌作用のある酵素．イヌやネコはこの酵素の作用を利用して，傷口をなめて殺菌している．
- 唾液アミラーゼ（プチアリン）：糖質の消化酵素で，でん粉を分解し，デキストリン→麦芽糖（マルトース）にする．

しかし，口腔内ではほとんど分解が行われるひまはない．

分泌刺激は，次の3つがある

① 条件反射：視覚，嗅覚，その他経験による
② 味覚刺激
③ 胃，食道の刺激

分泌神経は交感神経と副交感神経いずれも分泌促進的であるが，交感神経性唾液の方が粘液が多い．

> **Memo**
> 本来飲み込むべきでない物（農薬，ボタン電池等）を間違えて飲み込んでしまうことを誤飲という．飲み込むべき物が誤って気管に入ってしまうことが誤嚥であり，高齢者に多い誤嚥性肺炎はQOLを低下させる大きな原因である．

C 嚥下（えんげ），のみこみ

食塊を口腔，咽頭，食道の複雑な協同運動によって胃に送る運動である（図9.2）．

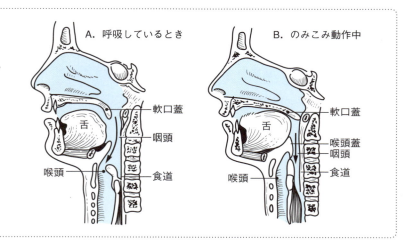

図9.2 のみこみ動作
舌で口への出口を塞ぎ，軟口蓋を引き上げて鼻への出口を塞ぎ，喉頭を引き上げて気道へ食塊が入るのを防ぐと同時に食道入口を開く．

1 第一期（口腔咽頭相）
食塊を咽頭に押しこむ運動，随意運動である．

2 第二期（咽頭食道相）
食塊は咽頭から食道へ送りこまれる．反射運動である．咽頭および舌底が引き上げられるので，口腔，鼻腔，気道への通路が塞がれ，食道への入口だけが開く．この間1～2秒呼吸は停止する．

3 第三期（食道相）
食塊は食道の蠕動によって胃に送られる．反射運動である．蠕動波が噴門に達すると噴門括約筋は反射的に弛緩して食塊は胃内に収まる．

3 胃 stomach

A 胃液 gastric juice

胃の各部の名称を図9.3に示す．胃液は胃底～胃体の粘膜にある胃底腺から分泌される（図9.4）．1回の食事で500～700 ml，1日に1.5～2.5 l分泌される．無色透明で強酸性（pH ≒ 1.0）である．胃底腺の細胞からはそれぞれ次の物質が分泌される．

- 主細胞：ペプシノゲンを分泌．ペプシノゲンはHClによって活性の強いペプシンになる．ペプシンはタンパク質を小ペプチドにまで分解する（表9.1）．
- 壁細胞：HClを分泌．
- 副細胞：粘液を分泌．

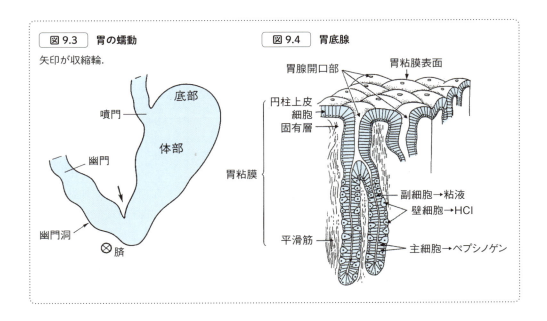

図9.3 胃の蠕動
矢印が収縮輪．

図9.4 胃底腺

表 9.1　消化酵素の働き

唾液	アミラーゼ	澱粉→デキストリン→マルトース（麦芽糖）
胃液	ペプシン	タンパク質，ポリペプチド→小さいペプチド
	レンニン（乳児）	乳カゼインを凝固（消化ではない）
膵液	アミラーゼ	（唾液アミラーゼと同じ）
	トリプシン	タンパク質，ポリペプチド→小さいペプチド
	キモトリプシン	タンパク質，ポリペプチド→小さいペプチド
	カルボキシペプチダーゼ	ポリペプチド→小さいペプチドとアミノ酸
	リパーゼ	中性脂肪→脂肪酸とグリセリン
	リボヌクレアーゼ	RNA→ヌクレオシド
	デオキシリボヌクレアーゼ	DNA→ヌクレオシド
腸液	アミノペプチダーゼ	ポリペプチド→小さいペプチドとアミノ酸
膜消化	ジペプチダーゼ	ジペプチド→アミノ酸
	マルターゼ	麦芽糖→2分子のグルコース
	ラクターゼ	乳糖→グルコースとガラクトース
	スクラーゼ	蔗糖→グルコースとフルクトース（果糖）

Memo
胃液は強酸であるため，大部分の細菌は胃に入ると死滅する．つまり胃酸は食べた物を殺菌する，という意味でも重要である．

B　胃液の分泌

胃液の分泌は次の3つの時期（相）に分けられる．
①**頭相**：視覚，嗅覚，食物のことを連想するなどの条件反射による．
②**胃相**：食物が胃内に入り幽門部に達すると，迷走神経末端からアセチルコリン（ペプシノゲンの分泌を刺激），幽門洞のG細胞からガストリン（HClの分泌を刺激，表9.2参照）が分泌され，これらが主細胞や壁細胞に作用して胃液が分泌される．ヒスタミンも胃液の分泌を強力に促進する．
③**腸相**：胃内容物が十二指腸に入ってその粘膜に触れるとセクレチンなどのホルモンを介して胃液の分泌が抑制される．

C　胃の蠕動

胃内容物を混和するため胃の中央部にくびれ（収縮輪）が生じて幽門部に向かって移動する．これが**胃の蠕動**である（図9.3）．蠕動は食物が胃に入ることによって誘発されるが，迷走神経刺激（安静状態，睡眠時など）によって促進され，交感神経刺激（怒，恐怖，痛みなど）によって抑制される．

胃壁自体に自動性があるので，神経支配がなくとも蠕動は起こる．また激しい空腹のときにも起こる（**飢餓収縮**）．

Memo
胃壁の筋層は外側から順に縦走筋層，輪走筋層，斜走筋層の3層構造である．幽門部では輪走筋層が特に発達して幽門括約筋を形成している．

蠕動によって混和されたものを**かゆ状液** chyme という．かゆ状液は少しずつ十二指腸へ送られる．通常食後2〜3時間で約80％が胃から排出される．糖質，タンパク質，脂質の順に排出が速い．

胃には栄養素の吸収機能はない．

D 消化管ホルモン

消化液の分泌や消化管の運動は，空腹時には少なく食後に増加する．分泌や運動は幽門および十二指腸粘膜の表面から分泌される数種の化学物質によって調節されており，これらの物質を**消化管ホルモン**という（**表 9.2**）．

> **Memo**
> 胃には吸収機能はなく，胃の最大の役割は食べた物を一時的に収納し，徐々に十二指腸へと送り出すことにある．つまり胃は生命維持のために必須の臓器ではなく，胃癌などに際しては胃全体を摘出することもある（胃全摘術）．

表 9.2 消化管ホルモン

ホルモン	分泌場所	分泌刺激	作用
ガストリン	幽門洞	ポリペプチド アミノ酸 伸展による機械的刺激	HCl 分泌
セクレチン	十二指腸	ポリペプチド	膵液分泌 　酵素が少なく， 　HCO_3^- の多い膵液 胃液分泌抑制
コレシストキニン	十二指腸	ポリペプチド 脂肪	膵液分泌 　酵素の多い膵液 胆囊収縮

E 胃潰瘍

胃の副細胞から分泌される粘液は，胃液によって粘膜が糜爛（びらん，ただれること）したり自己消化することのないように防いでいる．**胃十二指腸潰瘍**はこの防壁がこわれる結果起こるといえる．アスピリンなどの抗炎症剤はプロスタグランジンの産生を抑え，粘液と HCO_3^- の多い膵液との分泌を減少して防壁をこわす．ヘリコバクターピロリ *Helicobactor pylori* いわゆるピロリ菌も防壁を破壊する．

4 小腸 small intestine

A 消化液の分泌

小腸は十二指腸，空腸，回腸に分けられる．十二指腸で**膵液**と**胆汁**が加えられ，空腸，回腸では**腸液**が分泌される．

1 膵液の分泌　pancreatic juice

膵液は膵臓から膵管を経て肝臓から来る総胆管と合流して十二指腸内に分泌される（**図 9.5**）．1 日 500 〜 800 ml，NaHCO$_3$（pH = 8.5）および多種の消化酵素を含む（**表 9.1**）．NaHCO$_3$ によってかゆ状液の pH は 6.0 〜 7.0 になる．

酸性のかゆ状液が十二指腸粘膜に触れると，粘膜内でセクレチン，コレシストキニンが分泌される．セクレチンは膵液中の NaHCO$_3$ の分泌を促し，コレシストキニンは膵液消化酵素の分泌を促す（**表 9.2**）．

その他，エンテロガストロンが分泌され，胃の運動や胃液の分泌を抑制する．

2 胆汁 bile の分泌

胆汁は肝臓から 1 日 200 〜 800 ml 分泌され，一時胆嚢に蓄えられ胆嚢の収縮によって，総胆管を経て十二指腸内へ排出される（**図 9.5**）．胆汁は苦味があり，アルカリ性である．肝内胆汁の pH は 7.8 〜 8.6 であるが，胆嚢胆汁は 7.0 〜 7.4 で酸性化されてくることがわかる．アルカリ性が強いほど炭酸カルシウムやコレステロールが結晶しやすく，結石をつくりやすい．胆汁の主成分は，次の 3 種である．

①胆汁酸塩：脂肪を乳化しその吸収を容易にする．
②胆汁色素：ビリルビンおよびビリベルジンをいう（☞ p.37，**図 5.5**）．
③コレステロールその他の代謝産物

胆汁の分泌は脂肪によって促進される．胆汁酸塩や，十二指腸粘膜で生成されるホルモンであるコレシストキニンは，胆嚢の収縮を促進する．

Memo
胆石は中高年の女性に多く，脂肪食後に右側腹部痛を訴えることが多い．これは脂肪によってコレシストキニンの分泌が増加し，胆嚢が収縮するにもかかわらず，胆石によって胆汁の排出が妨げられているために痛みを生じるのである．

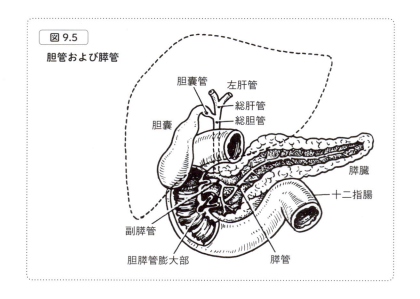

図 9.5 胆管および膵管

胆汁には消化酵素は含まれていないが，脂肪を**乳化**（細かい粒子にして水に混和するようにすること：石けんの作用と同じ）して，膵臓から分泌される脂肪分解酵素であるリパーゼの作用を受けやすくする．

3 **腸液の分泌**

　腸液は絨毛と絨毛の間の腸腺から分泌される．$NaHCO_3$（pH = 8.3）および各種の消化酵素を含む．しかし，消化酵素は腸腺から分泌されるというよりも，腸管上皮細胞の表面にあった酵素が，はがれ落ちて腸液中に入ったものである．消化作用は細胞表面で行われる．1日の分泌量は 1,500〜3,000 ml．

4 **絨毛と微絨毛**

　小腸粘膜には多数のひだがあり，ひだの一つひとつに**絨毛**と呼ばれる突起が並び，さらに絨毛の一つの細胞は多数の**微絨毛**をもっている（**図 9.6**）．そのため消化管内部の表面積は著しく大きく，消化と吸収が十分になされる．

5 **膜消化**

　二糖類やジペプチドは微絨毛の間に入り込み細胞の膜において消化される．消化酵素が消化管内に分泌されて食物を消化する仕組みとは異なって，腸管上皮細胞の表面の膜において消化酵素が働く仕組みを特に**膜消化**という．

> **Memo**
> 小腸以外で細胞膜上に酵素が存在する例としては，血管内皮細胞上にあってアンギオテンシン I をアンギオテンシン II に変換するアンギオテンシン変換酵素（ACE）がある（☞ p.100）．

B 小腸内消化

　小腸では膵液と腸液とによって消化が進行する（**表 9.1**）．

C 小腸における吸収

　栄養分の大部分は小腸の絨毛から吸収される（**図 9.6**）．小腸の吸収表面積は体表面積の 100 倍以上である．

- **受動的吸収**：腸管内と上皮細胞との間，あるいは上皮細胞と血液との間に濃度差があると拡散や浸透が起こる．
- **能動的吸収**：上皮細胞が積極的に仕事をして入って来た物質を血液の方へ輸送する．これは能動輸送による．グルコースやアミノ酸は Na^+ とともに輸送される．

1 **水および電解質の吸収**

- 水：電解質の能動輸送に伴い受動的に1日約 8 l が吸収される．これらの水の多くは消化液として分泌されたものである．
- Cl^-，I^-，K^+：受動的に吸収される．
- Na^+：担体により吸収される．吸収速度大．
- Ca^{2+}：吸収は速いが溶解度は低いので吸収量は少ない．

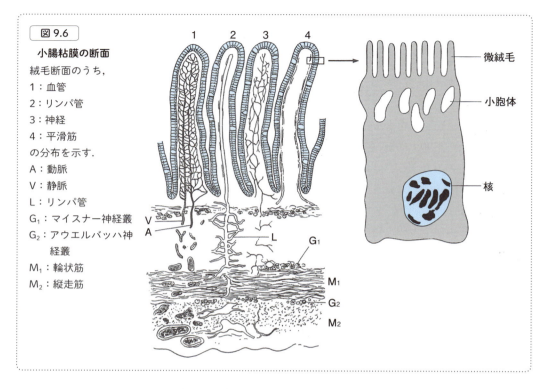

図9.6 小腸粘膜の断面
絨毛断面のうち,
1：血管
2：リンパ管
3：神経
4：平滑筋
の分布を示す.
A：動脈
V：静脈
L：リンパ管
G_1：マイスナー神経叢
G_2：アウエルバッハ神経叢
M_1：輪状筋
M_2：縦走筋

- Mg^{2+}, SO_4^{2-}：吸収が遅い．$MgSO_4$ はほとんど吸収されないので下剤に用いられる．
- Fe^{2+}：粘膜内にフェリチンとして蓄えられる．貧血のときフェリチンが血中に動員されると吸収が増す．

2 単糖類およびアミノ酸の吸収

いずれも Na^+ との共輸送による（☞ p.8, 図2.3）．
吸収された物質は，上皮細胞→毛細血管（血液）→門脈→肝臓に入る．

3 脂肪の吸収

脂肪の状態によって以下のように吸収のされ方が違ってくる．

- 乳化された脂肪：$0.5\,\mu m$ 以下のものは上皮細胞の食作用によって取り込まれる．
- 分子の小さい脂肪：脂肪酸とグリセリンとに分解され，脂肪酸は門脈を経て肝臓に運ばれる．
- 分子の大きい脂肪：完全に分解されないままで胆汁酸塩と結合し，水溶性の複合体（これをミセルという）をつくってから吸収される．上皮細胞内では再び脂肪に合成される．これらの脂肪はタンパク質の膜で覆われたかたち（これをカイロミクロンという．小球の意）で絨毛内にある乳糜（にゅうび）管に運ばれる．乳糜管からリンパ管→胸管を経て静脈に入り，血流とともに全身を循環し，肝臓に達

Memo
脂肪を乳化するのは胆汁である．胆汁は脂肪滴を乳化して細かい粒子とし，脂肪滴の表面積を増加させてリパーゼによる分解を受けやすくする．

して代謝される．脂肪の多い食事をした後では血液が白く濁ることもある．大量のカイロミクロンによるもので**乳糜血**という．

D 小腸の運動

1 筋層と神経叢（図9.7）

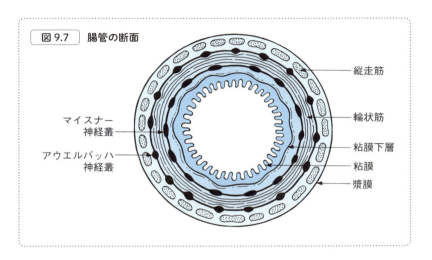

図9.7 腸管の断面

- 内側：輪状筋
- 外側：縦走筋
- マイスナー神経叢：粘膜下層と輪状筋との間
- アウエルバッハ神経叢：輪状筋と縦走筋との間

神経叢とは神経細胞の集団である．2つの神経叢は，腸管のある部分の平滑筋組織と隣の部分のそれとの間を連絡し合っており，そのため腸管は合目的的な運動を行う．

2 蠕動（図9.8A）

腸管のある部分の輪状筋が収縮するとき，それより肛門側の筋が弛緩する．次に，最初に弛緩した部が収縮しその肛門側が弛緩する．このような収縮弛緩がくり返されて，内容物が口側から順々に肛門側に移送される．蠕動の速度は1〜2cm/秒である．

3 ふりこ運動（図9.8B）

縦走筋の律動的収縮で，腸内容の混和と移送を行う．腸管の1点に注目するとその点がふりこのように動く．

4 分節運動（図9.8C）

輪状筋の律動的収縮で，腸内容を混和する．1分間に数回収縮と弛緩が交互に起こり，それが2〜3分続いて数分休むというパターンがくり返される．

📝 **Memo**
蠕動運動に伴って腸管内のガスも移動するため，蠕動音が発生する．大きなものは近くの人にも聞こえるが，小さな音は聴診器を腹部にあてることで聴取できる．術後などに腸管が動いている（麻痺していない）ことを蠕動音で確認することで，経口食再開の目安とする．

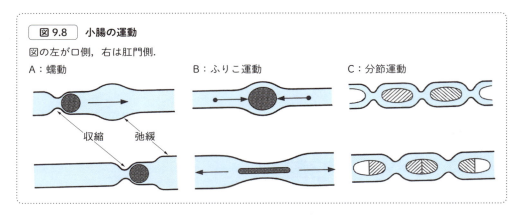

図9.8　小腸の運動
図の左が口側，右は肛門側．
A：蠕動　　B：ふりこ運動　　C：分節運動
収縮　弛緩

E 小腸の神経支配

- 迷走神経（副交感神経）：運動および分泌促進
- 内臓神経（胸部交感神経）：運動および分泌抑制

上記のように神経による支配はあるが，神経を切っても運動は止まらない．筋自体に自動性があり，神経は筋運動の強さやリズムを調節しているのである．

5 大腸 large intestine

A 大腸内消化

大腸では消化がほとんど行われず，主として水分の吸収により**糞塊（大便）**が形成される．その他腸内細菌（大腸菌など）による**発酵（腐敗）**が盛んである．

- タンパク質（アミノ酸）：インドール，スカトールを生ずる．大便の匂いのもとになる．
- ビリルビン：ステルコビリンを生ずる．大便の色のもとになる．

細菌の作用が亢進すると分解産物が腸を刺激して下痢を起こす．

> **Memo**
> 大腸も吸収機能は高いが，吸収すべき栄養素は既に小腸で吸収されているため，水だけが吸収される．しかし，この高い吸収機能を利用して，経口投与できない場合に薬剤を座薬として肛門から挿入することがある．

B 大腸の運動

大腸の運動は次のように分けられる．

- 近位結腸：蠕動，逆蠕動
- 遠位結腸（S状結腸，直腸）：蠕動

その結果，近位結腸では内容の流動，混和が行われ，遠位結腸では水分が吸収されて内容が固形になる．食後大腸全体の集団蠕動（**大蠕動**）が起こり，内容が直腸に向かって移動し，直腸が拡張されると便意を催す．神経支配は，以下の通り．

- 近位結腸：小腸と同じ

- 遠位結腸
  - 骨盤神経（仙部副交感神経）：促進
  - 腰部交感神経：抑制

C 排便 defecation

食後約18時間で内容は直腸に達する（図9.9）。排便はS状結腸，直腸，腹筋の反射的収縮によって行われる．肛門括約筋は弛緩する．排便中枢は脊髄（仙髄）にあるが，上位中枢によって常時抑制されている．排便の準備が整うと抑制がとれ，排便反射を生じる．参加する神経は排尿反射（p.98）と同じである．

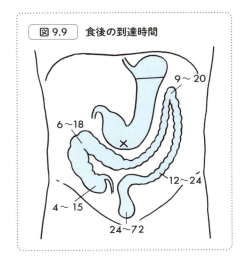

図9.9 食後の到達時間

6 消化吸収異常

①下痢：腸管運動亢進，消化不良，吸収不良による．
②便秘：腸管運動低下，通過障害による．

Memo
食中毒など感染性の下痢は止痢剤（下痢止め）などで止めない方が早く治癒する．これは下痢によって病原微生物を早く体外に排出できるからである．但し，脱水の発生には注意する必要がある．

復習問題 以下の文章が正しければ○を，誤りであれば×を記入しなさい． ➡解答はp.215

1	嚥下の口腔咽頭相は反射運動である．
2	胃底腺の壁細胞から塩酸（HCl）が分泌される．
3	幽門洞のG細胞から血中に分泌されるガストリンは塩酸の分泌を促進する．
4	胃には栄養素の吸収機能はない．
5	膵液には3大栄養素（糖質，脂質，タンパク質）に対する消化酵素が含まれている．
6	胆汁には消化酵素は含まれていない．
7	脂肪はミセルとして吸収され，カイロミクロンとなってリンパ管に入る．
8	食道，胃，小腸，大腸は蠕動運動により内容物を移送する．
9	大腸内は無菌状態に保たれている．
10	骨盤神経の興奮によって排便反射が起こる．

10 代謝・栄養と体温

1 エネルギー代謝

A 同化作用と異化作用

生体は食物から栄養素を摂取して分解し，自らの身体の構成成分に再合成して体内に蓄えるとともに，分解の化学反応において産生されるエネルギーを消費し，生活を営んでいる．栄養素の分解エネルギーは**表10.1**に示される．

- **同化作用 anabolism**：摂取した食物の栄養素から，糖質，脂質，タンパク質を合成して生体内に蓄える．
- **異化作用 catabolism**：蓄えた糖質，脂質，タンパク質を分解してエネルギーを産生する．

表10.1 栄養素の分解エネルギー

	生体内
糖質1gにつき	4.0 kcal
脂質	9.0
タンパク質	4.0

B 食物の生理的発熱量

栄養素が生体内で産生するエネルギーは，もともとその栄養素がもつエネルギーより少ない．その理由は，
①消化管で吸収されない量がある
②不完全燃焼に終わる量がある
ためである．両者を比べると，各栄養素について以下のようになる．

- **糖質**：98％まで吸収されるのでほぼ等しい．
- **脂質**：95％が吸収される．
- **タンパク質**：92％が吸収される．窒素まで完全分解されず，尿素やクレアチニンなどの代謝産物までの不完全燃焼で終わって排泄されてしまう量がある．

> **Memo**
> 糖質と脂質は炭素（C），酸素（O），水素（H）のみからなるため最終的には水（H_2O）と二酸化炭素（CO_2）になる．しかしタンパク質は窒素（N）を含むため，尿として排泄するために，尿素やクレアチニンまでしか代謝できない．

C 代謝量の測定

1 カロリー　calorie

15℃の水1gを16℃に温度上昇するのに必要なエネルギーが1カロリー（1 cal）であり，1,000 calが1キロカロリー（1 kcal）である．

2 ダグラス嚢　Douglas bag

マスクを使って呼気を嚢（ふくろ）に集める．嚢内のO_2とCO_2の量を測定し，消費されたO_2量と産生されたCO_2量とからエネルギー消費量を算出する．食品によって異なるが，平均して，1 lのO_2が消費されるとき，約5 kcalのエネルギーが消費されたとみなすことができる．

D 呼吸商

代謝の結果，消費されたO_2量に対する産生されたCO_2量との比を呼吸商 respiratory quotient；RQ という．各栄養素のRQは以下の通り．

① グルコース

$$C_6H_{12}O_6 + 6O_2 \rightarrow 6CO_2 + 6H_2O$$

$$RQ = \frac{6CO_2}{6O_2} = 1$$

グルコースは完全燃焼しCO_2は呼出される．

② 脂肪酸のひとつである**ステアリン酸**を例にとる．

$$2C_{57}H_{110}O_6 + 163O_2 \rightarrow 114CO_2 + 110H_2O$$

$$RQ = \frac{114}{163} = 0.70$$

③ **タンパク質**はその種類によって化学反応が複雑であるが，実験的に得られている．

$$RQ = 0.80$$

タンパク質の消費量は尿中の窒素（N）を測定して求める．体タンパク質は約16％のNを含むので，尿中のNが12gであったとすると，

$$12 \div 0.16 = 75 \text{ g}$$

のタンパク質が分解されたことになる．

E 基礎代謝率　basal metabolic rate；BMR

運動や仕事をしていない安静の状態でも，心臓の拍動，呼吸筋の収縮，体温維持，体成分の合成や分解などにエネルギーを消費している．このように，生命維持に必要最小のエネルギー量（単位時間あたり）を**基礎代謝率**という．

① 測定：食後12～16時間，温度20～25℃で湿度40～60％の快適な環境，横臥して精神の緊張をとるが，眠ってはいない．

②一般的には，若年男子 1,400 kcal/日，若年女子 1,200 kcal/日である．
③男子は 15 歳，女子は 13 歳で最高になり，その後は年齢とともに少なくなる．
④同性，同年齢では，身長や体重よりも体表面積に比例する．体表面積は次の式から計算で求められる．

$$A = W^{0.425} \times H^{0.725} \times 72.46$$

A：体表面積 m^2，W：体重 kg，H：身長 cm（高比良の式）

F　その他の代謝量

①**活動代謝率** Ea ＝活動中の全エネルギー消費量（kcal）/体重（kg）/活動時間（分）．
Ea の値はだいたい，歩行やハイキング 0.07，テニスやバレーボール 0.12，ゲートボール 0.05，ジョギング 0.19，マラソン 0.3 である．
②**特異動的作用** specific dynamic action；SDA：食物を摂取した時，これを消化し吸収するのに消費されるエネルギーをいう．摂取エネルギーの約 10% である．
③**乳児のエネルギー所要量**：1 日あたり，2 カ月まで 120 kcal/kg，2〜6 カ月 110 kcal/kg，6 カ月以降 100 kcal/kg である．
④**妊婦のエネルギー所要量**：妊娠中期で 2,300 kcal/日，後半期で 2,520 kcal/日．

> **Memo**
> 消化・吸収のみならず，肝臓での合成・解毒などの機能も加わるため，エネルギー消費に際しての熱産生も増加する．このため，寒い時でも食事をすると温まる．特異動的作用はタンパク食後が最も大きい．

2　アデノシン 3 リン酸

すべての細胞活動のエネルギー源はアデノシン 3 リン酸 adenosine triphosphate；ATP である（図 10.1）．その分解エネルギーを使って，
①アミノ酸からタンパク質の合成
②細胞膜を通っての物質の輸送
③筋収縮
④腺の分泌
⑤シナプス伝達

などの機能が果たされる．

ATP はアデニンとリボースと 3 分子のリン酸よりなり末端の 2 分子のリン酸結合が高エネルギー結合である．ATP 末端のリン酸の 1 分子が解離されると，ATP はアデノシン 2 リン酸 adenosine diphosphate；ADP になる．このとき ATP 1 モルにつき 11.5 kcal のエネルギーが放出される．

> **Memo**
> 酸素が不足した状態では ADP はさらに分解されて，アデノシン 1 リン酸 adenosine monophosphate; AMP となる．この反応でもエネルギーが放出される．

図10.1 ATPの化学構造

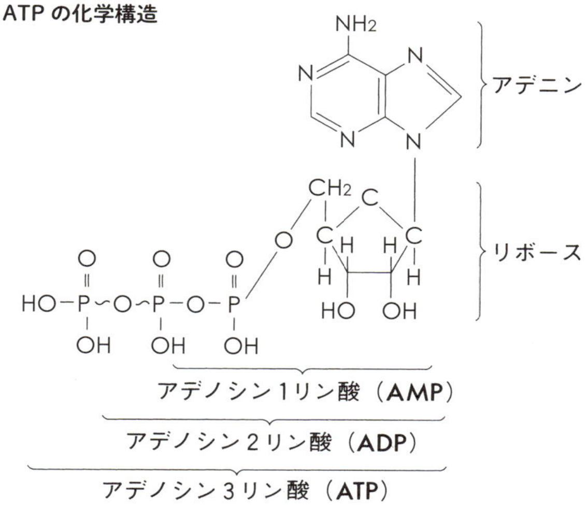

$ATP \longrightarrow ADP + PO_4^{3-} + 11.5\ kcal$ である.

3 糖質代謝

A 解糖

　消化管で吸収されたグルコースは肝臓や筋肉に運ばれ，グルコース6リン酸を経てグリコーゲンとなって蓄えられる．脂肪組織では脂質に転化されて蓄えられる．

　グルコースの分解経路を**解糖**という．1分子のグルコースは2分子のピルビン酸に分解され，この過程において2分子のATPが産生される（☞ p.199, 図16.9）．解糖の反応は**無酸素的条件** anaerobic においても進行し，ピルビン酸は乳酸になって終わる．

B TCA回路

　酸素の供給が十分である**有酸素的条件** aerobic においては，ピルビン酸はアセチルCoAを経てオキサロ酢酸とともにクエン酸をつくり，サイクル反応が進行する．このくり返される一連の化学反応を**TCA回路** tricarboxylic acid cycle という（図10.2）．このサイクル反応では以下の反応が起きる．

① ミトコンドリア内で起こる酸化反応（電子が失われる）である．
② 有酸素的条件ではグルコース1分子が酸化されるとき，解糖系とあわせて38分子のATPが産生される．
③ アミノ基転移反応によって各種のアミノ酸と相互に変換される．

📝 Memo
TCA回路はクレブス回路，クエン酸回路とも呼ばれる．

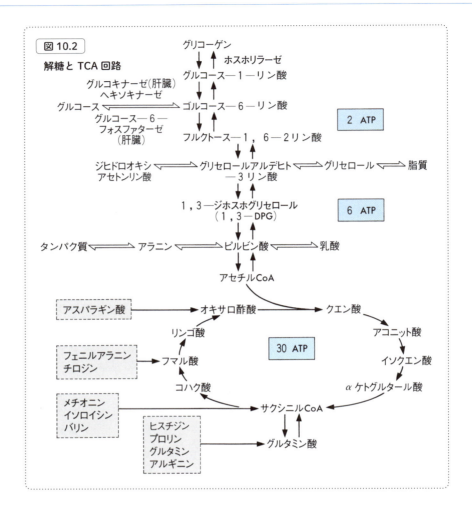

図 10.2 解糖と TCA 回路

4 脂質代謝

A 中性脂肪

中性脂肪は脂肪組織, 骨格筋などに貯蔵されている.

1 **脂肪酸**
- 飽和脂肪酸：パルミチン酸（炭素 C の数が 16）, ステアリン酸（C が 18）など
- 不飽和脂肪酸：リノール酸, アラキドン酸など

2 **トリグリセリド triglyceride**

中性脂肪はグリセリンと 3 分子の脂肪酸との化合物で, トリグリセリドといわれる. またグリセリンと 2 分子の脂肪酸との化合物はジグリセリド diglyceride, 1 分子の脂肪酸との化合物はモノグリセリド monoglyceride といわれる. トリグリセリドは脂肪分解酵素リパーゼによっ

て，その脂肪酸が一つずつ解離され，ジグリセリド，モノグリセリドになり，最終的に**脂肪酸**とグリセリンとに分解される（☞ p.108，**表 9.1**）．

B 脂肪酸の代謝

1 β酸化

脂肪酸は COOH 基から 3 つ目の炭素が酸化され炭素数が 2 個少ない脂肪酸になる．これを**β酸化**という．β酸化がくり返されて脂肪酸は次第に小さい分子の脂肪酸とアセチル CoA とに分解されていく．アセチル CoA は TCA 回路に投入される．

2 ケトーシス

飢餓や糖尿病のときは糖質からエネルギーを得ることができず，それを補うために脂肪の分解が盛んになり，血漿中にβヒドロオキシ酪酸，アセトン，アセト酢酸が蓄積される．この 3 者を**ケトン体**といい，これらの血中濃度の上昇した状態を**ケトーシス**という．同時に血漿は酸性（アシドーシス）になるので**ケトアシドーシス**ともいう（☞ p.102）．

C コレステロール cholesterol

血漿中の脂質のうち，遊離の脂肪酸はアルブミンと結合したかたちで体内を循環する．また，トリグリセリド，コレステロール，リン脂質（グリセリンに燐が結合している脂質）は，アポタンパクといわれるタンパク質と複合体をつくって可溶性になり血漿中に存在する．この複合体を**リポタンパク lipoprotein** という．

コレステロールは細胞膜の構成成分であるとともに，糖質コルチコイドや電解質コルチコイド，性ホルモンなどのホルモンの素材として不可欠なものである．しかし過剰なコレステロールは動脈壁に沈着して粥状硬化を引き起こす．

コレステロールは，以下のように吸収・産生される．

①食餌中のコレステロールが腸で吸収され，腸粘膜でつくられたカイロミクロンの中に封入されて肝臓に運ばれる．
②肝臓においてアセチル CoA（☞ p.120，**図 10.2**）から新しく産生される．

肝臓から放出されたコレステロールはリポタンパクとなって全身を循環する．リポタンパクは，比重の高低にしたがって，次の 3 つに分けられる．density とは比重の意味である．

① VLDL（very low density lipoprotein）
② LDL（low density lipoprotein）
③ HDL（high density lipoprotein）

HDL は末梢組織にあるコレステロールを集めて肝臓に運び血漿コレステロールの濃度を下げる．血漿中の HDL 値は，運動する人や少量の飲酒家では高く，喫煙者や肥満の人では低下する．血漿 LDL 濃度は心筋梗塞の発症と関連がある．

コレステロールが肝臓においてアセチル CoA を基材に合成されるとき，多数の酵素が関与している．主要な酵素のひとつに HMG-CoA 還元酵素 hydroxy-methyl-glutaryl-coenzymeA reductase がある．HMG-CoA 還元酵素の阻害剤は高コレステロール血症の治療薬として用いられる．

> **Memo**
> いわゆる「善玉コレステロール」は HDL のことであり，「悪玉コレステロール」は LDL である．

5 タンパク質の代謝

A 必須アミノ酸

アミノ酸 のいくつかは，糖質や脂質や他のアミノ酸から体内でつくることができる．しかし，生体内で合成できないものもあり，これらはどうしても食物中から摂取しなければならない．それを**必須アミノ酸**と呼び，以下のものがある．

ロイシン，イソロイシン，リジン，メチオニン，フェニルアラニン，スレオニン，トリプトファン，バリン，ヒスチジン

> **Memo**
> アミノ酸は全部で 20 種類ある．

> **Memo**
> ヒスチジンは成人では体内で合成できるが，発育時には合成量が必要量に達しないため，必須アミノ酸に含められる．

B アミノ基転移

アミノ酸がエネルギー源として利用されるとき，アミノ酸のアミノ基 NH_2^+ が α ケト酸に転移されるかたちをとる．アミノ基転移酵素である AST（または GOT）と ALT（または GPT）の血漿濃度は肝臓疾患の診断に応用される（図 10.3）．

アミノ基が離脱した残りの部分である α ケト酸は，糖代謝あるいは脂肪代謝と合流してエネルギー源として利用される．

C 血漿中の非タンパク窒素

1 尿素の生成

アミノ酸から離れたアミノ基 NH_2^+ はアンモニア NH_3 になり，肝臓で尿素になって血中に出て腎臓から排泄される．肝臓機能障害のとき，尿素がつくられず血液中のアンモニアが増加して昏睡にいたる．これを**肝性昏睡**という．

2 非タンパク窒素 non protein nitrogen；NPN

血液中で血漿タンパク以外の窒素の大部分は尿素に含まれ，一部はクレアチニンなどに含まれている．これらの窒素を NPN という．

> **図 10.3** AST と ALT
>
> AST（アスパラギン酸トランスフェラーゼ）または GOT（グルタミン酸—オキサロ酢酸トランスアミナーゼ）：グルタミン酸はアミノ基 NH_2^+ を離して α ケトグルタール酸に変わり，同時にオキサロ酢酸は NH_2^+ を得て L-アスパラギン酸になる．
> ALT（アラニントランスフェラーゼ）または GPT（グルタミン酸—ピルビン酸トランスアミナーゼ）：同様に，グルタミン酸は NH_2^+ を離し，ピルビン酸は NH^{2+} を得てアラニンになる．
>
>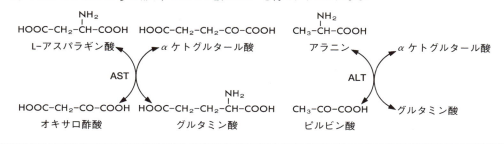

血液中の尿素に含まれる窒素を**血中尿素窒素** bound urea nitrogen；BUN という．腎臓の糸球体濾過や尿細管再吸収の機能が低下すると，BUN 濃度が上昇する．BUN の基準値は 8〜25 mg/100 ml（2.9〜8.9 mM）である．

D 窒素出納

通常の食物中のタンパク質は 16％の窒素（N）を含むので，食物中の N を測定すれば食物中のタンパク質の量を求めることができる．

タンパク質が代謝分解された産物は，尿素，クレアチニン，アンモニアとして尿中に排泄されるので，これらの N を測定すれば分解されたタンパク質の量を求めることができる（☞ p.117）．便や汗からの排泄は無視できるほど小さい．

摂取した食事中の N 量を I とし，尿中に排泄された N 量を E とすると，I/E の比を**窒素出納** nitrogen balance という．

- I/E ＝ 1 　健康人が栄養のよい食事をしているとき
- I/E ＞ 1 　窒素出納が正 positive であるという．発育期の小児や妊婦など
- I/E ＜ 1 　窒素出納が負 negative であるという．栄養失調，消耗性の疾患のとき

健常人のタンパク質の必要摂取量は，体重 1 kg あたり 1 日約 1.25 g である．

6 ビタミン

ビタミンの種類と性質を**表10.2**にまとめた．

表10.2 ビタミンの種類とその性質

ビタミン		化学名	生理作用	欠乏症	含まれる食品
脂溶性	A	レチノール	視物質（ロドプシン）の成分（☞ p.60）	夜盲症 皮膚の乾燥	ミルク，レバー，卵黄，バター，トマト，にんじん，かぼちゃ
	D	カルシフェロール	小腸でのCaの吸収を促進（☞ p.183）	くる病	肝油，卵黄，バター
	E	α-トコフェロール β-，γ-，δ-もある	ミトコンドリア内の酸化反応を抑える	動物では不妊，筋萎縮 人間ではなし	卵，肉，ミルク
	K	フィロキノン メナキノン	プロトロンビン生成過程の補酵素（☞ p.98）	出血傾向	緑色野菜，納豆
水溶性	B_1	サイアミン	糖質代謝に関する補酵素	脚気（かっけ），神経炎	レバー，卵黄，胚芽，野菜など
	B_2	リボフラビン	ミトコンドリアのフラビン酵素（酸化反応）を促進	舌炎，口唇炎	レバー，卵黄，牛乳
	B_6	ピリドキシン	アミノ酸代謝の補酵素	痙攣	酵母，小麦，
	B_{12}	シアノコバラミン	アミノ酸代謝に関与 赤血球の新生（Castleの外因子，☞ p.89）	悪性貧血	レバー，ミルク，肉，卵，酵母
	C	アスコルビン酸	結合組織の形成 コラーゲンの生成	壊血病	野菜，果物
	パントテン酸		各種の補酵素の成分	皮膚炎，円形脱毛症	レバー，酵母，卵
	ナイアシン		ミトコンドリアにおける酸化還元反応の補酵素	ペラグラ	レバー，酵母
	葉酸	プテロイルグルタミン酸	DNA，RNAの構造要素 造血作用	スプルー（下痢を伴う熱帯病），貧血	緑色野菜
	H	ビオチン	脂肪酸生成の反応の補酵素	皮膚炎 腸炎	卵黄，レバー，トマト

7 体温調節

A 体温

体温は，計測部位や計測時間によって温度が違ってくる．通常，口腔温は腋窩温より0.5℃高く，直腸温はさらに0.5℃高い．日周期動揺は1℃以内である．早朝は低く，午後は高い．

- 直腸温：37〜38℃
- 腋窩温：36.6〜37℃
- 基礎体温：早朝の体温をいう．女子は排卵を境として約0.5℃上昇

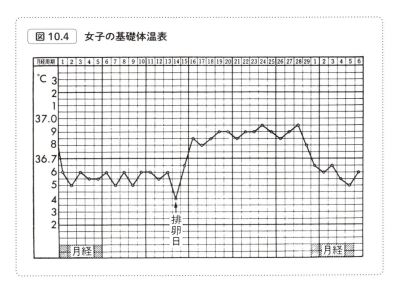

図10.4 女子の基礎体温表

し,月経後戻る(**図10.4**).

B 熱の出入り

1 熱の産生
物質代謝と筋運動によって産生される(☞p.200).熱産生量の最も大きい器官は,活動中は,①骨格筋,②肝臓であり,睡眠中では,筋は弛緩するので順序が逆になって,①肝臓,②骨格筋になる.

2 熱の放散
熱放射,熱伝導,対流,蒸発(不感蒸散☞p.17,発汗)による.皮膚の温度が上がると熱放散が増大する.

C 体温調節中枢

視床下部の体温調節中枢は,熱の出入りを調節して体温を一定に保っている.

①気温が高いとき,熱放散が増し熱産生が抑えられる.
　ⅰ)皮膚血管の拡張→皮膚の温度が上昇する(皮膚からの熱放散が増す).
　ⅱ)発汗→蒸発が増す(気化熱として熱が奪われる).
　ⅲ)身体活動が低下する.そのため,熱産生が減る.
②気温が低いとき,熱放散が減り熱産生が高まる.
　ⅰ)皮膚血管の収縮→皮膚からの熱放散を減少する.
　ⅱ)不随意の筋運動,すなわちふるえが起こって骨格筋の熱産生が増す.
　ⅲ)アドレナリン,甲状腺ホルモンの分泌が増し,熱産生が増加する.

Memo
新生児期には肩甲部や側背部の皮下に褐色脂肪組織と呼ばれるミトコンドリアに富んだ特殊な脂肪細胞があり,脂肪を燃焼させて,効率良く熱産生を増加させる.

D 発熱

細菌の毒素や白血球由来の発熱物質は体温調節中枢を刺激するので体温が上昇する．身体の内部温度は 37℃ に設定されており，発熱は発熱物質が**設定温度**（**セットポイント**）を高い温度に切り替えた結果変化した異常体温といえる．

- 発熱の前：ふるえ，とりはだ，さむけ，皮膚血管収縮，顔面蒼白などが見られる．
- 解熱の前：発汗，皮膚血管拡張，顔面紅潮などが見られる（図 10.5）．crisis という．

最終的にセットポイントを上昇させる物質はプロスタグランジン E_2（PGE_2）である．解熱剤は PGE_2 の産生を抑えセットポイントを低下させる．

> **Memo**
> 発熱はセットポイントの上昇に合わせて，体温を上昇させている状態である．従って発熱の場合は高い体温自体が生命をおびやかすことはない．それに対し，熱中症のような「うつ熱」は熱放散が充分にできないために，体温が上がってしまった状態である．体温は無制限に上昇するため，命に関わる場合もある．

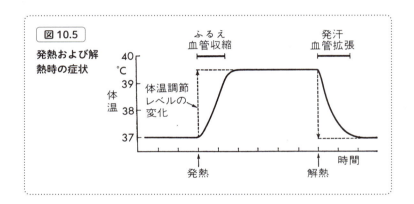

図 10.5 発熱および解熱時の症状

8 発汗

汗腺は皮下にあるが，その導管は真皮を貫いて皮膚表面に開いている（図 10.6）．交感神経に支配されているが，伝達物質はアセチルコリンである．発汗量は夏は 1 日に 1〜2 l に及ぶ．

汗の大部分は水で，約 0.65% の NaCl を含んでいる．その他の主な成分は尿素および乳酸である．発汗が多量のときは汗腺における Na^+ の再吸収が追いつかなくなるので汗の NaCl 含有量が増加し，等浸透圧（0.9%）に近くなる．

精神電流反応（PGR）

精神興奮の時，汗腺の活動によって皮膚のみかけの電気抵抗が減少する．汗で皮膚抵抗が減少するのではなく，汗腺の脱分極による反応である．ウソ発見器に応用される．

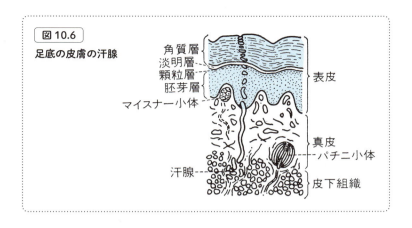

図 10.6 足底の皮膚の汗腺

復習問題	以下の文章が正しければ○を，誤りであれば×を記入しなさい． ➡解答はp.215
1	基礎代謝率は日常生活を行っている状態で測定する
2	解糖系で2分子のATPが産生される．
3	代謝されたタンパク質は尿素やクレアチニンとなって尿中に排泄される．
4	ビタミンCの欠乏により，くる病が起きる．
5	体温調節中枢は脳幹にある．
6	解熱剤は発熱物質の産生を抑制することで，解熱を引き起こす．

11 自律神経系

1 自律神経の中枢

A 一次中枢＝脊髄

排尿，排便，発汗，立毛などの一次中枢は**脊髄**にある．

B 二次中枢＝脳幹

延髄には呼吸中枢，心臓中枢，血管運動中枢などがある．脊髄の中枢と協調して血圧は一定に保たれるようになる．その他，唾液分泌，嚥下，消化管運動などの中枢がある．中脳には眼球運動，遠近順応，光反射，涙分泌などの中枢がある．

C 三次中枢＝辺縁系（視床下部）

自律系相互の協調のみならず，体性系や内分泌系との協調も完全となる．その結果，①体温調節，②情動，③本能行動（摂食行動，飲水行動，性行動）の発現などが可能となる．

2 交感神経系と副交感神経系

A 概要（図 11.1，表 11.1）

1 機能

交感神経系は胸髄および腰髄から出る．精神活動時や運動時に活動し，瞳孔散大，心臓血管系促進，消化管抑制を起こす．

副交感神経系は脳幹および仙髄から出る．休息時や睡眠中に活動し，交感神経系と拮抗的に作用する．

2 二重支配

多くの臓器は交感神経と副交感神経の両方の支配を受けている．これを**二重支配**という．血管は交感神経のみに支配されている．汗腺や立毛筋も交感神経のみの支配を受ける．

3 節前線維と節後線維

神経が脊髄あるいは脳幹を出て効果器に至る途中の神経節で，シナプスをつくってニューロンを換える．第一のニューロンを**節前線維**，第二のニューロンを**節後線維**という（☞ p.162，図 14.3）．

> **Memo**
> 脳神経のうち動眼神経（Ⅲ），顔面神経（Ⅶ），舌咽神経（Ⅸ）にも副交感神経線維が含まれるが，何と言っても主たる副交感神経は迷走神経（Ⅹ）であり，胸腹部の大部分の臓器を支配する．骨盤内臓器は仙髄から出る骨盤神経が副交感神経として支配する．

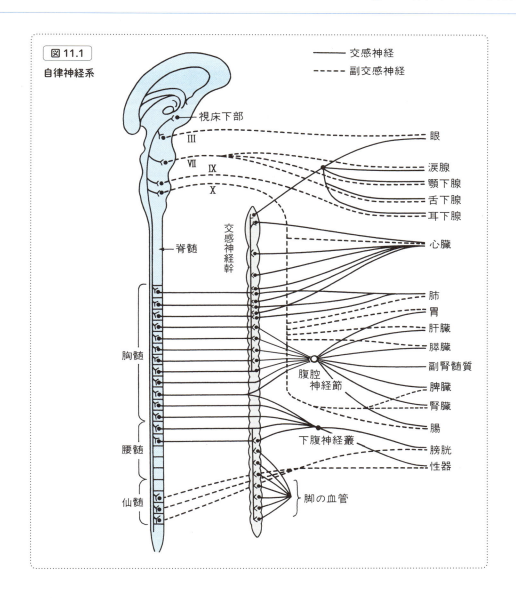

図 11.1 自律神経系

4 伝達物質

交感神経の節後線維の伝達物質はノルアドレナリンで，副交感神経の節後線維のそれはアセチルコリンである．節前線維の伝達物質は，交感神経，副交感神経ともにアセチルコリンである（☞ p.29）．

B カテコールアミンの作用

1 α作用とβ作用

ドパミン，ノルアドレナリン，アドレナリンはフェニルアラニンから順次生合成され，一括してカテコールアミンと呼ばれる（☞ p.145, 図 12.12）．合成されたカテコールアミンとしてはイソプロテレノルが代表

的である.

　カテコルアミンの作用は組織によって異なっており，α作用とβ作用とに分けられている．これは組織にあるカテコルアミン受容体に，α受容体とβ受容体の2種類が存在するからである．いずれも，$α_1$と$α_2$，$β_1$と$β_2$とにさらに細分されている（**表11.1**，**表11.2**）．

> **Memo**
> 交感神経の伝達物質であるノルアドレナリンには$β_2$に対する親和性が少ないが，副腎髄質から分泌されるアドレナリンは$β_2$受容体によく結合する．$β_2$受容体は骨格筋に行く動脈に多く分布するため，運動などに際し，アドレナリンにより血管拡張が起こり，筋血流が増加する．

表11.1　交感神経と副交感神経の比較

	交感神経活動	受容体	副交感神経活動
瞳孔	散大	α	縮小
心臓	促進	β	抑制
血圧	上昇（血管収縮による）		下降（心臓抑制による）
血管	収縮（骨格筋では拡張）	α, $β_2$	（唾液腺，陰茎・陰核では拡張）
汗腺	分泌促進（コリン性）		――
立毛筋	収縮	α	――
唾液腺	分泌促進	α, $β_2$	分泌促進
消化管	運動，分泌抑制	α	運動，分泌促進
気管支平滑筋	弛緩	$β_2$	収縮
節後線維の末端から出る伝達物質	アドレナリン性（ノルアドレナリン）		コリン性（アセチルコリン）
刺激薬	アドレナリン		ピロカルピン
遮断薬	エルゴトキシン		アトロピン

節前線維は交感神経も副交感神経もコリン性である．

表11.2　α，β受容体に作用する薬物

	刺激剤	遮断剤
α受容体	methoxamine（$α_1$） phenylephrine（$α_1$） clonidine（$α_2$）	phenoxybenzamine phentolamine prazosin（$α_1$） yohimbine（$α_2$）
β受容体	isoproterenol	propranolol あるいは inderal（$β_1$と$β_2$） metoprolol（$β_1$） butoxamine（$β_2$）

受容体の感受性は，次の順である．
- α受容体：ノルアドレナリン＞アドレナリン＞イソプロテレノル
- $β_1$受容体：イソプロテレノル＞アドレナリン＝ノルアドレナリン

- $β_2$ 受容体：イソプロテレノール＞アドレナリン＞ノルアドレナリン

2 $β_1$ 受容体と $β_2$ 受容体

心臓の洞結節や心室筋には $β_1$ 受容体が多く，その刺激は心拍数を増加し心臓収縮力を増強する．血管平滑筋には $α_1$ 受容体と $β_2$ 受容体があり，カテコルアミンが $α_1$ 受容体に結合すると血管収縮が，$β_2$ 受容体に結合すると血管拡張が起こる．

皮膚や消化管の動脈の平滑筋には α 受容体があって交感神経活動で収縮する．

C アセチルコリンの作用

次の2種類の薬物の作用をもつ．

①ムスカリン様作用：毒キノコの成分であるムスカリンは副交感神経の節後線維と効果器との接合部を強く刺激する．アトロピンはムスカリンの作用を遮断する薬物で，点眼して瞳孔を散大するときに用いられる．

②ニコチン様作用：ニコチンは交感神経，副交感神経とも神経節の節前線維と節後線維とのシナプスおよび神経筋接合部を刺激する．その作用はアトロピンではなく，ヘキサメトニゥムやクラーレ（高濃度）によって遮断される．

> **Memo**
> アトロピンは上部消化管内視鏡検査（胃カメラ）の際に胃の蠕動運動を抑制する，手術の際に気道の粘液分泌を抑えるなどの目的でも前投与される．

3 視床下部

視床下部は自律系の中枢であるとともに下垂体とも密接に関係しており，神経系と内分泌系とを連絡する役割を果たしている．摂食中枢，飲水中枢，体温調節中枢がある（図11.2・☞p.135，図12.3）．

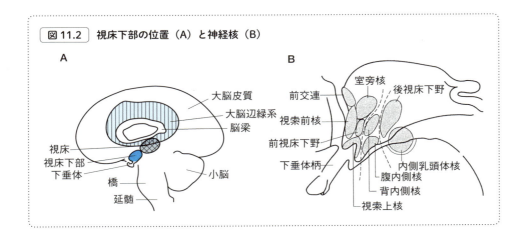

図11.2　視床下部の位置（A）と神経核（B）

①**満腹中枢**：ネコの背内側核を刺激すると餌を食べなくなり，この部を破壊すると大量の餌を食べて肥満になる．満腹したので餌を食べるのを止めようとする中枢なので満腹中枢という．

②**摂食中枢**：腹内側核を刺激すると餌をいつまでも食べ続け，破壊すると食べなくなって餓死する．空腹だから餌を食べようとする中枢なので摂食中枢という．

③**室旁核**：血漿の浸透圧を検知する細胞がある．水が失われて血漿の浸透圧が高くなると飲水行動を起こす．また，多量の水を飲むとバゾプレシン分泌が抑制されて尿量が増す．

復習問題 以下の文章が正しければ○を，誤りであれば×を記入しなさい． →解答はp.215

1	自律神経系の三次中枢は視床下部である．	
2	多くの臓器は交感神経と副交感神経による二重支配を受ける．	
3	交感神経の節前線維の神経伝達物質はノルアドレナリンである．	
4	副交感神経の節後線維の神経伝達物質はアセチルコリンである．	
5	カテコルアミンが血管平滑筋のβ_2受容体に結合すると血管拡張を生じる．	

12 内分泌

1 ホルモン

　導管のない腺を**内分泌腺**といい，その分泌物をホルモンという．導管がないためホルモンは直接血液中に分泌され，特定の**標的器官**に達してその器官にだけ作用を現す．身体には多数の内分泌腺があり，多数のホルモンが知られているが，一般にホルモンは個体および種族の維持に重要な，

　①成長および代謝の促進
　②適応力の増進
　③本能行動の発現

などに関与する．

　ホルモンの化学構造には3種類ある．①**ペプチド型**，②**ステロイド型**，③**アミン型**である．ペプチド型ホルモンは幾つかのアミノ酸がペプチド結合したもので，視床下部や下垂体のホルモン，膵臓のホルモンや消化管ホルモンがこの構造である．ステロイド型は**ステロイド核**（図12.1）をもつもので，副腎皮質ホルモンや性ホルモンがこの構造をもっている．アミン型は$-NH_2$をもつもので，甲状腺ホルモン，カテコルアミンなどである．

> **Memo**
> 標的器官とはそのホルモンに対する受容体をもっている細胞で構成される器官である．たとえば肝細胞，筋細胞，脂肪細胞はインスリンというホルモンに対する受容体をもっているため，肝臓，筋組織，脂肪組織はインスリンの標的器官になる．しかし脳の神経細胞は受容体をもっていないため，インスリンは脳には何らの効果も及ぼさない．

図12.1 ステロイド核

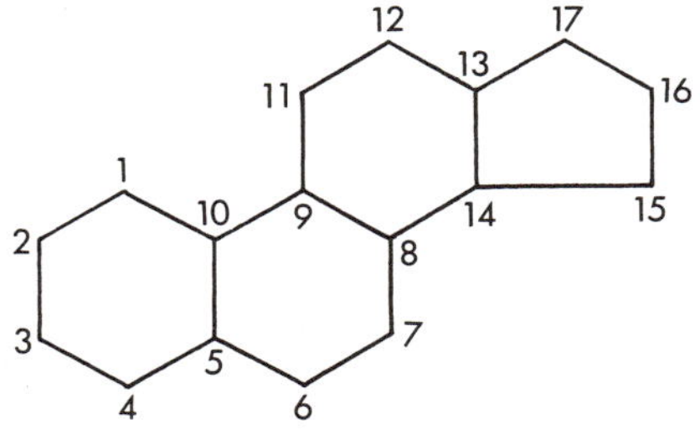

2 ホルモンの作用機序

　すべてのペプチド型ホルモンと甲状腺ホルモンを除くアミン型ホルモンは**水溶性**である．一方，すべてのステロイド型ホルモンと甲状腺ホルモンは**脂溶性**である．水溶性か脂溶性かによってホルモンの作用機序は

異なっている.

1 水溶性ホルモン

細胞膜は脂質でできているため水溶性ホルモンは細胞内に入ることはできない.ホルモンは細胞膜上にある受容体に結合してその効果を発揮する.受容体にホルモンが結合すると

①Gタンパクを介してcAMPなどのセカンドメッセンジャーの量を変化させる
②Gタンパクを介してチャネルの開閉を行う
③受容体の一部となっている酵素が活性化される

などにより細胞の機能が調節される(図12.2A).

2 脂溶性ホルモン

脂溶性ホルモンは脂質である細胞膜を容易に通過し標的細胞内に入って細胞内の受容体に結合する.さらに核内に入ってDNAに作用して特定のメッセンジャーRNAへの転写を促進する.これによって細胞内に特定の酵素の合成が促進され,作用が発現される(図12.2B).

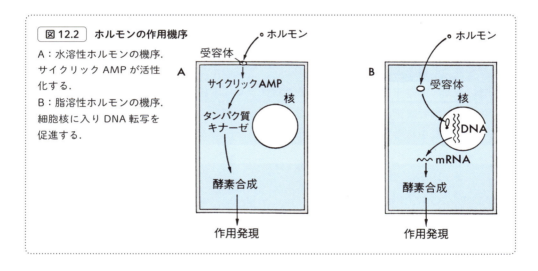

図12.2 ホルモンの作用機序
A:水溶性ホルモンの機序.サイクリックAMPが活性化する.
B:脂溶性ホルモンの機序.細胞核に入りDNA転写を促進する.

3 視床下部ホルモン

視床下部は自律神経の中枢であるが,下垂体のすぐ上にあって下垂体と密接な関係をもち,視床下部のニューロンは特定のホルモンを分泌して下垂体ホルモンの分泌を調節している.視床下部ホルモンはニューロンの末端から下垂体動脈の血液中に分泌されるが,この血管は下垂体門脈に集まり,その後再び分岐して下垂体を灌流している(図12.3).視床下部ホルモンには次のものがある.

Memo
神経細胞がその軸索終末から神経伝達物質の代わりにホルモンを血管内に放出することを神経内分泌と呼ぶ.すべての視床下部ホルモンは神経内分泌されており,下垂体後葉ホルモンも同様である.

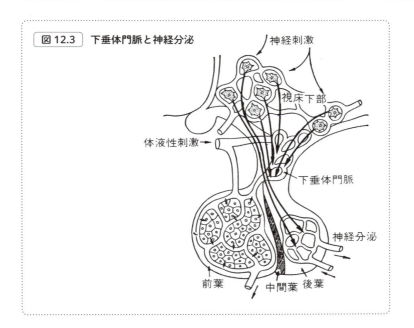

図 12.3　下垂体門脈と神経分泌

A 下垂体ホルモン分泌を促進するもの，放出ホルモン releasing hormone；RH
①成長ホルモン放出ホルモン（GRH）
②プロラクチン放出ホルモン（PRH）
③甲状腺刺激ホルモン放出ホルモン（TRH）
④副腎皮質刺激ホルモン放出ホルモン（CRH）
⑤性腺刺激ホルモン放出ホルモン（Gn-RH）

B 下垂体ホルモン分泌を抑制するもの，抑制ホルモン inhibitory hormone；IH
①ソマトスタチン（GIH）：成長ホルモン及び甲状腺刺激ホルモン分泌抑制
②プロラクチン抑制ホルモン（PIH）：プロラクチン分泌抑制

4 下垂体

A 下垂体前葉ホルモン

下垂体前葉は次の6種のホルモンを分泌している．[　]内は標的器官．
①成長ホルモン GH：[骨，筋] 骨の発育，タンパク合成，血糖上昇．
②プロラクチン PL：[乳腺，黄体] 乳汁合成促進，黄体維持．
③甲状腺刺激ホルモン TSH：[甲状腺] 甲状腺ホルモン分泌を促進．
④副腎皮質刺激ホルモン ACTH：[副腎皮質] 副腎皮質ホルモン分泌を促進．
⑤性腺刺激ホルモン（ゴナドトロピン）

- 卵胞刺激ホルモン FSH：女性では卵胞成熟とエストロゲン分泌を促進．男性では精巣の精母細胞を刺激して精子形成を促進．
- 黄体形成ホルモン LH：女性では排卵の誘発，黄体形成とプロゲステロン分泌を促進．男性では精巣の間質細胞（ライディッヒ細胞）を刺激し，男性ホルモン分泌を促進．間質細胞刺激ホルモン ICSH ともいわれる．

B 下垂体中葉ホルモン

メラニン細胞刺激ホルモン MSH（インターメジンともいう）：[メラニン細胞] 色素沈着．

> **Memo**
> ヒトの中葉は痕跡的であり，メラニン細胞刺激ホルモンの分泌も極めて少ない．

C 下垂体後葉ホルモン

① オキシトシン：[子宮，乳腺] 子宮筋収縮，乳汁排出．
② バゾプレシン（抗利尿ホルモン ADH ともいう）：[血管，腎臓の集合管] 血管収縮，水再吸収促進．

視床下部のニューロンの一部は後葉に達していて，後葉ホルモンはその末端から直接血中に分泌されている．これを神経内分泌という（図 12.3）．

D 下垂体の異常

下垂体の異常を表 12.1 に示す．

表 12.1　下垂体の機能亢進と低下

	機能亢進症	機能低下症
前葉	先端巨大症 巨人症	シモンズ病：極端にやせる（出産後などに多い） 下垂体性低身長症：知能は正常
後葉	—	尿崩症（多尿）

5 ホルモンの分泌調節

下垂体前葉ホルモンの大部分は末梢内分泌腺を刺激してそのホルモン分泌を促進している．たとえば，ACTH は副腎皮質を刺激して副腎皮質ホルモンを分泌させる．一方下垂体前葉は視床下部ホルモンによって刺激されている．つまりホルモン分泌は，視床下部→下垂体→末梢内分泌腺という 2 段階の調節のもとでなれさる（図 12.4）．

> **Memo**
> ACTH によって分泌が刺激されるのはコルチゾルを始めとする糖質コルチコイドと副腎皮質由来の男性ホルモンであり，アルドステロンなどの電解質コルチコイドの分泌は主としてレニン–アンギオテンシン系によって刺激される．

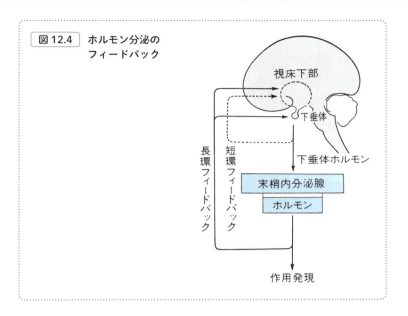

図12.4 ホルモン分泌のフィードバック

これらのホルモンの間には複雑なフィードバック調節が働いている．

① **長環フィードバック**：たとえば血中の副腎皮質ホルモン濃度が高まると，それによって視床下部の CRH や前葉の ACTH の分泌が抑制される．性ホルモンと前葉の性腺刺激ホルモンや視床下部の性腺刺激ホルモン放出ホルモンとの間にもみられる．

② **短環フィードバック**：たとえば，ACTH の血中濃度が高まると，それだけで視床下部の CRH 分泌が抑制される．

以上のようなフィードバック調節によって，末梢内分泌腺から分泌されるホルモンの血中濃度が調節されている．

6 甲状腺

甲状腺は約 20g の臓器で，その濾胞から**甲状腺ホルモン**（サイロキシンとトリヨードサイロニン）を分泌する．また，傍濾胞細胞からカルシトニンを分泌している（図 12.5，図 12.6）．

A サイロキシン thyroxine（T_4）とトリヨードサイロニン（T_3）

1 化学構造

サイロキシンはアミン型ホルモンで，4原子のヨウ素（I）を結合しているので T_4 といい，トリヨードサイロニンは 5′ に I を欠き 3 分子の I をもつので T_3 という．

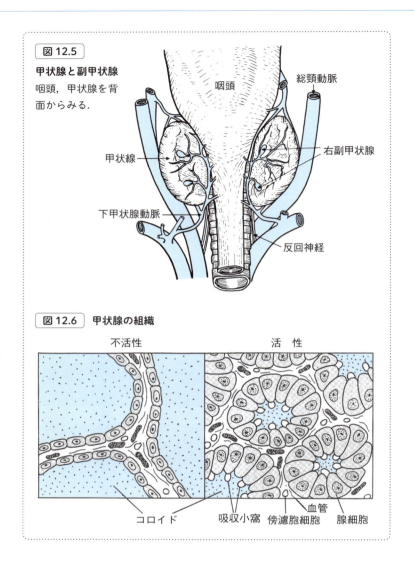

図 12.5 甲状腺と副甲状腺
咽頭，甲状腺を背面からみる．

図 12.6 甲状腺の組織

2 血漿中の甲状腺ホルモン

甲状腺ホルモンは大部分血漿タンパク質と結合しており（$8\mu g/100 ml$），結合していない遊離のホルモンは少量に過ぎない（$0.002\mu g/100 ml$）．作用を発現するのは遊離のホルモンである．

甲状腺のホルモン産生能力を検査するために，**タンパク結合ヨウ素** protein bound iodine；PBI を測定することがある．その際，血漿中でタンパク質に結合している I はすべて甲状腺ホルモンに含まれるとみなす．

遊離のホルモン濃度を表す指数として free T_4 index，free T_3 index も用いられる．T_3 は T_4 と比べて，血漿濃度は 1/50 に過ぎないが活性は 5〜10 倍高い．

3 甲状腺のヨウ素摂取

甲状腺が血漿からどれだけのIを取り込むかは甲状腺機能を表す指標である．一定量の放射性ヨウ素^{131}Iを内服した後，24時間には約35％が甲状腺に取り込まれる（**図12.7**）．

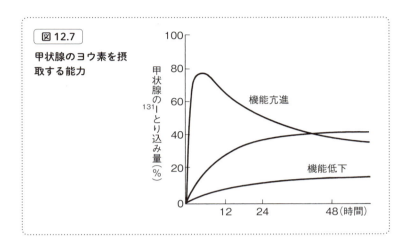

図12.7 甲状腺のヨウ素を摂取する能力

4 生理作用

エネルギー代謝の亢進により，以下の生理作用が起きる．
①基礎代謝率の増加，体温上昇
②心拍数の増加，血圧上昇
③アドレナリンの動員
④精神機能刺激，興奮，いらいら
⑤糖の吸収促進，血糖上昇
⑥胎児・新生児期の脳を含む身体の発達促進

> **Memo**
> 心拍数の増加は甲状腺ホルモンの心臓への直接作用ではなく，代謝の促進に伴う酸素需要の増加による二次的な現象である．

5 分泌の調節

下垂体前葉のTSHにより刺激されて分泌が高まる．サイロキシン濃度が高まるとTRHやTSHの分泌が抑制されるというフィードバック調節がなされる（**図12.4**）．

6 分泌の異常（表12.2）

甲状腺の異常を**表12.2**に示す．

表12.2 甲状腺の機能亢進と低下

機能亢進症	機能低下症
バセドウ病（グレーブス病） 　基礎代謝亢進，頻脈，眼球突出， 　甲状腺腫，手指の振戦	幼児：低身長症（クレチン病） 　　　知能発達も遅れる 成人：粘液水腫 　　　橋本病（慢性甲状腺炎）

> **Memo**
> 甲状腺機能低下症の代表的症状は，寒冷耐性の低下，便秘などであるが，高齢者の甲状腺機能低下症では，精神活動の低下によって認知症の発症と間違えられる可能性がある．

B カルシトニン

甲状腺の濾胞間の結合組織中にある傍濾胞細胞から分泌される（図12.6）．ポリペプチド型ホルモンで，血漿中の Ca^{2+} が骨に沈着するのを促進し骨の形成を高める．尿中への Ca^{2+} 排泄は増す．その結果血漿の Ca^{2+} 濃度は低下する．

7 副甲状腺

1 パラソルモン

副甲状腺は約 50 mg の小さい器官で甲状腺の裏に左右 2 対ある（図12.5）．副甲状腺ホルモンはパラソルモンと呼ばれる．

2 血漿の Ca^{2+}

身体の Ca の 99％は骨にある．骨はその Ca^{2+} を血漿中に放出し，また血漿の Ca^{2+} を結合する．血漿 Ca^{2+} のもとは，①骨からの放出，②消化管からの吸収，③腎臓からの排泄減少，である．

3 パラソルモンの生理作用

パラソルモンは，骨からの Ca^{2+} 放出を促進し，腎臓からの Ca^{2+} 排泄を抑えて，血漿 Ca^{2+} 濃度を高める（図12.8）．カルシトニンと反対の作用である．

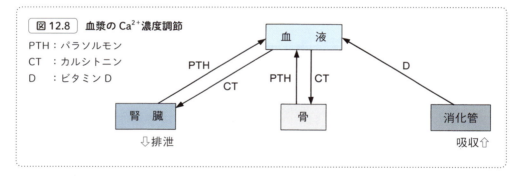

図 12.8 血漿の Ca^{2+} 濃度調節
PTH：パラソルモン
CT ：カルシトニン
D ：ビタミン D

血漿 Ca^{2+} 濃度はパラソルモンとカルシトニンの 2 種のホルモンによって，厳密に調節されている．

4 パラソルモンの分泌異常

表12.3 に示す．

表 12.3 副甲状腺の機能亢進と低下

機能亢進症	機能低下症
線維性嚢胞性骨炎 　血中の Ca^{2+} は増加するが骨の Ca が洗い出される． 尿路結石	テタニー 　血中の Ca^{2+} 減少により筋の興奮性が高まる．けいれん．

5 ビタミン D

ビタミン D は化学構造の違いから D_2 と D_3 とに分けられる．D_3 は化学名のカルシフェロールで呼ばれることが多い．D_3 は食物から摂取され，また，皮膚において紫外線のもとでつくられる．$1,25-(OH)_2-D_3$ のかたちで作用を発現する．

ビタミン D は消化管における Ca とリン酸の吸収を促進するとともに腎臓における Ca 再吸収を促進する．

6 骨の Ca 代謝の異常

骨の破壊（吸収）はパラソルモンにより促進され，骨の形成はカルシトニンによって促進される．健康人では，骨吸収の量と骨形成の量とは平衡しており，骨量は一定に維持される．

① **骨軟化症 osteomalacia**：骨組織への Ca 沈着が障害される．くる病はビタミン D の欠乏によって起こる．
② **骨粗鬆症** osteoporosis：骨の重量も Ca 量も減少するが Ca 密度は変わらない．骨吸収＞骨形成である．
- 老人性骨粗鬆症：骨形成が低下
- 副甲状腺機能亢進性骨粗鬆症：骨吸収が促進

> **Memo**
> 骨を溶かす破骨細胞の活性は性ホルモンによって抑制されている．女性が閉経を迎えると，女性ホルモン（エストロゲン）の分泌が激減するため，破骨細胞の活性が上昇して骨粗鬆症を引き起こしやすくなる．男性でも加齢に伴って男性ホルモンの分泌が徐々に減少するが，女性の場合ほどの激減ではないため，骨粗鬆症は少ない．

8 膵臓

膵臓は消化液を分泌する外分泌腺であるが，同時にランゲルハンス島（膵島）と呼ばれる内分泌細胞群があり，3 種のホルモンを分泌する内分泌器官でもある．

- 膵島の A 細胞：グルカゴンを分泌
- 膵島の B 細胞：インスリンを分泌
- 膵島の D 細胞：ソマトスタチンを分泌

A インスリン insulin

1 糖質代謝に対する作用

a » グルコースの吸収

食事後，消化管で促通拡散の機序（☞p8，図 2.3）によって吸収されたグルコースは門脈を通って肝臓に運ばれる．肝臓細胞内では強力な酵素であるグルコキナーゼの作用によってグルコース－6－リン酸になり，グリコーゲンに合成され貯蔵される．

b » グルコースのとりこみ

グルコースが体循環に入って血糖値が上昇すると，グルコースは多くの組織に取り込まれる．

特に，骨格筋においては，取り込まれたグルコースはヘキソキナーゼの作用によってグルコース-6-リン酸になりグリコーゲンとして貯えられるが（☞ p.120，図 10.2），グルコースの取り込みもグリコーゲンの合成もインスリンによって促進される．

脂肪組織においては，グルコースはトリグリセリドに変換されて貯蔵される．脂肪組織のグルコースの取り込みもインスリンによって促進される（図 12.9）．

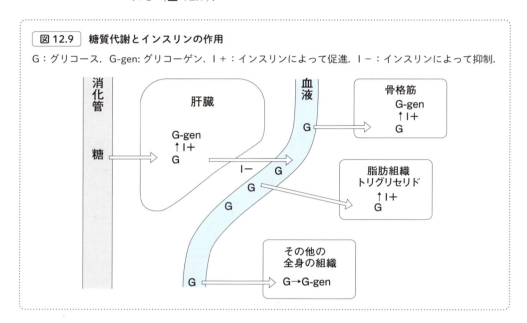

図 12.9　糖質代謝とインスリンの作用
G：グルコース．G-gen：グリコーゲン．I＋：インスリンによって促進．I－：インスリンによって抑制．

▶ c » グルコースの放出

空腹時には，肝臓は貯蔵グリコーゲンをグルコースに分解して血液中に放出する．このグルコース放出はグルカゴンによって促進されインスリンによって抑制される．

📝 Memo
1 型に比して 2 型糖尿病が圧倒的に多い．軽症では自覚症状はほとんどないが，放置すると多飲・多尿，感染症に罹患しやすくなるなどの症状が現れる．末期には微小血管障害による 3 大合併症：腎症，網膜症，末梢神経障害が出現する．

▶ d » 糖尿病

インスリン分泌が極端に低下する．2 型に分けられている．

1 型は，インスリン依存型糖尿病 insulin dependent diabetes mellitus で，インスリンを補わないと高血糖性昏睡に陥って生命を失う危険のある型である．ウイルス感染や薬剤が発病の原因となるが，ランゲルハンス島の B 細胞に対する自己免疫が現れ T リンパ球によって B 細胞が破壊されるという自己免疫疾患である．

2 型は，インスリンに対する感受性が低下し，それをおぎなうためのインスリンの過剰分泌により B 細胞が疲弊した状態である．インスリン非依存型糖尿病 non-insulin dependent diabetes mellitus といわれる．関連する遺伝子が発見されているが，飽食や運動不足などの環境条

件が発病の原因となる．

▶ e » グルコース負荷試験

75 g のグルコースを摂取した後の血糖を調べると，健常人では，30 分くらいまでは血糖が上昇するが，その後インスリンが分泌されてグルコースが肝臓や骨格筋に取り込まれ，血糖は 2 時間後には元に戻る．糖尿病患者では，インスリン分泌が不足するため血糖はいつまでも高いレベルにとどまっている（**図 12.10**）．

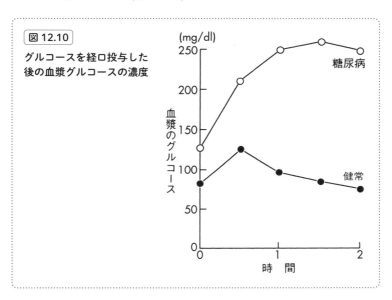

図 12.10 グルコースを経口投与した後の血漿グルコースの濃度

▶ f » HbA1c

血液中のグルコースはヘモグロビンの一部と結合している．グルコースと結合しているヘモグロビンを HbA1c という．糖尿病の治療効果を判定する指標となる．

2 **脂質代謝に対する作用**

脂肪組織においては，吸収されたグルコースの 30 〜 40％は脂肪酸やグリセリンに変換されトリグリセリド（中性脂肪）として蓄えられる（☞ p.120）．

①インスリンは，脂肪組織のグルコースを取り込み，および脂肪酸とグリセリンから脂質が合成されるのを促進する（**図 12.9**）．

②インスリンは，リパーゼ hormone sensitive lipase の作用を抑制し，脂質が脂肪酸とグリセリンとに分解されるのを抑える．

③糖尿病のとき，インスリンが欠乏し，リパーゼの受けていたインスリンによる抑制作用が解除されて，脂肪組織における脂肪分解が進む．その結果，血液中にケトン体が増し（ケトーシス），代謝性アシドーシスをきたす（☞ p.102，121）．

3 **タンパク質代謝に対する作用**

インスリンが欠乏すると，タンパク質の分解が進み尿中の窒素排泄量が増す．また，細菌感染に対する抵抗が弱くなる．

4 **分泌の異常**

インスリン分泌の異常を**表 12.4** に示す．

表 12.4 インスリンの分泌亢進と低下

分泌亢進症	分泌低下症
インスリノーマ……低血糖性昏睡	糖尿病……糖尿，高血糖

📝 **Memo**
D 細胞から分泌されるソマトスタチンは A 細胞と B 細胞の機能を抑制する．

B グルカゴン　glucagon

① A 細胞から分泌される．
② cAMP を介して生理作用を発現する．
③ 肝臓ではグリコーゲンを分解してグルコースを産生し，血漿中に送り出して血糖を上昇する（インスリンと反対の作用）．骨格筋ではグリコーゲン分解を起こさない．
④ 脂肪組織では脂肪の分解を促進しケトーシスを起こす（インスリンと反対の作用）．
⑤ インスリンとグルカゴンとは血糖に関しては拮抗的に作用しているように見えるが，グルカゴンは肝臓から糖を血液中に動員し，インスリンは骨格筋が血液中の糖を取り込むのを促進しているので，筋運動に際しては両者が協同して骨格筋にエネルギーを供給する働きをしていることになる．

9 副腎髄質

副腎は腎臓の上にまたがるような位置にあり，内部の髄質と外層の皮質とに区別される（**図 12.11**）．

① 髄質からは，アドレナリン（90％）と少量のノルアドレナリン（10％）が生成され分泌される（**図 12.12**）．アミン型ホルモンである．
② アドレナリン，ノルアドレナリン，ドパミンを合わせてカテコルアミンという．
③ ノルアドレナリンは交感神経末端からも分泌される興奮性伝達物質である（☞ p.128，11 章 2）．また，ドパミンは中枢神経系の伝達物質である（☞ p.29，4 章 7）．

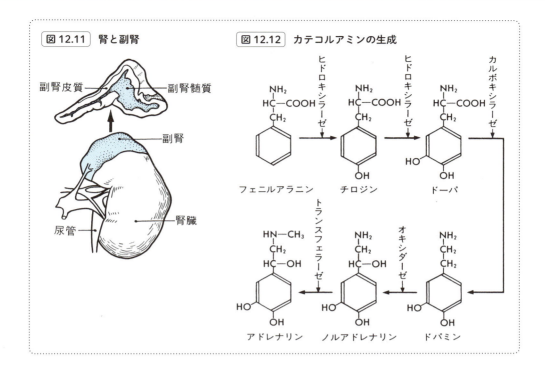

図 12.11 腎と副腎

図 12.12 カテコルアミンの生成

④髄質は交感神経の支配を受け，交感神経の興奮により刺激されてアドレナリン分泌が高められる．
⑤カテコルアミンの作用については，表 12.5 および p.129〜131 を参照のこと．

> **Memo**
> 副腎髄質を刺激するのは交感神経の節前線維であり，したがって放出される神経伝達物質はアセチルコリンである．アセチルコリンに刺激された副腎髄質細胞がアドレナリンを放出することで，交感神経系のバックアップを行う．

表 12.5 アドレナリンとノルアドレナリンの作用比較

	アドレナリン	ノルアドレナリン
心臓促進作用	強い	強い
血管収縮作用	弱い	強い（血圧上昇）
血糖上昇作用	強い	弱い

10 副腎皮質

A 分泌ホルモン

副腎皮質には 3 層の細胞層があり，それぞれ別のホルモンを分泌する．
- 球状層：最外側で，**電解質**コルチコイドを分泌する．
- 束状層：中間部の広い層で，**糖質**コルチコイドを分泌する．
- 網状層：最内側で，**男性ホルモン**を分泌する．

B 化学構造

ホルモンはいずれもステロイド核（☞ p.133，図 12.1）を持ったステロイド型ホルモンで，コルチコイドと呼ばれる．コレステロールから産生される．

C 電解質コルチコイド（アルドステロンなど）

1 生理作用
①腎臓の集合管における Na^+ の再吸収と K^+ の排泄を促進する（☞ p.95，p.100）．
②Na^+ の再吸収により間質の浸透圧が上昇するため，水も受動的に再吸収され，細胞外液量が増加する．

2 分泌の調節
アルドステロンの分泌は ACTH ではなく，レニン・アンギオテンシン系によって刺激される（☞ p.101，図 8.11）．

3 分泌の異常
副腎皮質球状層の腫瘍などによりアルドステロンが過剰に分泌される状態を**原発性アルドステロン症（Conn 症候群）**という．細胞外液の増加により高血圧を来たす．

D 糖質コルチコイド（コルチゾルなど）

1 生理作用
①タンパク質からのグルコース新生を促進する．血糖上昇．
②血圧上昇．
③炎症症状を抑える，免疫反応を抑制する．
④ストレス耐性を上昇させる．

2 分泌の調節
下垂体前葉の ACTH により分泌が高まる．

3 分泌の異常（表 12.6）

> **Memo**
> 糖質コルチコイドはホスホリパーゼの活性を抑制することで，プロスタグランジン（PG）の産生を抑制する．PG は発熱を引き起こすとともに，炎症症状を発現させるため，糖質コルチコイドを投与することによって消炎・鎮痛・解熱作用をもたらすことができる．

表 12.6　糖質コルチコイド分泌の異常

機能亢進症	機能低下症
クッシング症候群	アジソン病
体タンパク質の消耗，体幹の皮下脂肪蓄膿（満月様顔貌），傷が治りにくい，筋萎縮，高血糖，高血圧	血中 Na^+ 低下，色素沈着，筋無力，心臓衰弱

E 男性ホルモン（デヒドロエピアンドロステロンなど）

生理作用：タンパク質の合成，成長促進，陰毛や腋毛の発生など2次性徴を形成する．男性では精巣から分泌される男性ホルモン（テストステロン）の方がはるかに強力なため，副腎皮質由来の男性ホルモンは生理的意義はあまりない．女性では陰毛・腋毛を生じさせる．

F ストレス

精神的あるいは肉体的な激しい刺激（ストレッサー）は，身体にあるひずみ（ストレイン）を生ずる．身体はこのひずみを元に戻そうとする応力（ストレス）でこたえる．これを適応力という（図12.13）．

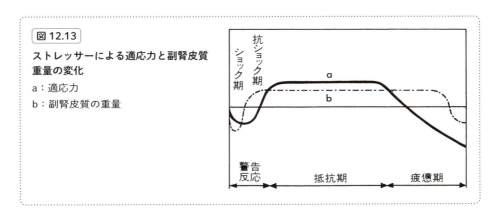

図12.13 ストレッサーによる適応力と副腎皮質重量の変化
a：適応力
b：副腎皮質の重量

すなわち，次の変化が起こる（図12.14）．

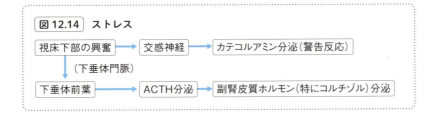

図12.14 ストレス

適応力は，副腎皮質の肥大の程度から知ることができる．①ショック期，②抗ショック期を経て定常な③抵抗期に達するが，原因が去らなければやがて④疲憊期となり副腎皮質は萎縮していく．

ストレス学説はストレッサーの内容にかかわらず同一の症状（副腎皮質肥大）を呈することを示した点で興味深い．ストレスにより胃潰瘍や好酸球減少が起こる．

11 成長とホルモン

成長とは，身長や体重の増加，体タンパク質の増加などの現象をさす．先天性の要因，環境，栄養などが成長に影響を及ぼす．
成長ホルモンだけではなく，多くのホルモンが関係している（図12.15）．

> **Memo**
> 親，特に母親の愛情も成長に大きく影響する．愛情遮断症候群（いわゆるネグレクト）では恐らく視床下部−下垂体を介して成長ホルモンの分泌が低下するため，低身長となることが多い．

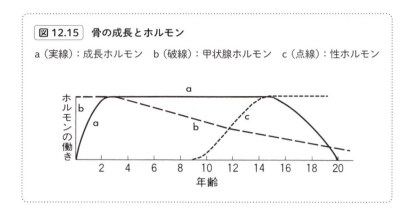

図12.15 骨の成長とホルモン
a（実線）：成長ホルモン　b（破線）：甲状腺ホルモン　c（点線）：性ホルモン

A 成長ホルモン

1 成長期

成長期では，長管骨（四肢の骨）の骨幹と骨端との間に隙間がある（骨端板）．骨端板では軟骨が増殖し，軟骨は骨に変わって骨は成長する．骨端が癒合すると骨の成長は止まる．成長ホルモンは骨端の癒合を抑えて骨の成長を促す．アンドロゲンやエストロゲン（性ホルモン）は骨端の癒合をすすめて骨の成長を終了する（図12.16）．

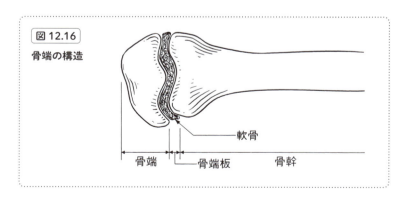

図12.16 骨端の構造

2 成人

成人では，摂取するタンパク質の窒素（N）と尿中に排泄するNとは等しい．成長期では，摂取N＞排泄N（窒素出納が正）となり，それだけ体タンパク質が増加する（☞ p.122，10章 5）．成長ホルモンはタン

パク質同化作用を促進する．

B　ソマトメジン（インスリン様成長因子 insulin-like growth factor；IGF）

肝臓でつくられ，成長ホルモンとともに全身の組織に作用して成長を促す．視床下部にフィードバック的に作用して成長ホルモン抑制ホルモンを分泌させ成長ホルモンの放出を調節する．

C　甲状腺ホルモン

小児期に甲状腺ホルモンが欠乏すると，基礎代謝率が低下して**甲状腺性低身長症（クレチン病 cretinism）**になる．甲状腺ホルモンは成長ホルモンの作用を増強しているためである．

D　性ホルモン

骨端を閉鎖して骨の成長を止める．2次性徴を形成して，性的な成長を促す．

E　糖質コルチコイド

成長を抑える．組織に対する直接作用による．

> **Memo**
> クレチン病では知能の発達も遅滞するため，日本では新生児は全員血中甲状腺ホルモンレベルを測定する．分泌が不十分と判断された場合は，甲状腺ホルモン製剤が投与される．これによってクレチン病の発症を予防することができる．

12 血糖とホルモン

血糖の基準値は 80 〜 110 mg/100 ml である．

A　インスリン　……血糖低下

肝臓や骨格筋や脂肪組織などの細胞において，グルコースを血液から取り込んでグリコーゲンの合成を促進する．

B　グルカゴン　……血糖上昇

肝臓の細胞でグリコーゲンの分解を促進し血液中に放出する．
インスリンとグルカゴンは食事と食事との間の血糖を調節する．

C　サイロキシン　……血糖上昇

消化管から糖質の消化吸収を促進し，肝臓におけるグリコーゲンの分解を促進する．

D　アドレナリン　……血糖上昇

肝臓の細胞においてグリコーゲンの分解を促進する．

緊急状態のとき交感神経の活動により刺激され，骨格筋へのグルコースの供給を増す．

E 糖質コルチコイド ……血糖上昇

肝臓でタンパク質や脂質を糖質へ転換する（糖新生）．

食物の摂取が十分でない状況が数週～数カ月にわたって続くときの血糖を調節する．

F 成長ホルモン ……血糖上昇

グルコースが全身の組織に供給されるよう，肝臓だけに取り込まれるのを抑制する．毎日の消費エネルギーを補充するだけではなく，身体の成長期の血糖を調節する．

13 性腺

性ホルモンはすべてステロイド型ホルモンである．おもに性腺から分泌される．

A 男性ホルモン（アンドロゲン）

精巣（睾丸）の機能は，精子の産生と男性ホルモンの分泌である．

1 精子の産生

精細管の精祖細胞→精母細胞→精子細胞→精子，の順につくられる．セルトリ Sertoli 細胞がこれらの精細胞をとり囲んで栄養物質を供給する．

精子の産生は FSH により促進される．またアンドロゲンによっても促進される．

2 男性ホルモンの分泌

男性ホルモンにはテストステロン，アンドロステネジオン，デヒドロエピアンドロステロンなどがあり，これらをまとめてアンドロゲンと総称する．このうちテストステロンが最も強力である．

精巣の間質細胞（ライディッヒ Leydig 細胞）から分泌され，LH によって分泌が促進される．

3 アンドロゲンの生理作用

①男性の性徴発現，タンパク合成促進，筋骨の発育促進

②精子の産生を促進

Memo
男性ホルモンのタンパク同化作用，つまり筋肉を発達させる作用を利用してドーピングが行われる．様々な類似物質が合成されており，アナボリックステロイド（タンパク同化ステロイド）と総称される．

B 女性ホルモン

1 卵胞ホルモン（エストロゲン）

卵胞から分泌され，FSHによって分泌が促進される．卵胞ホルモンには，エストラジオール，エストロン，エストリオールなどがあり，これらをまとめてエストロゲンと総称する．以下の生理作用がある．

①卵胞の成長促進
②女性の性徴発現
③糖代謝促進
④子宮内膜を増殖し，月経周期の増殖期に関与する
⑤子宮筋の発育促進（肥大）と収縮力増大
⑥乳腺（導管部）の発育促進

2 黄体ホルモン（プロゲステロン）

黄体から分泌される．LHによって分泌が促進される．以下の生理作用がある．

①子宮内膜を分泌期にし，受精卵の着床に都合のよい状態をつくる．
②妊娠中に子宮筋の自発収縮を抑える．
③乳腺（小葉部）の発育を促進する．

14 その他

1 松果体ホルモン（メラトニン）

メラトニンの合成は夜間に多く昼間に少ない．このような日周期リズムは光を遮断すると消失する．概日リズムの形成に関与する．

2 心房性ナトリウム利尿ペプチド，脳性ナトリウム利尿ペプチド

心房壁の伸展が刺激となって心房・心室から放出され，腎臓の集合管に働いて尿量を増加させる

3 ヒト絨毛性ゴナドトロピン human chorionic gonadotropin；hCG

妊娠により胎盤から分泌され卵巣からのプロゲステロン分泌を刺激する．尿中への排泄を検査することにより妊娠の確定診断に利用される．

> **Memo**
> 脳性ナトリウム利尿ペプチドは脳組織から初めて発見されたため，このような名前がつけられた．しかし，含有量・分泌量は心室の方がはるかに多い．

15 傍分泌

内分泌腺はホルモンを産生して，それを血中に放出することで，遠隔の地にいる細胞の機能を変化させる．一方，産生した化学物質を間質液中に放出し，近隣の細胞の機能を変化させるものもある．これを**傍分泌**といい，放出される物質をオータコイド autacoid と呼ぶ．

1 プロスタグランジン　prostaglandin；PG

プロスタグランジンは初め精液や前立腺に見出されたが，その後，肺，脳，筋，甲状腺，副腎，唾液腺など広く分布していることがわかった．E，F，A，B，D，I などの種類がある．E は子宮筋を弛緩させ，血管を拡張させるほか，体温調節中枢のセットポイントを上昇させる．F は子宮筋を収縮させ，血管を収縮させる．$F_{2\alpha}$ は陣痛の誘発に用いられる．

2 一酸化窒素（NO）

血管内皮細胞が産生・放出し，周囲の血管平滑筋を弛緩させ，血管拡張を引き起こす．

3 ヒスタミン

組織中の肥満細胞が放出し，血管透過性の亢進など炎症反応を引き起こす．

復習問題　以下の文章が正しければ○を，誤りであれば×を記入しなさい．　　➡解答はp.215

1	性ホルモンはペプチド型ホルモンである．	
2	甲状腺ホルモンは細胞膜上の受容体に結合してその効果を発揮する．	
3	甲状腺刺激ホルモンは甲状腺ホルモンの分泌を促進する．	
4	甲状腺ホルモンは甲状腺刺激ホルモンの分泌を抑制する．	
5	クレチン病では知能の発達が遅滞する．	
6	副甲状腺から分泌されるパラソルモンは血漿 Ca^{2+} 濃度を低下させる．	
7	グルカゴンは血糖上昇作用のある唯一のホルモンである．	
8	インスリンは血糖低下作用のある唯一のホルモンである．	
9	肝細胞はインスリンの作用によってグルコースを取り込み脂肪として貯える．	
10	交感神経の刺激により副腎髄質からアドレナリンが分泌される．	
11	アルドステロンは腎の集合管における Na^+ 再吸収を増加させる．	
12	コルチゾルは抗炎症作用を示すので，感染性の炎症の治療に用いられる．	
13	アンドロゲンはタンパク合成を促進する．	
14	プロゲステロンは黄体から分泌され，子宮内膜を分泌期にする．	
15	プロスタグランジンは傍分泌される生理活性物質である．	

13 生殖

1 生殖細胞

ヒトの**染色体数**は 46 であり，**性染色体**を除き相同な染色体が 1 対ずつあるため，2n と表記される．性染色体は女性では X と X で対になるが，男性では X と Y である．生殖細胞（卵子と精子）をつくる際には**減数分裂**が起こり，染色体数は半分の n となる（図 13.1）．

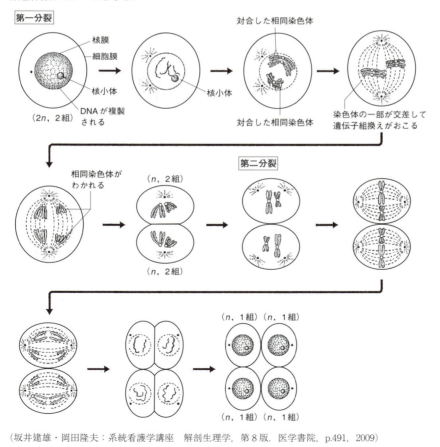

図 13.1 減数分裂
減数分裂では，DNA が複製されたのちに連続して 2 回分裂が起こるため，染色体数が 2n → n となる．

(坂井建雄・岡田隆夫：系統看護学講座 解剖生理学，第 8 版．医学書院，p.491，2009)

> **Memo**
> 減数分裂の失敗により様々な染色体異常を生じる．最も多い（800〜1,000 例の出産に 1 人）のは 21 番目の染色体が 3 本あるもので，ダウン症と呼ばれる．性染色体の異常では，XXY のクラインフェルター症候群，XO（X 染色体が 1 本だけ）のターナー症候群などがある．

精子は絶えず産生されており、1個の**精母細胞**から性染色体としてXをもつ精子2個とYをもつ精子2個、計4個の精子が形成される。一方、卵子の形成はより複雑である。卵巣内の**卵母細胞**は第一減数分裂前期に入ったまま、分裂が停止している。卵胞期にこの中の1個の卵胞が成熟していき、排卵が起こる直前に中断していた分裂が再開され、第一分裂を完了して**二次卵母細胞**となる。二次卵母細胞は卵管采から卵管内に取り込まれるが、受精が起こらないと第二分裂は開始されず、卵母細胞は死滅する。受精が起こると、精子の進入が刺激となって第二分裂が開始され、減数分裂が完了して本当の意味での卵子となり、<u>精子が持ち込んだ染色体</u>と合体して、2nの細胞となる。なお、卵母細胞の分裂は不均等であり、減数分裂により1個の大きな卵子と3個の小さな**極体**と呼ばれる細胞を生じる。極体はやがて死滅する（図13.2）。

X染色体をもつ卵にX染色体をもつ精子が受精すれば女児が、Y染色体をもつ精子が受精すれば男児が生まれる。

> **Memo**
> 精子は父親の染色体を卵に持ち込んで父方の遺伝情報を伝えるが、細胞小器官は持ち込まない。このため、私たちがもっているミトコンドリアはすべて卵、すなわち母親由来である。

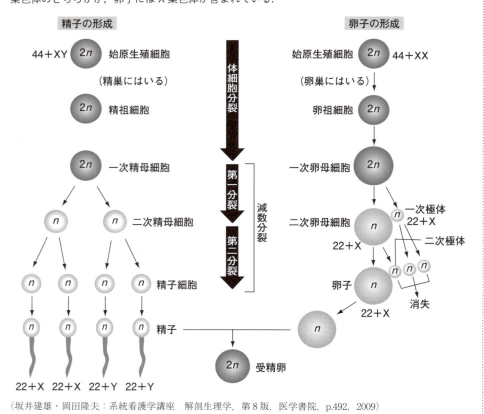

図13.2　精子・卵子の形成
精子と卵子の染色体数は、減数分裂により体細胞の半分の23本となっている。そのうちの22本が常染色体であり、精子と卵子で共通である。残りの1本が性染色体であり、精子にはX染色体かY染色体のどちらかが、卵子にはX染色体が含まれている。

（坂井建雄・岡田隆夫：系統看護学講座　解剖生理学、第8版、医学書院、p.492, 2009）

2 視床下部―下垂体系と生殖機能

思春期発現の引き金となり，女性の性周期を発現させているのは視床下部からのゴナドトロピン放出ホルモン（GnRH）の分泌である．誕生時には性腺（卵巣や精巣）は既に機能し得る状態にある．しかし下垂体からの性腺刺激ホルモン（ゴナドトロピン）の分泌がないために，性腺は機能していない．思春期になるまでゴナドトロピンが分泌されないのは，視床下部からのGnRH分泌がないからである．思春期になるまでGnRHが分泌されない理由は，恐らく体重が関係していると考えられている．皮下に充分な脂肪が沈着すると脂肪細胞が放出するホルモンであるレプチンの濃度が上昇し，これがGnRH分泌の引き金を引くと考えられている．

3 男性生殖機能

男性生殖器は精子を産生し，男性ホルモンを分泌する**精巣（睾丸）**，精子を浮かべ，精子の栄養源を豊富に含む精液を産生する**前立腺**や**精嚢**，精子の通り道である**精管**や**尿道**，交接器である**陰茎**などからなる（**図13.3**）．

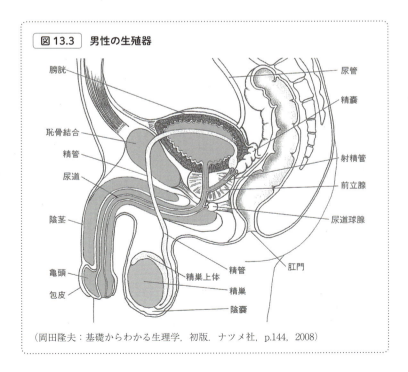

図13.3 男性の生殖器

（岡田隆夫：基礎からわかる生理学．初版．ナツメ社，p.144，2008）

1 精巣

精巣には3種類の特徴的な細胞が含まれている．その第一は造精細胞であり，分裂して精子となる．セルトリ Sertoli 細胞は分化中の造精細胞の支持・保護・栄養などを司る．ライディッヒ Lydig 細胞は下垂体からの黄体形成ホルモン LH の刺激を受けて男性ホルモンを産生・放出する．精子は精巣の上にある精巣上体において成熟する．

2 前立腺・精嚢

前立腺や精嚢から分泌される分泌液は精液の大部分を占め，精子が占める割合は1％程度に過ぎない．これらの分泌液には精子のエネルギー源となるフルクトースやアスコルビン酸が含まれている．

3 陰茎

性的刺激を受けると副交感神経性の骨盤神経を介して内陰部動脈が拡張し，陰茎海面体が**充血**することによって**勃起**を生じる．同時に静脈が閉塞されることによって勃起が持続する．さらに性的刺激が強まると，交感神経の興奮により精管・精嚢の周囲の平滑筋が収縮して射精が起きる．

精子は**頭部，頸部，尾部**からなる（**図 13.4**）．頭部に染色体を含む核があり，その先端には先体と呼ばれる様々な加水分解酵素を含む帽子のような構造があり，受精に際してこの酵素を放出し，卵の表面を覆う透明帯と呼ばれる膜を溶かすことによって精子の卵への進入を可能にしている．中間部にはミトコンドリアが豊富に含まれ，エネルギーを供給している．尾部は鞭毛状で，頸部から供給されるエネルギーを利用して打ち振るように運動し，女性生殖器内を上行し，卵に到達することを可能にしている．

> **Memo**
> 動脈血の流入が増加することを充血，静脈血の流出が減少することをうっ血という．勃起時には充血とうっ血が同時に起こっていることになる．

図 13.4 精子

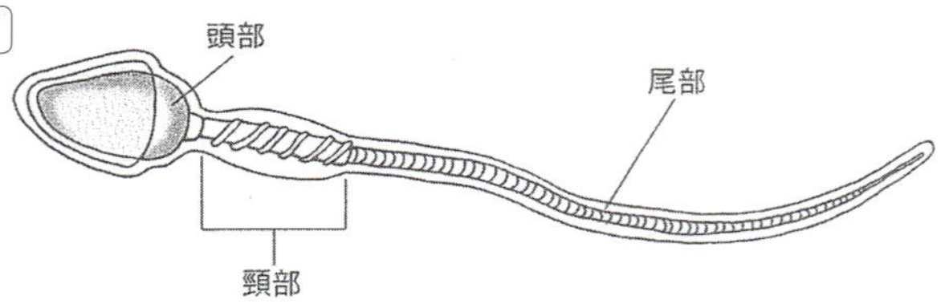

（岡田隆夫：基礎からわかる生理学，初版．ナツメ社，p.145，2008）

4 女性生殖機能

女性生殖器は**外陰部，腟，子宮，卵管，卵巣**からなる（**図 13.5**）．女性生殖機能は下垂体から分泌される卵胞刺激ホルモン（FSH）と黄体形

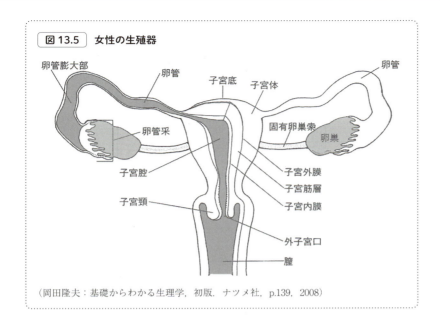

図13.5 女性の生殖器

(岡田隆夫：基礎からわかる生理学，初版．ナツメ社，p.139，2008)

成ホルモン（LH）の作用により，平均28日周期で変動する．

1 卵巣周期

▶a》卵胞期

6〜12個の原始卵胞が成熟を始めるが，そのうちの1個だけが成長を続け，残りは退縮する．FSHとエストロゲンの作用により卵胞内部に液体（卵胞液）で満たされた卵胞腔とそれを包む顆粒膜が形成される．これを**二次卵胞**という．二次卵胞はLHの作用により急激に大きくなり，**グラーフ卵胞**となる．グラーフ卵胞は卵巣表面に移動し，卵巣表面に突出する．

▶b》排卵期

排卵直前の卵胞からは大量のエストロゲンが放出される．少量のエストロゲンは視床下部のGnRH分泌に対して負のフィードバックをしめすが，大量のエストロゲンは正のフィードバックを示し，これによりLHが大量放出される（LH surge）．LHの作用により卵胞壁が崩壊し，卵が腹腔内に放出される．これが**排卵**である．放出された卵は卵管采内面の線毛運動により卵管内に取り込まれる．

▶c》黄体期

排卵後の卵巣ではLHの作用により卵胞を構成していた顆粒膜と卵胞膜の細胞により**黄体**が形成される．妊娠が起こらない場合は，LHの分泌低下により黄体は退化し始め，**白体**となる．

2 月経周期（子宮周期）

卵巣からのエストロゲンとプロゲステロンの作用により子宮内膜が変

Memo
女性は50歳前後で卵巣内の卵胞が枯渇し，閉経を迎える．卵胞から分泌されていたエストロゲンの分泌が激減するため，負のフィードバックがなくなり，下垂体からのゴナドトロピン（性腺刺激ホルモン）の分泌が増加する．閉経前後に見られる更年期障害は，この過剰なゴナドトロピンに起因している．

化する．

▶a》月経期

エストロゲンとプロゲステロンの分泌が減るために，子宮内膜が脱落し，血液とともに腟から排出される．月経開始の日を第1日として約5日続く．

▶b》増殖期

卵胞の成熟とともにエストロゲン分泌が増加するため，それに応じて子宮内膜は急激に増殖する．14日目まで続く．基底細胞の増殖と，分泌腺と血管の発達により，内膜は初期の1mmから5〜6mm程度の厚さとなる．

▶c》分泌期

排卵により黄体が形成され，プロゲステロンの分泌が始まると，その作用により血管と分泌腺はさらに発達し，グリコーゲンを含む分泌液が分泌される．また，子宮内膜表面に多くのヒダが現れ，受精卵の着床を容易にする．

妊娠が成立すると，黄体が維持され，胎盤からもプロゲステロンが分泌されるため，子宮内膜は分泌期のまま維持される．しかし，妊娠が成立しないと，黄体が退化するため，プロゲステロンの分泌が減り，12日程度で子宮内膜の脱落，つまり**月経**が始まる．

ホルモン分泌，卵胞，子宮の周期的変化を**図 13.6** に示す．

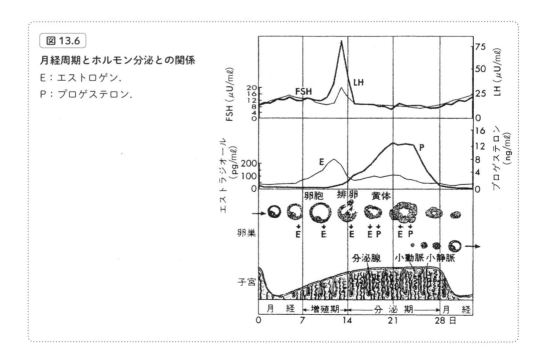

図 13.6

月経周期とホルモン分泌との関係
E：エストロゲン．
P：プロゲステロン．

5 受精と着床

　排卵され，卵管内に入った卵は卵管上皮の線毛運動により子宮に向かって送られる．一方，腟内に射精された精子は自らの鞭毛運動と卵から放出される化学走化性因子の濃度勾配に従って子宮から卵管に向かって上行する．子宮内において，分泌液の作用によって精子表層の糖タンパクが溶離されることにより，受精する能力を獲得する．これを**受精能獲得**という．

　射精される精子は3億個ほどに達するが，卵管膨大部に達する精子の数は100個程度にすぎない．卵管膨大部において精子は下行してきた卵と出会い，受精する．

　卵に出会った精子は，先体からタンパク分解酵素（プロテアーゼ）やヒアルロニダーゼなどの酵素を放出（先体反応）して卵表面の透明帯を溶解して卵に進入し，精子の核（雄性前核）を卵の中に放出する．一方卵の細胞膜は，精子の進入が刺激となって一過性に脱分極し，それ以上の精子の進入を阻止する（**図13.7**）．また，精子の進入によって停止し

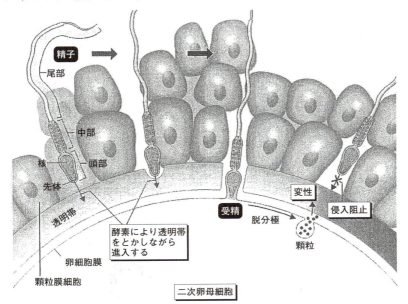

図13.7　受精のメカニズム
精子と先体から酵素を放出して透明体をとかし，二次卵母細胞に進入する．受精が成立すると，卵細胞膜が脱分極し，さらに卵細胞膜直下から放出された顆粒が透明帯を変性させ，さらなる精子の進入が阻止される．

（坂井建雄・岡田隆夫：系統看護学講座　解剖生理学，第8版．医学書院，p.494，2009）

ていた第二減数分裂が再開・完了し卵の核は雌性前核となり，雄性前核と融合して**接合子**となる．受精卵は卵割を繰り返しながら卵管上皮の線毛運動によって受精後4～5日で子宮腔内に達する．受精後6日，胞胚期（胚盤胞期）で子宮内膜に**着床**する．

> **Memo**
> 受精卵～胞胚期の細胞はどの細胞（神経細胞や筋細胞，肝細胞等々）にも分化することができる．そこで，このような細胞を胚性幹細胞 embryonic stem cell；ES細胞と呼ぶ．

復習問題	以下の文章が正しければ○を，誤りであれば×を記入しなさい．	
1	精子の染色体数は46である．	
2	1個の卵母細胞から4個の卵子ができる．	
3	前立腺は精液を産生する．	
4	精子は長い鞭毛を振って運動することができる．	
5	卵巣の黄体期は子宮の増殖期に一致する．	
6	黄体形成ホルモン（LH）の作用によって排卵が起きる．	
7	精子は通常，子宮内で卵に受精する．	

➡解答はp.216

14 中枢神経系

1 神経系の概略

A 中枢神経系

1 区分

脳および脊髄を中枢神経系という．次のように区分される（図14.1）．

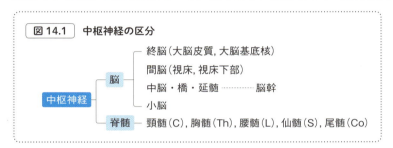

図14.1 中枢神経の区分

脳の各部の概観を図14.2に示す．それぞれの部位の神経細胞はその軸索である神経線維によって相互に複雑に連絡し合っている．

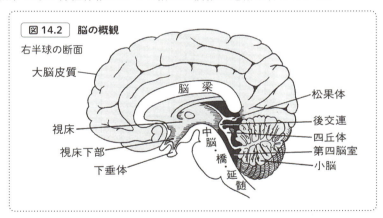

図14.2 脳の概観

2 求心路と遠心路

中枢神経系の高位中枢に向かう神経経路を**求心路**，高位中枢から発して脳幹や脊髄などの低位の中枢に向かう神経経路を**遠心路**という．

3 白質と灰白質

白質は，神経線維だけが存在するところで白色にみえる．**灰白質**は，神経細胞体が多く集まっているところで灰色にみえる．

大脳や小脳では灰白質が表面に，白質が内部にある．脊髄では灰白質が内部に，白質が表面にある．

4 (神経) 核, 網様体

脳の内部において神経細胞体がまとまって存在しているところを**神経核**, あるいは単に**核**という. 脳幹には神経細胞体と神経線維とが入りまじっているところがあり, これを特に**脳幹網様体**という.

> **Memo**
> 大脳深部にある核群を特に大脳基底核と呼ぶ. 運動の調節で重要な役割を果たしている. 細胞の中にある核とは全く異なるものであることに注意する.

B 末梢神経系

脳幹や脊髄から出て全身に分布する神経が**末梢神経系**である (図14.3).

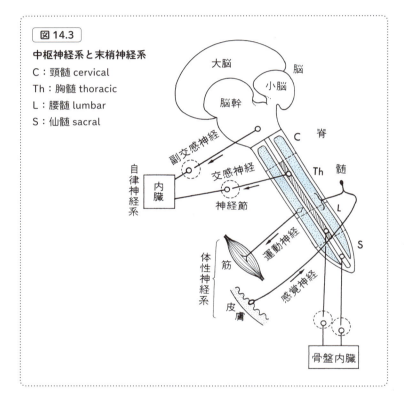

図14.3
中枢神経系と末梢神経系
C：頸髄 cervical
Th：胸髄 thoracic
L：腰髄 lumbar
S：仙髄 sacral

1 脳神経 (12対)

Ⅰ：嗅神経, Ⅱ：視神経 (視索), Ⅲ：動眼神経, Ⅳ：滑車神経, Ⅴ：三叉神経, Ⅵ：外転神経, Ⅶ：顔面神経, Ⅷ：内耳神経, Ⅸ：舌咽神経, Ⅹ：迷走神経, Ⅺ：副神経, Ⅻ：舌下神経.

2 脊髄神経 (31対)

頸髄 $C_{1\sim8}$, 胸髄 $Th_{1\sim12}$, 腰髄 $L_{1\sim5}$, 仙髄 $S_{1\sim5}$, 尾髄 Co.

C は cervical の, Th は thoracic の, L は lumbar の, S は sacral の, Co は coccygeal の略号でしばしば使われる.

3 遠心性 efferent ニューロンと求心性 afferent ニューロン

全身の骨格筋や内臓に至って運動や分泌を指令する神経を**遠心性**とい

い，感覚器や皮膚や内臓などからの情報を脳幹や脊髄に伝える神経を求心性という．

4 体性神経系と自律神経系

脳神経も脊髄神経も遠心性ニューロンと求心性ニューロンとを含んでいる．それらのニューロンのうち，運動や感覚機能に関するニューロンを体性神経，内臓機能に関するニューロンを自律神経という（**表14.1**）．

表14.1 体性神経系と自律神経系

体性神経系	遠心性ニューロン	運動神経
	求心性ニューロン	感覚神経
自律神経系	遠心性ニューロン	交感神経と副交感神経
	求心性ニューロン	交感神経と副交感神経

2 中枢神経系の各部の機能

それぞれの部位に関係する現象や機能の概略は**表14.2**の通りである．

表14.2 中枢神経系の各部の機能

脊髄	排尿反射，排便反射の一次中枢 伸張反射，相反神経支配，屈曲反射など単純な反射の中枢
延髄	心臓中枢，血管運動中枢，呼吸中枢，咀嚼中枢，嚥下中枢，嘔吐中枢，眼瞼反射，角膜反射など生命維持に必須の中枢が集中している 緊張性頸反射，緊張性迷路反射
橋	脳幹網様体，錐体外路の中継核 上行性賦活系
中脳	除脳固縮，姿勢反射の統合
小脳	運動系の調節中枢 　大脳皮質と相互に連絡し運動の円滑化 　前庭神経核—小脳の経路による眼球運動の調節 　脊髄—小脳—脳幹網様体の経路により脊髄運動ニューロンを抑制
視床下部	自律系の三次中枢 　摂食中枢，満腹中枢，飲水中枢，浸透圧受容器 　体温調節中枢 　内分泌系と液性協調
視床	体性感覚の中継核 　脊髄視床路，後索路 運動の中継核 　大脳基底核，大脳皮質運動野と連絡
大脳基底核	尾状核，被殻，淡蒼球，黒質 　大脳皮質からの中継核 　随意運動を巧妙繊細にするための運動調節
大脳皮質	体性系，自律系の最高中枢 精神活動

Memo
延髄，橋，中脳は機能的には連続しているため脳幹として一括して扱われることが多い．脳死の判定に際しては，脳幹の機能が失われていることを確認する必要がある．

Memo
視床下部は大脳辺縁系とともに本能行動や情動行動に大きく関わっている．摂食行動，飲水行動，性行動などの本能行動のみならず，逃避行動や攻撃行動などの情動行動をも発現させる．また，成功したときの快感，失敗した時の不快感を生じさせるのもこの部位であり，それぞれ報酬系，懲罰系と呼ばれる．

3 大脳皮質

A 外観

大脳は左右の半球からなり，複雑な皺があって凸の部分を回，凹の部分を溝という（図14.4，図14.5）．大脳皮質には約140億個の神経細胞があるといわれている．ブロードマン Brodmann は大脳皮質を1番から52番まで（13～16，48～51番は欠番）の領野に分類したが，この数字は大脳皮質の部位を表すのに広く用いられている．

大脳皮質に覆われた内側には，大脳基底核，視床，視床下部がある．

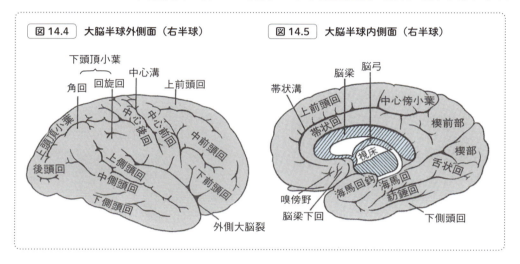

図14.4 大脳半球外側面（右半球）

図14.5 大脳半球内側面（右半球）

B 機能局在

大脳皮質はいくつかの領野に分けられるが，それぞれの領野は特定の機能を受け持っている（図14.6，図14.7，図14.8）．感覚および運動に一次的に関与する機能については15章と17章とを参照のこと．

4 大脳皮質連合野と高次脳機能

視覚とか体性感覚とか単一のモダリティー modality（☞ p.173）の感覚情報を受ける領域を1次および2次感覚野といい，また，限られた筋群を支配して単純な運動に関係する領域を1次および2次運動野という．

これに対して，複数のモダリティーの感覚を統合し，理解し，新たな創造を加えて精神活動を高めるとともに，その結果として合目的的な運動を遂行するという行為に関与する領域を連合野という．前頭連合野，頭頂-後頭-側頭連合野，辺縁連合野の三つの連合野に区分される（図14.9）．

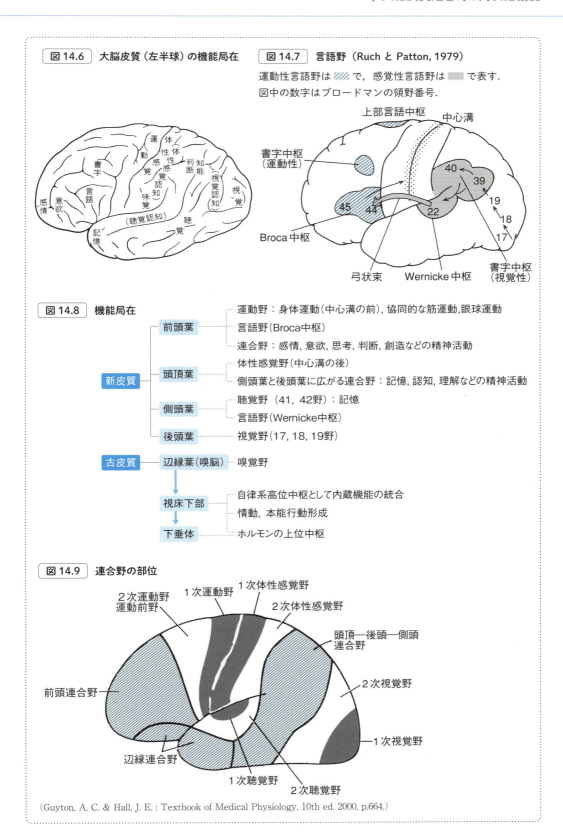

A 前頭連合野

運動を統合する．頭頂—後頭—側頭連合野から入力情報を受けてそれを処理し，出力情報を1次および2次運動野に送る．複雑な運動を計画し，これを完全に実行する指令を発している．

また，意思，意欲，思考，判断，想起などの創造的精神活動を営む．前頭連合野が障害されると，行動を起こそうとする意欲がなくなって無欲になり，外界に対しても無関心になる．また，情動運動である喜怒哀楽の表情が消失して仮面様の顔貌を呈する．

障害されるとき，次のような症状が出現する．

① 運動性失語症（Broca 失語）：問いかけに対してその意味は理解できるが答えることができない．構音障害や語想起の障害（物の名称を想い出せない）が生じ，文法的表現が短いものに限られる（図14.7）．

② 書字不能症 agraphia：書かれてある文字の意味は理解でき，それを書き写すことはできるが，自発的な書字ができない．

③ 失行症 apraxia：合目的的な運動が正しくできない．何をするのかはわかっているがそれができない．

> **Memo**
> 後述するように大部分（約95％）の人で，言語中枢は左大脳半球にある．右半球の対応する部位には音楽に関する中枢が存在する．左半球は右半身を支配しているため，失語症は右半身麻痺と合併することが多い．

B 頭頂-後頭-側頭連合野

頭頂葉の体性感覚野，後頭葉の視覚野，側頭葉の聴覚野に及ぶ広い領域であり，外界からのあらゆる情報が集められている．特に，頭頂葉，後頭葉，側頭葉の境界に当たる領域は，体性感覚，視覚，聴覚，などの異なるモダリティーの感覚を統合して，理解し，記憶し，判断する過程にたずさわる．

障害されるとき，次のような症状が出現する．

① 立体認識不能 astereognosia：物体に触っても，その形や大きさを認知できない．

② 失認症 agnosia：身体各部の位置関係や，自己と外界との位置関係を認識できなくなる．右側の頭頂-後頭-側頭葉が障害されると，左半身が自分のものと認識できなくなり，左半身は着衣しない，顔の左側半分のひげを剃らない（**身体認識不能**），また本の左半分のページを読まないなど，体の左半分あるいは外界の左半分を無視する（**半側空間失認**）．

③ 感覚性失語症（Wernicke 失語）：問いかけに対してその意味が理解できないため答えられない．復唱，呼称は障害されるが，文法表現は障害されない（図14.7）．

④ 視覚性の書字不能症，読字不能症：書かれてある文字が理解できない．

⑤**視覚失認**：物を見てもその名称や用途がわからない．
⑥**顔貌の認識ができない**．人に会っても名前がわからないし，どういう関係の人かわからない．健康人では群衆の中から特定の人を探し当てることができるが，これは，視覚による認知，記憶，思考などの総合された精神活動による．

C 辺縁連合野

嗅覚情報は梨状葉から**辺縁連合野**を経て運動野に伝えられて，摂食行動や性行動が行われる．快，不快の情動にもとづく怒りや逃避の行動が行われ，また，快を求め不快を避ける条件を学習することをつかさどる．

> **Memo**
> 辺縁系による本能行動や情動行動の発現，快を求め，不快を避けようとする行動は，大脳皮質連合野によって制御されている．この制御がどれだけ完全になされているか，がその人の精神的成熟度を示していることになる．

D 大脳皮質局所の活動

ある特定の動作をしたとき大脳皮質のどの部分が活動するか，最新の機器の進歩によって解明が可能になった．

1 positron emission tomography；PET

^{15}O のような半減期の短い放射性物質で標識したデオキシグルコースを生体内に注入し，放射されるγ線を頭蓋表面に多数配列した検出器を使って測定する．局所の神経細胞の代謝あるいは血流量が測定される．トモグラフィーとは断層撮影法のことである．

2 functional magnetic resonance imaging；fMRI

MRI の信号は水素原子の磁気共鳴の信号である．動脈血中の酸素化 Hb（ヘモグロビン）は静脈血中の脱酸素（還元）Hb よりも磁気信号が強く出現することを応用して，動脈血の増加分を測定する．PET と比較して，身体に無害である，反復して検査できる，時間分解能も空間分解能もすぐれている，などの利点がある．

3 光トポグラフィー optical topography

酸素化 Hb と脱酸素 Hb とは，吸光特性が異なっており，特定波長の光を当てるときその反射光の強度が異なるという性質を応用する．近赤外線のレーザー光の発射器と，その検出器とを多数配列した装置を頭皮表面に当てて光ファイバーで導き，局所の血液中の酸素化 Hb と脱酸素 Hb の濃度を時間とともに測定する（**図 14.10**）．

深部計測ができない，空間分解能が低い，などの短所があるが，fMRI のような大型設備を必要としない，取り扱いが容易である，くり返して測定できる，時間分解能は高い，などの長所が大きい．トポグラフィーとは局所の形態学，地形学の意味である．

図14.10　思考時における脳内酸素濃度および血液量

電極を前頭部におく．酸素化Hbの増加は血流量（動脈血）の増加を意味する．神経細胞の活動にともなって，多くの酸素が消費され脱酸素Hbは増加すると予想されるが，それを上まわる血流量の増加のために，相対的に減少する．

（高田明和他著：脳の動態をみる．医学書院 2001 より）

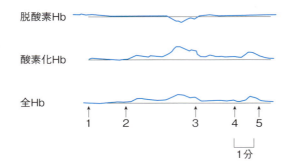

矢印　1～2：数学の問題を読みあげる
　　　2～3：解答を考える
　　　3～4：しばらく休む
　　　4～5：再び考え始める
　　　5～　：考えるのを止める

E　半球優位

右方からの視覚情報は**左半球**に投射される．多くの人では言語中枢や書字中枢は左半球にあり，左半球で言語がつくられ，右手で字を書くことが可能になる．左方からの視覚情報は**右半球**に投射され，脳梁を通って左半球に送られて，言語や書字の行動ができる（図14.11）．左半球は文字を見てその意味を理解し，会話や書字の筋運動をつかさどっているわけで，これを**半球優位**という．

> **Memo**
> 左右の大脳半球の役割の違いは，てんかんなどに対する治療目的で脳梁を切断された患者を対象とした研究から明らかにされた．健常者では脳梁を多数の神経線維が通り，左右の半球間の連絡が密にとられるため，左脳優位，右脳優位といった違いは生じない．

図14.11　大脳半球の機能

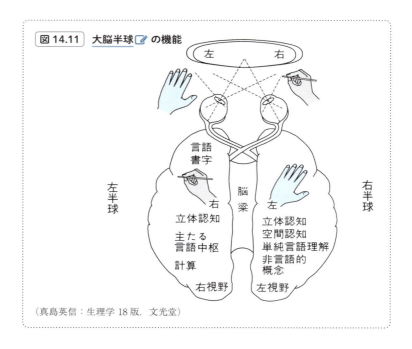

（真島英信：生理学 18版．文光堂）

F 古皮質と新皮質の比較

辺縁葉は系統発生学的にみて古く，下等動物にもよく発達している．他の部分は人間で特によく発達しているので新しい脳といえる．両者を比較すると**表14.3**のようになる．辺縁葉とその下位中枢である視床下部とをあわせて**辺縁系**という．

表14.3 古皮質と新皮質の比較

古皮質（古い脳）	新皮質（新しい脳）
原始的感覚の形成 　嗅覚，内臓痛覚，臓器感覚	判別性感覚の形成 　視覚，聴覚，体性感覚，味覚
情動，欲求の形成 　快（満足）―不快（不満） 　楽，恐怖，怒	感情，情操の形成 　嬉しい―悲しい 　喜，愛―哀，憎
本能的行動（情動行動） 　大まかで不器用 　食行動，性行動，表情 　泣く，笑う	意志的行動（随意運動） 　器用でデリケート 　スポーツ，芸術 　演技としての動作
素朴な意識 　個性	明晰な意識 　人格
衝動 　自己（エゴ）	知能，判断 　科学，技術，言語，思考
生命維持に必要 本能の基礎 原動力として作用している	文化創造に必要 精神の基礎 統御力として作用している

5 睡眠と脳波

A 睡眠と目ざめ

大脳皮質の神経細胞は絶えず活動しているので，単に目ざめているだけでも疲労し，睡眠によって回復している．

- 目ざめ（意識がある状態）：種々の感覚刺激によるインパルス，脳幹網様体からのインパルスが大脳皮質を刺激している．
- 睡眠：脳幹網様体の活動が低下し，大脳皮質への刺激が減少している．感覚刺激も少ない方がよく眠れる．

B 脳波（脳電図）electroencephalogram；EEG

頭皮上に電極をあて，脳の神経細胞の活動電位の総和をとることができる．約 $50\mu V$ の波の形になるのでこれを**脳波**という．脳波により意識水準を調べることができる（**図14.12**）．

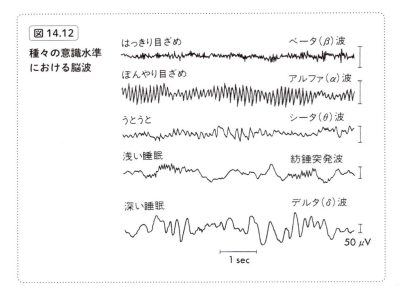

図14.12 種々の意識水準における脳波

- はっきり目ざめた状態：β波（15〜30 Hz）がみられる．
- ぼんやり目ざめた状態：α波（10 Hz）が主である．
- うとうと状態：α波が減少し，θ波と時々δ波が現れる．
- 浅い睡眠状態：α波は消失し紡錘波が現れる．
- 深い睡眠状態：δ波（0.5〜4 Hz）が現れる．
- レム睡眠状態：睡眠中にβ波のような速波がみられる状態．

▶》レム睡眠 REM sleep

睡眠中速い眼球運動 rapid eye movement が見られる時期のことで，眠りは深いのに脳波には目ざめの状態を表す速波が現れるといった矛盾したところがあるので逆説睡眠ともいわれる．レム睡眠は約2時間ごとに現れ約20分続く．最も眠りの深い時期で，全身の筋が弛緩し夢を見たり，夜尿をしたりするのはたいていこの時期である．

6 条件反射，学習と記憶

A パブロフの条件反射

イヌにベルを聞かせて同時に肉を与えるという操作をくり返して行うと，ベルを聞かせただけで肉を与えなくても唾液や胃液が分泌されるようになる．

　　肉　→　唾液，胃液の分泌……無条件反射
　　ベル→　唾液，胃液の分泌……条件反射

ベルの代わりにランプの光を見せることによっても条件反射を形成することができる．条件反射は生後に獲得される反射で，学習の一つである．

Memo

レム睡眠に対して，通常の睡眠は徐波睡眠またはノンレム睡眠と呼ばれる．通常はノンレム睡眠から入眠し，次第に睡眠が深くなったあと再び浅くなり，レム睡眠に入る．精神的に不安定な状態で眠ろうとすると，レム睡眠から入眠してしまうことがある．金縛りと呼ばれるのはこの状態で，まだ意識があるのに筋が弛緩していて動けず，こわい思いをすることになる．

B 能動的な学習

迷路箱の出口に餌を置いて動物を迷路の入口から送り込むと，くり返しているうちに動物は最短の通路を知る．

動物にランプが点灯するのを見せてその10秒後に電気ショックを加えるが，動物が点灯するのを見てすぐにペダルを踏むと電気ショックはこないような装置を使う．操作をくり返して行うと，動物はペダルを踏んで電気ショックから逃げることを学習する．学習の結果，動物は，不快感を避ける，快感を求める，報酬を受ける，罰から逃避する，などの行動が可能になる．

C 記憶

① 短期記憶：直前のできごとを記憶する．
② 数時間～数日前のできごとを記憶する．記憶の固定がなされている．
③ 長期記憶：遠い過去のできごとを記憶する．固定に加えて保持がなされている．

脳振盪や電気ショックを受けると，短期記憶は失われるが長期記憶は残る．これを**逆行性健忘症**という．

> **Memo**
> 新しい英単語を覚える場合のように，短期記憶は反復することにより長期記憶に変換される．この変換には海馬（図14.4）が重要な役割を果たしている．海馬が障害されると短期記憶は正常であるが，長期記憶ができなくなる．

D アルツハイマー Alzheimer 病

前脳基底部で淡蒼球のすぐ下方にあるマイナート Meynert の核から，新皮質の広い領域，扁桃核（amygdalae 核，側頭葉の先でレンズ核の腹側にある．辺縁系に属する），海馬に至る神経回路がある．この回路は記憶に重要な役割を担っており，アセチルコリンを伝達物質とするニューロンである（☞ p.29）．

アルツハイマー病は短期記憶の進行性喪失から始まり，認知，記憶，意欲などの精神機能が次第に失われる疾患で，このアセチルコリン作動性ニューロンが変性するために起こる．フィゾスチグミンを投与すると症状が一時的に緩解する．また，GABA はアセチルコリンによる伝達を抑制するが，GABA と拮抗する薬物は記憶障害を改善する．

⑭ 中枢神経系

> メモ

復習問題 以下の文章が正しければ○を，誤りであれば×を記入しなさい．　➡解答はp.216

1	中枢神経において神経線維だけが存在するところを灰白質と呼ぶ．
2	末梢神経は脳神経の12対，脊髄神経の31対である．
3	脳幹には生命維持のために必須の中枢が集中して存在する．
4	小脳は感覚系の調節中枢である．
5	前頭葉には運動野が，頭頂葉には体性感覚野がある．
6	Broca野が障害されると感覚性失語を生じる．
7	左右の大脳半球は脳梁を通して情報交換を行っている．
8	はっきり目覚めた状態ではα波が，うとうと状態ではβ波が出現する．
9	レム睡眠の時期に夢を見る．
10	アルツハイマー病では短期記憶が最初に障害される．

15 感覚

1 感覚 sensation と知覚 perception

　最も単純な要素の刺激を感じ認める働きを**感覚**という．感覚には刺激を受容する受容器と，それから発生するインパルスを中枢へ伝える感覚神経と，インパルスを受けとりそれを認識する大脳皮質の感覚野とが関与している．**知覚**というときは感覚の強さや質の違いを定量的に区別する高度の働きをいう．さらに知覚されたものが何であるかを認める働きを**認知**という．

2 感覚の一般的性質

A 感覚の種 modality と質 quality

　たとえば，視覚と聴覚とは異なる感覚である．眼に音刺激を与えても視覚を生じないし，内耳に光刺激を与えても感覚されないように，それぞれが独立した感覚であり，これを**感覚の種**という．視覚のうちにも赤と青などの違いがあり，皮膚感覚のうちにも痛，触，温，冷などがある．一つの種の感覚のなかにも複数の性質の感覚があり，**感覚の質**という．本書では種や質のかわりにモダリティー，クオリティーと記す．感覚刺激とその受容器の種類を**表 15.1** に示す．

表 15.1　感覚受容器とその適当刺激

適当刺激		感覚受容器	感覚
電磁的刺激	熱線部	自由神経終末	温度感覚
	可視光線分	網膜（錐体，杆体）	視覚
機械的刺激	音振動	内耳（蝸牛の有毛細胞）	聴覚
	圧力	パチニ小体	触覚
	張力	筋紡錘，腱紡錘	運動感覚
	加速度	迷路（半規管，前庭器の有毛細胞）	平衡感覚
化学的刺激	揮発性物質	鼻粘膜の嗅細胞	嗅覚
	水溶性物質	舌の味蕾にある味細胞	味覚
侵害的刺激（強い刺激，発痛物質）		痛覚神経線維の末端（自由神経終末）	痛覚

B 刺激の強さと感覚の強さ

適当刺激が受容器の閾値以上であれば感覚を生じる．閾値以上の刺激について，強さ I と $I + \Delta I$ とがかろうじて区別できるとき，ΔI のことを**弁別閾**という．

これを**ウェーバーの法則**という．また，感覚によっては $\Delta I / I$ の値は I が変わってもほぼ一定になる．このような感覚を**判別性のよい感覚**であるという．

I の強さを増していくと感覚神経のインパルスの頻度は $\log I$ に比例して多くなる．感覚神経のインパルスの頻度が多いときは感覚としても強く感ずる．感覚の強さを区別できるのは感覚神経のインパルスの頻度が異なるためである．

> **Memo**
> $\Delta I / I$ のことをウェーバー比と呼び，感覚の鋭さを表している．最も判別性がよいのが触覚で，ウェーバー比は 1～2％，次いで視覚の 2～3％，最も判別性が低いのは嗅覚で 20～40％である．

C 感覚の順応

適当刺激であってもそれが長く続いていると，感覚神経のインパルスの頻度は次第に減少していく．したがって感覚も弱くなっていく．触覚は順応しやすく，痛覚は非常に順応しにくい．

D 感覚野

感覚神経を伝導するインパルスは大脳皮質のある特定の感覚野に達し，そこで感覚に変換される．視覚のインパルスも聴覚のインパルスもインパルスとしては区別がない．大脳皮質の視覚野にインパルスが達すると視覚を感じるのである．感覚に種類が区別されるのは感覚野が異なるためである．

感覚のモダリティーやクオリティーと，対応する大脳皮質の感覚野を要約して**表 15.2** に記す（☞ p.165，**図 14.6，14.8**）．

E 感覚の投射

感覚のインパルスは大脳皮質に達して感覚となるが，生じた感覚は脳の感覚野の部位に感じるわけではなく，刺激の発生した場所に投射されて感じる．

F 感覚神経の活動様式

外界からの刺激を感受するために特殊に分化した細胞を受容器というが，ある受容器はある種の刺激（**適当刺激**）にのみ反応し興奮する．受容器に起こった興奮は感覚神経に伝達され，感覚神経にインパルス（活動電位）が発生して中枢神経に向かって求心的に伝導していく．

刺激が強いほど発射されるインパルスの数が多く，各インパルスの間

3 体性感覚 somatic sensation

表 15.2　感覚と大脳皮質の感覚野

感覚			対応する感覚野
体性感覚	皮膚感覚	触覚 圧覚 温覚 冷覚 痛覚	頭頂葉
	深部感覚	重量感覚 運動感覚 深部痛覚	
内臓感覚	臓器感覚		辺縁葉（正確にはわかっていない）
	内臓痛覚		
特殊感覚	味覚		頭頂葉下部
	嗅覚		辺縁葉（嗅脳）
	平衡感覚		側頭葉（正確にはわかっていない）
	聴覚		側頭葉
	視覚		後頭葉

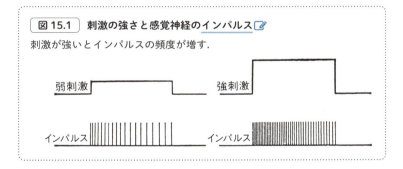

図 15.1　刺激の強さと感覚神経のインパルス
刺激が強いとインパルスの頻度が増す.

Memo
図 15.1 において右に行くほどインパルスの間隔が開いているのは，前述の「感覚の順応」のためである．

隔が短くなる（図 15.1）．しかし一つひとつのインパルスは刺激が強くても弱くても大きさは変わらない．すなわち全か無の法則に従っている．

刺激の強弱はインパルスの振幅ではなく，1秒あたりのインパルス数に変換されるわけで，AM 変調ではなく FM 変調であるといえる．

3 体性感覚 somatic sensation

A 皮膚感覚　cutaneous sensation

皮膚には触，圧，温，冷，痛などの感覚受容器が点状に散在している（図 15.2）．そのため皮膚の上から各感覚点を検索し区別することができる．1 cm² あたりの感覚点の分布は部位によって異なるが，触圧点

Memo
これまでは痒みは痛点が弱く刺激されることによって生じる感覚であると考えられてきた．しかし最近になって痛覚とは別の痒みを伝える神経があり，その自由神経終末が刺激されて生じる感覚であることが明らかとなった．

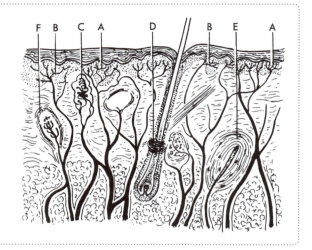

図15.2　皮膚の縦断面図
A：自由神経終末
B：メルケルの触板
C：マイスナー小体
D：毛根終末
E：パチニ小体
F：ルフィニ小体
Aは痛覚，他は触圧覚の受容器．

25，温点0〜3，冷点6〜23，痛点100〜200程度である．

　痛覚の受容器は特殊なものではなく，自由神経終末で，皮膚ばかりでなく身体深部や内臓にも広く分布している．

　皮膚の神経は脊髄神経を経て脊髄に入るので，各脊髄神経の支配領域に相当する皮膚の部位を分けることができる．これを**皮膚分節**という．その様式を**図15.3**に示す．

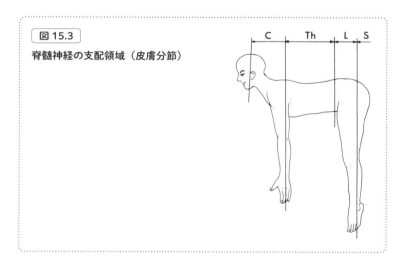

図15.3
脊髄神経の支配領域（皮膚分節）

B 深部感覚　deep sensation

　眼を閉じていても手足の位置や関節の曲がり方，あるいはもっている物の重量などはよくわかる．これを**深部感覚**という．骨格筋の張力受容器である筋紡錘（☞ p.203，**図17.1**）やゴルジ腱器官などに加えられる刺激によって生じる感覚である．

C 体性感覚の中枢経路

1 脊髄視床路

　皮膚の温・冷覚や痛覚の求心性ニューロンは脊髄後角で終り、2次ニューロンは脊髄で左右交叉して反対側の脊髄視床路を上行して視床に至る。触・圧覚は脊髄に入って2〜3分節上行してから2次ニューロンにバトンタッチする。2次ニューロンは左右交叉して、温・冷覚や痛覚とともに脊髄視床路を上行して視床に至り、さらに大脳皮質に達する（図15.4）。これらの他に、**脊髄網様体路**（痛覚）や**後外側路**（順応の速い圧覚）がある。いずれも視床を経由するもので、視床は体性感覚が大脳皮質感覚野に達する経路において重要な中継点である。

2 後索路

　筋紡錘やゴルジ腱器官、関節受容器からの深部感覚を伝える太い有髄神経線維は、脊髄に入ると同側の後索路を上行し延髄の後索核に至ってニューロンを換える。2次ニューロンは左右交叉して反対側の視床に至り、さらに3次ニューロンは大脳皮質感覚野に達する（図15.4）。

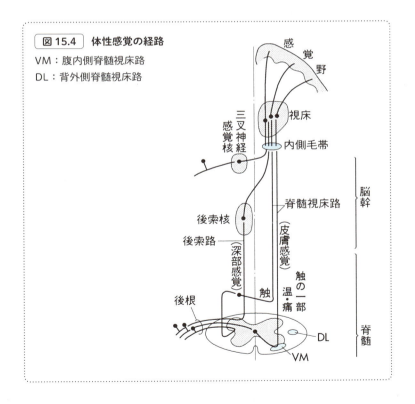

図15.4　体性感覚の経路
VM：腹内側脊髄視床路
DL：背外側脊髄視床路

4 内臓感覚 visceral sensation

内臓に分布している求心性神経が刺激されると起こる特有の感覚で**臓器感覚**ともいう．たとえば，渇き，食欲，尿意，はきけなどである．

関連痛　referred pain

ある内臓に異常があって激しい刺激が発生すると，その内臓を支配している脊髄と同じ高さに相当する皮膚分節の方に痛みが投射される．これを関連痛という．関連痛は以下のような疾患で起こる．

- 心筋梗塞や狭心症：胸が締めつけられるような痛み．左胸および左腕内側部に激痛を感じる．
- 虫垂炎：最初へその周囲に痛みが現れ，炎症が進むにつれて虫垂部の皮膚や腹壁に痛みを感じる．
- 腎臓疾患（結石）：側腹部から背中に痛み．
- 胆嚢疾患（結石）：右の肩甲部に痛み．

> **Memo**
> 内臓痛覚は腹痛などのほか，右に示したような疾患によって起こる鈍い，局在のはっきりとしない痛みである．内臓壁のガスや結石による伸展によって自由神経終末が刺激されて起こる．腹腔臓器の炎症が腹膜に及ぶと，体性感覚となって鋭い痛みに変わる．

5 味覚 taste

味覚は舌，口腔粘膜，咽頭，喉頭などに化学的刺激が加わると生じる．主な受容器は舌にある味蕾である．**味蕾の中に味刺激を受容する有毛の味細胞があり，味覚神経線維が来ている**（図15.5）．

1 味覚の種類

- 甘味（あまい）：舌の先が敏感
- 酸味（すっぱい）：舌の先および側面
- 苦味（にがい）：舌の先および根本
- 塩味（しおからい）：舌の先および表面全体

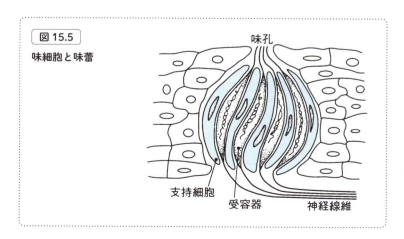

図15.5 味細胞と味蕾

- うま味
- 辛味（からい），渋味（しぶい）：味覚だけではなく，舌の触覚や温度感覚などが同時に刺激された結果生じる．

② **味覚の神経経路**
- 鼓索神経（顔面神経の枝）：舌の前2/3にある味蕾からの感覚神経
- 舌咽神経：舌の後ろ1/3からの感覚神経
- 三叉神経：温，冷，触，痛の体性感覚神経

3者とも延髄の孤束核でニューロンを換え，2次ニューロンは左右交叉して反対側の視床に至り，3次ニューロンは大脳皮質の中心後回に達する（☞ p.165，図 14.6）．

> **Memo**
> うま味はグルタミン酸によって生じる味覚である．グルタミン酸は最もありふれたアミノ酸であり，うま味にはタンパク質を検知する役割があると考えられる．日本で発見された味覚であり，英語でも umami と呼ばれる．

6 嗅覚 olfaction

嗅覚の受容器は鼻腔最上部粘膜にある杆状の嗅細胞で，表面に5～6本の繊毛を有する（**図 15.6**）．揮発性物質が吸気と共に嗅上皮に運ばれて有毛の嗅細胞を刺激し興奮させる．

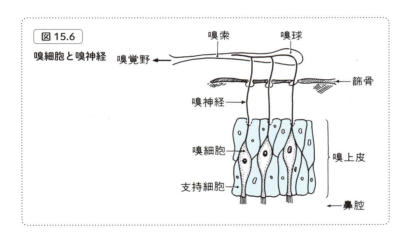

図 15.6 嗅細胞と嗅神経

嗅覚は順応しやすく，同じ匂いを長くかいでいると次第に感じなくなる．

嗅覚インパルスは，嗅神経→嗅球→嗅索を経て嗅覚野に達する．嗅覚野は大脳皮質の辺縁系に属する．快，不快などの情動や食欲，性欲に直接的影響がある．たとえば快い匂いは食欲を増し，不快な匂いにより嘔吐反射が起こる．

7 前庭感覚 vestibular sensation（平衡感覚）

体の直進運動や回転運動の運動速度に変化があるとき，速度の変化すなわち加速度を感じる．これを**前庭感覚**という．受容器は内耳の迷路にある（三）半規管と前庭器（**図 15.7**）の有毛細胞である．その他運動していることは深部感覚や視覚によっても認められる．

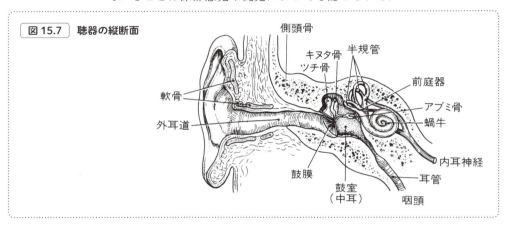

図 15.7　聴器の縦断面

A　前庭器（直進運動を感じる）

前庭器は球形嚢と卵形嚢からなる．この内面に**平衡斑**という特殊な有毛細胞の集団があり，その感覚毛の上に**平衡砂**（耳石）が付着している（**図 15.8A**）．加速度刺激が加わると平衡砂の慣性により感覚毛が傾く．それによって前庭神経にインパルスが発射される．前庭神経は蝸牛神経と一緒になり，内耳神経（第Ⅷ脳神経）として延髄に入る．

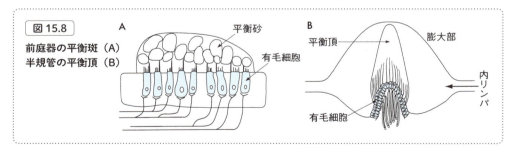

図 15.8　前庭器の平衡斑（A）　半規管の平衡頂（B）

卵形嚢と球形嚢は相互にほぼ直角方向に向いており，卵形嚢の平衡斑は頭蓋底と平行に，球形嚢の平衡斑は頭蓋底と垂直に位置している．もし，エレベーターに乗って急上昇や急降下すると球形嚢の有毛細胞は平衡砂の慣性によって圧を加えられるし，直進運動の加速期や減速期では卵形嚢の有毛細胞が平衡砂によって圧を加えられるであろう．頭部の位置が傾くときは，卵形嚢と球形嚢との両方の有毛細胞が圧変化を受ける．卵形嚢と球形嚢は頭部に加わる運動の加速度を検出して，その方向と一

致する方向に頭部を維持するのに重要である．

B 半規管（回転加速度を感じる）

半規管は卵形嚢の背側にある半円形の管で，3個の管が互いに直角に配列されている（図15.7）．各管の一部分に膨大部があり，内に有毛細胞がある．その感覚毛は集まって平衡頂を形成している（図15.8B）．回転加速度が加わると管内の内リンパは慣性のために回転が遅れるので平衡頂が傾き，前庭神経にインパルスが発射される．

めまいは静止しているのにあたかも回転しているように感じる感覚で，迷路に異常刺激が加わったとき感じる．

> **Memo**
> めまいの大部分は前庭器や半規管の異常によって起こるが，起立性低血圧（いわゆる脳貧血）や降圧薬の効き過ぎなど，血圧の低下によってもめまいを生じる．また，脳梗塞や脳出血，特に小脳の梗塞や出血でしばしばめまいが主たる症状となる．

8 聴覚 audition

A 音の伝導

聴覚は 20〜20,000Hz（ヘルツ）の音振動に対する感覚で，聴器は外耳，中耳，内耳からなる．このうち音の受容器は内耳の蝸牛管の有毛細胞であり，外耳や中耳は音を受容器までに伝える伝導器である．音振動は外耳道→鼓膜→耳小骨→前庭階を経て受容器に伝えられる．

B 中耳

鼓膜によって外耳と境される．中耳は空気で満たされており，耳管（eustachi管）を通って鼻咽頭につながる．ツチ骨，キヌタ骨，アブミ骨の3個の耳小骨があり，鼓膜に加わる音圧は増強されて内耳に伝えられる．

> **Memo**
> 鼓膜から耳小骨にかけての音の伝導が障害されて生じる難聴を伝音難聴，内耳以降が障害されて生じる難聴を感音難聴と呼ぶ．

C 内耳

1 蝸牛

ヒトの蝸牛は 2・3/4 回転のらせん状の管で，断面では3室に分かれる（図15.9）．

①前庭階：前庭窓が中耳に開いておりアブミ骨の振動を受けている（図15.10A）．前庭膜（Reissner膜ともいう）によって蝸牛管と境される．

②蝸牛管：音刺激を受容する．受容器は基底板の上にあるコルチ Corti 器（らせん器）で，1列の内有毛細胞と3列の外有毛細胞が並びその上に蓋膜がかぶさっている．

③鼓室階：蝸牛窓が中耳に開いており，蝸牛管内の音圧は鼓室階を経て蝸牛窓から中耳に放散される（図15.10A）．

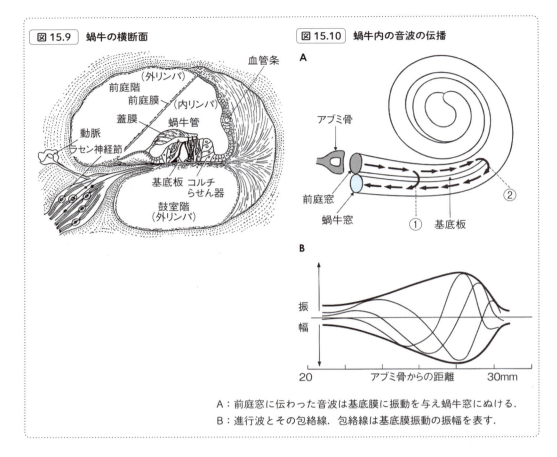

A：前庭窓に伝わった音波は基底膜に振動を与え蝸牛窓にぬける．
B：進行波とその包絡線．包絡線は基底膜振動の振幅を表す．

2 進行波

音波はアブミ骨から前庭窓を経て蝸牛管に伝えられる．基底板が振動し，有毛細胞の聴毛と蓋膜との間にずれが生じ有毛細胞が刺激される．

基底板の振動は前庭窓から蝸牛の頂に向かって伝わっていく．進行波である．進行波の包絡線の振幅が最大のところにあるコルチらせん器が最も強く刺激される（図 15.10B）．

3 骨伝導

振動する音叉を頭蓋骨にあてるときは，頭蓋骨の振動が外耳や中耳を通ることなく直接コルチらせん器を振動させ，音を聴くことができる．骨伝導という．

中耳に障害のあるとき，骨伝導は障害されている側によく聞こえる．中耳に放散される振動の圧が少なくなるからである（ウェーバーの音叉試験）．

D 聴覚の中枢経路

有毛細胞が基底板の振動によって興奮すると，これに接続している蝸

牛神経にインパルスが発射される．蝸牛神経は前庭神経と合流して内耳神経（第Ⅷ脳神経）となり延髄に入る．内耳神経核から，オリーブ核，外側毛帯，四丘体の下丘に達し，さらに内側膝状体を経て大脳皮質側頭葉の**聴覚野**に至る．これらの中継核において音の周波数分析がなされ高低が弁別される．たとえば，内側膝状体のある細胞は 2,000 Hz に対して最もよく反応し，別の細胞は 3,700 Hz に対して閾値が最も低いというように，それぞれの細胞が特定の周波数に対応している．

これらの聴覚の中継核は脳幹に存在する．クリック音を聞かせて脳幹から導出記録した誘発電位を**聴性脳幹反応** auditory brain stem response；ABR という．

> **Memo**
> 難聴の検査として脳波を記録しながら音を聞かせることによって，内耳，内耳神経核，オリーブ核，外側毛帯，下丘，内側膝状体，大脳皮質のどこに異常があるのかを調べることができる．場所の診断のみならず，話せない幼児の聴力検査や詐病の判定にも利用される．

E 聴覚の性質

1 音の強弱

音の強弱によって蝸牛神経に発射されるインパルスの頻度が変わる．強い音のときはインパルスの頻度が増す．音刺激の弁別閾 $\Delta I / I$ は 0.1 である．

2 音の高低

進行波の包絡線の振幅は，高い音に対してはアブミ骨に近い基底板のところで最大になり（**図 15.10A ①**），低い音に対しては蝸牛管の頂上に近い基底板のところで最大になる（**②**）．音の高低によって基底板の振幅が最大になる場所が異なるということが，高低の弁別の第一段階である．

訓練された人は，1,000 Hz と 1,003 Hz とを弁別することができる．

3 音色

音のねいろは種々の高さの単位振動が種々の割合でまざり合った結果生ずるもので，単位振動についての性質ではない．蝸牛では複雑な音を単位振動に分解している（**オームの法則**）．したがってそれらの単位振動によって発射されるインパルスが聴覚野に達し，そこで生じた感覚が合成されて，"ねいろ"の感覚が生ずる．

F 聴力と聴野

1 可聴周波数

健常若年者の**可聴周波数**は 20 ～ 20,000 Hz であり，そのうち特に，1,000 ～ 3,000 Hz の音刺激は閾値が低い．これは正常の会話音の範囲である．

2 聴野

聴力，すなわち聴覚の閾値を測定するには，種々の振動数の音を任

> **Memo**
> 聴力は加齢とともに低下するが，特に目立つのが高音域の低下である．1,000 Hz 以上の高温の聴力が低下し，個人差が大きいが70歳では 10,000 Hz での聴力は若年者の 1/3 程度となる．

意の強さで取り出すことのできる装置が用いられる．オージオメータ audiometer という．いろいろな周波数のもとで音として聴くことのできる音圧の最大値と最小値を求めるとき，それらに囲まれる範囲を**聴野**という（図15.11）．健常若年者について，1,000 Hz の音を聞くことのできる最小の実効音圧は，0.0002 dyne（ダイン）/cm² である．

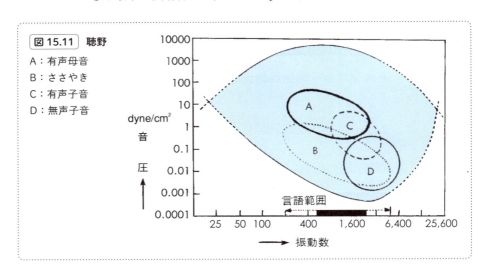

図15.11 聴野
A：有声母音
B：ささやき
C：有声子音
D：無声子音

[3] 聴力図

健常若年者について，各振動数の音に対する閾値を測定しておいてこれを基準（ゼロ dB）にとる．患者について，オージオメータを使って各振動数の閾値を測定し，基準との差を聴力損失として求める．このような測定の操作をオージオメトリー audiometry といい，得られたグラフを**聴力図** audiogram という（図15.12）．

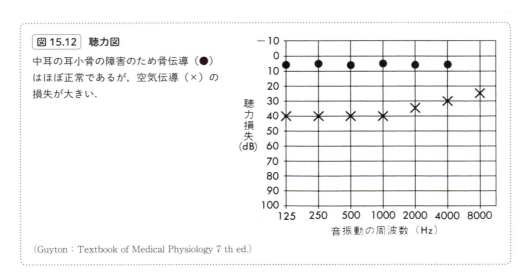

図15.12 聴力図
中耳の耳小骨の障害のため骨伝導（●）はほぼ正常であるが，空気伝導（×）の損失が大きい．

(Guyton：Textbook of Medical Physiology 7 th ed.)

4 デシベル dB

音の強さを相対的に表すのにデシベル dB の単位が用いられる.

$$\text{dB} = 10 \log \frac{試験音の強さ}{基準音の強さ} = 20 \log \frac{試験音の圧}{基準音の圧}$$

で表される. 基準音圧を 0.0002 dyne/cm² に設定すると, 0.02 dyne/cm² の音圧の音は,

$$20 \log_{10} (0.02/0.0002) = 40 \text{ dB}$$

である. 市街騒音は 40 〜 80 dB, 雷鳴は 120 dB に達する.

9 視覚 vision

眼球は頭蓋骨の眼窩に納められて保護されている. 次の 3 層の膜に包まれている.

① 眼球線維膜（強膜, 角膜）：外側にあり保護.
② ブドウ膜（脈絡膜, 毛様体, 虹彩）：色素, 血管に富む.
③ 網膜：視覚受容器があり, 視神経が入っている.

眼球内には水晶体があり, その前は眼房水, 後は硝子体で満たされている（図 15.13）.

> **Memo**
> 眼房水の排出障害によって眼房圧が上昇してしまうのが緑内障である. 圧力の上昇によって網膜が圧迫され, 失明の原因となる. 失明の原因疾患としては緑内障が第 1 位であり, 糖尿病性網膜症が第 2 位である.

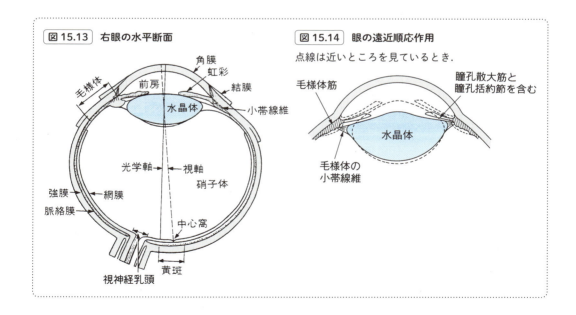

図 15.13 右眼の水平断面

図 15.14 眼の遠近順応作用
点線は近いところを見ているとき.

A 眼の遠近順応

ピントを合わせるにはカメラや双眼鏡, 顕微鏡の場合はレンズを前後に動かす. 眼では水晶体をふくらませたり, 扁平にしたりして焦点距離

> **Memo**
> 眼の調節力は最も早く老化が始まる機能であり，5～10歳をピークとして10歳代前半から老化が始まる．但し，老眼として自覚されるのは調節力がかなり低下して日常生活に支障を来すようになってからである．

を変える（図15.14）．これを眼の遠近順応作用という．これによって眼は無限遠の点から，眼前10～15 cmの点までピントを合わせることができる．すなわち，眼の遠点は無限遠であり，近点は約10 cmである．近点に順応するときは毛様体筋が収縮し，水晶体に付着している小帯線維が弛緩するので，水晶体は自己の弾力でふくらみ，焦点距離が短くなる．

B 眼の屈折力

レンズの屈折力はそのジオプトリー（D），すなわち焦点距離（単位，m）の逆数で表される．たとえば焦点距離2 mのレンズの屈折力は0.5ジオプトリーである．水晶体の焦点距離は約17 mmであるから眼の屈折力は約58 Dである．

眼の遠近順応力（A）は近点にピントを合わせたときの屈折力と遠点にピントを合わせたときの屈折力との差として表される．すなわち

$$A = \left[\frac{100 \text{ cm}}{\text{近点 cm}} - \frac{100 \text{ cm}}{\text{遠点 cm}} \right] = \left[\frac{100}{10} - \frac{100}{\infty} \right] = 約 10D$$

で示される．この値は年齢と共に減少していく．近点が遠くなるのである．

屈折の異常には以下のものがある．
① 近視：無限遠の点の像が網膜より前に結ぶ．眼軸が長すぎるか，水晶体の曲率が大きすぎる．凹レンズで補正する．
② 遠視：無限遠の点の像が網膜より後に結ぶ．ある程度遠近順応力で補正できるが，凸レンズで補正する．
③ 老視：老人性変化により水晶体の弾力が失われ，近点が遠くなっている．近くを注視するとき凸レンズを用いる．
④ 乱視：角膜の曲率が水平方向と垂直方向とで異なる．円柱レンズで補正する．

C 網膜

網膜は8層の細胞層からなる．最外層に光の受容器である錐体および杆体があり（図15.15），波長380～720 μmの光を感じる．その内側（硝子体に接する側）に神経細胞の層があり，それから出る神経線維が集まって視神経（第Ⅱ脳神経）となり，脳に入っている．
- 杆体：網膜のほぼ全体にあるが中心窩には存在しない．光に対する感度が非常に高く，暗所で機能する．視物質はロドプシンで，ビタミンAから合成される．
- 錐体：中心窩に密集している．光に対する感度は低く，明所で機能

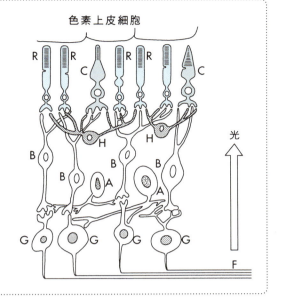

図 15.15　網膜の細胞層
R：杆体
C：錐体
H：水平細胞
B：双極細胞
A：アマクリン細胞
G：神経節細胞
F：視神経線維（100万本ある）

する．物体の形，長さ，角や縁などの認知にたずさわる．白色光に反応する細胞だけではなく，特定の波長，たとえば，445 nm（青），535 nm（緑），570 nm（赤），の一つにのみ反応する視物質（イオドプシン）を含む細胞があり，色覚の形成に関与する．

E　視覚の性質

1　視力と視野

▶ a » 視角

空間の2点と眼とを結ぶ線のはさむ角をいう．

▶ b » 視力

2つの点を2つの点として区別して見ることのできる最小の視角をいう．1つの点があるかないかを見分ける力ではない．最小視角（分）の逆数が視力である．

円に切れ目があり，切れ目の隙間は正方形，円の外径が切れ目の5倍であるような環を**ランドルト環** Landolt ring という．この環を5 m離れた位置から見る．たとえば，外径が7.5 mmの環で1.5 mmの切れ目を見出すことのできるとき，切れ目を見る視角は，視角 = 360 × (1.5/2π・5,000) ≒ 1/60（度）= 1（分）となり，視力は1.0である．

▶ c » 中心窩

網膜上で最も視力の鋭敏なところは**中心窩**である．この部は錐体の分布密度が高い．周辺にいくにつれて錐体の分布密度は著しく低下し，これとほぼ平行して視力も低下する．

> **Memo**
> 視野は子どもでは狭く，成長とともに拡がるが，加齢によって再び狭くなっていく．子どもと老人に交通事故が多い理由の一つとも考えられている．

▶ **d » 視野**

眼球を固定したまま見うる範囲が視野で，色によって異なる（図15.16）．

▶ **e » 盲斑**

網膜のうち視神経の出ていく視神経乳頭の部分には錐体も杆体もないので視覚が起こらない．そのため視野に欠損を生ずる．これをマリオットの盲斑という．

▶ **f » 眼底**

検眼鏡を使って被検者の網膜をみることができる．検眼鏡で見える部分を眼底という（図15.17）．体内の血管を無侵襲で見ることのできる唯一の場所である．

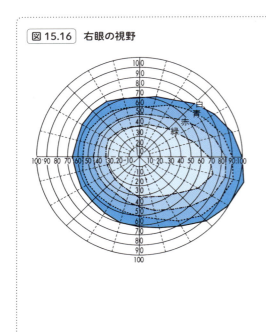

図15.16 右眼の視野

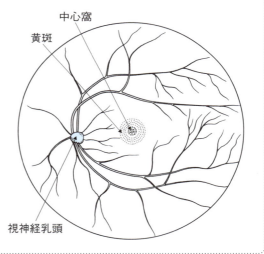

図15.17 検眼鏡による眼底の血管像（左眼直像）

血管の出るところには直径約1.5 mm の視神経乳頭がみえる．その耳側の直径2 mm が黄斑で，暗くみえる黄斑の中心部が中心窩でさらに暗い．錐体の密度が高い部位である．

▶ **g » 半側視野欠損**

視神経はその半数が左右交叉し半数は交叉しないで脳に入るため，視覚の経路の途中種々の部位で障害が起こると種々の半側視野欠損（半盲ともいう）が起こる（図15.18）．

2 網膜の明暗順応

明るいところから暗い部屋に入ると，始めはなにも見えないが暫くすると見えるようになる．網膜にある視細胞の光に対する感度が高まるからでこれを暗順応という．逆に明るいところに出ると眩しく感じるがやがて馴れる．視細胞の感度が低下するからで，明順応という．

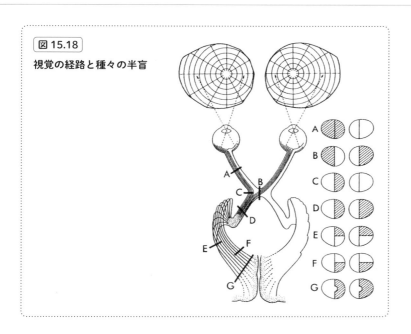

図15.18 視覚の経路と種々の半盲

　視細胞には錐体とそれより感度の高い杆体の2種類があり，全体としては著しく高いところから低いところまで（10万倍以上）感度を変えることができる．明るいところでは錐体のみが興奮するが，暗いところでは錐体自身の感度が良くなるばかりでなく，それより感度の高い杆体が興奮するようになる．

3 網膜電図　electroretinogram；ERG

　角膜表面に関電極を，頭部皮膚に不関電極を置いて，網膜に2～3秒間光を照射すると，角膜をプラスにした電位を記録することができる（図15.19）．

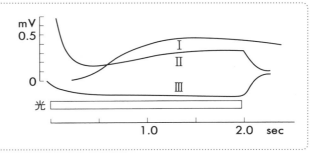

図15.19 ERG（ネコの暗順応眼）
角膜側がプラスで上向きのふれである．Ⅰは色素上皮細胞の，Ⅱは双極細胞やアマクリン細胞の，Ⅲは視細胞の電位変化を表している．

4 色覚

　明るいところでは色の感覚が生じる．錐体には青，緑，赤，のそれぞれに最もよく感じる3種があり，3種の錐体がいろいろな割合で刺激されることによって色覚が形成される（図15.20）．

- **色覚多様性**：色覚は個人差が大きい．赤色と緑色の区別がつきにく

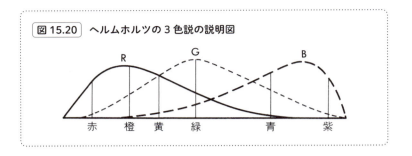

図15.20 ヘルムホルツの3色説の説明図

い人など，様々なパターンがある．
- 夜盲症：杆体機能低下，ビタミンA不足などによる．網膜色素変性症は，杵体の変性が最初に発現する疾患で，夜盲と視野狭窄が主症状である．

F 両眼視

1 眼球の収束と発散

眼球は6本の筋によって自由に回転できる．両眼で近くの物を見るときは，両眼の網膜上の対称の位置にその像が生ずるように眼球が内側に回転する．これを眼の**収束**または**輻輳**（ふくそう）という．遠方の物を見るときは収束の程度が減少する．これを眼の**発散**または**開散**という．このような統合された眼球運動は中脳の働きによる．

無限遠を見ているとき両眼の視軸が平行にならない状態を**斜視**という．

2 立体視覚

単眼視でも経験によって不確実ながら物体の奥行きがわかる．しかし両眼視のとき完全になる．立体を見るとき左右の網膜に結ばれる像は必ずしも等しくない．左右の網膜上の像の差異が奥行きとして認められ，立体感が生じる．

G 眼に関する反射

1 対光反射

外界が明るくなると瞳孔は縮小し，暗くなると散大する．片眼だけに光を入れた時，その眼で起こるのが**直接性瞳孔反応**，反対側の眼で起こるのが**共感性瞳孔反応**である．また，瞳孔は交感神経が興奮すると散大し，副交感神経が興奮すると縮小する．

2 眼瞼反射と角膜反射（瞬目反射）

物体が眼に向かって急速に近づくとき，あるいは角膜が刺激されると眼瞼が閉じる．

Memo
これらの眼に関する中枢は中脳（脳幹）にあるため，脳幹の機能停止を確認する脳死の判定項目となっている．

3 輻輳反射
近くの物を注視するとき，両眼が内側に寄ると同時に縮瞳する．
4 眼球の共役運動
左右の眼球は常に同じ方向を向くように反射的に調整されている．

眼に関する反射の中枢は中脳にある．

復習問題	以下の文章が正しければ○を，誤りであれば×を記入しなさい．	
1	痛覚は順応しやすく，触覚は非常に順応しにくい．	
2	皮膚感覚の感覚点の分布密度は痛点が最も高い．	
3	味覚は甘味，酸味，苦味，塩味，うま味の5種類である．	
4	半規管は回転加速度を感知する．	
5	音の高低は蝸牛神経に発射されるインパルス頻度によって判別される．	
6	眼の遠近順応は水晶体の位置を前後に動かすことによって調節される．	
7	錐体は中心窩に密集して存在し，色覚を生じる．	
8	杆体の視物質であるロドプシンはビタミンAから合成される．	
9	明暗順応には瞳孔径の大きさの変化が最も大きく寄与する．	
10	大脳皮質視覚野は後頭葉にある．	

➡解答はp.216

16 筋収縮

1 筋の種類

筋は線維状の筋細胞の集まりで次の種類がある（表16.1）．

表16.1 筋の種類

	骨格筋	心筋	平滑筋
横紋	有	有	無
筋線維の長さ	2〜20 cm	100 μm	100 μm
筋線維の太さ	50〜100 μm	10〜20 μm	2〜10 μm
単収縮の持続時間	0.1秒	0.5秒	1〜10秒
興奮の伝導速度	2〜4 m/sec	0.2〜0.4 m/sec	0.02〜0.04 m/sec
所在	腱により骨格に付着	心臓壁	内臓，血管，皮膚
神経支配	運動神経	自律神経	自律神経
機能	随意運動	周期的拍動（自動性あり）	自律運動（自動性あり）

2 骨格筋の微細構造と滑走説 sliding theory

1 筋線維と筋原線維

骨格筋，心筋は多数の**横紋筋細胞**からなる．筋細胞は直径に比して長いので**筋線維**とも呼ばれる．線維の表面は細胞膜におおわれており，内部には長軸方向に**筋原線維**が並び，その間を核，筋形質，小胞体，ミトコンドリアなどが満たしている．

横紋筋と呼ばれるのは筋線維に明暗の横じまがあるためで，明帯をI帯，暗帯をA帯ともいう．I帯の中央にZ膜と呼ばれる仕切りがある．Z膜から隣りのZ膜までを**筋節**（サルコメア）という（図16.1）．筋節は横紋筋の形態上の単位である．

2 フィラメント

筋原線維はさらに太いのと細いのとの2種類のフィラメントからなる．各フィラメントは長い鎖状タンパク質分子の束である（図16.2）．太いフィラメントは**ミオシン**というタンパク質からなり，細いフィラメントは主に**アクチン**というタンパク質からなり，ところどころに**トロポニン**

> **Memo**
> 骨格筋線維は多核の細胞である．また，骨格筋は生後は細胞分裂能を失っている．このため，筋の肥大は筋線維の数が増えるのではなく，筋原線維の数が増えて1本1本の筋線維が太くなることによる．

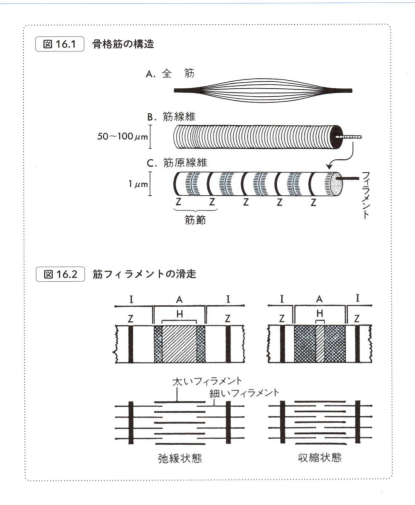

図 16.1 骨格筋の構造

図 16.2 筋フィラメントの滑走

およびトロポミオシンというタンパク質がついている．

③ フィラメント滑走説

　筋線維の短縮は太いフィラメントと細いフィラメントとが結合し互いに滑走し合って行われる．これを**フィラメント滑走説**という．滑走の結果，Ⅰ帯は短くなるがA帯の長さは変わらない（図16.2）．

3 興奮収縮連関 excitation-contraction coupling

　筋収縮において認められる，活動電位の発生から筋の収縮に至るまでの一連の過程を，**興奮収縮連関**という．

① 活動電位の発生と伝導

　筋の細胞膜に活動電位が発生すると，その電位変化は**横行小管（T管）**を伝わって筋線維の内部まで伝導する．横行小管は，A帯とⅠ帯との境界部で細胞膜が小管となって筋の内部に入りこんでいるもので，筋の内

部で筋小胞体と接している.

2 Ca^{2+}の放出

横行小管の電位変化により筋小胞体に変化が起こって，内部に蓄えられていたCa^{2+}が筋内のフィラメント周辺に放出される.

3 フィラメントの滑走

筋内のCa^{2+}濃度が高まるとミオシンからなる太いフィラメントの頭部が，アクチンからなる細いフィラメントに結合する．これを **連結橋 cross bridge** という．連結橋がATPを分解して首振り運動をすることによって太細2種のフィラメントは滑走を始める．静止状態のときは細いフィラメント上にある トロポニンおよびトロポミオシン が協同してアクチンとミオシンが反応することを抑制している.

Ca^{2+}が筋小胞体から放出されると，そのCa^{2+}はトロポニンに結合し，トロポミオシンと協同して行っていたトロポニンの抑制作用が除かれるので，アクチンとミオシンの反応が開始される．Ca^{2+}が再び筋小胞体に取り込まれると，トロポニン，トロポミオシンによる抑制が再び回復し，収縮は止まり，筋は弛緩する．Ca^{2+}は筋の収縮弛緩の調節因子である.

4 単収縮 twitch と強縮 tetanus

単一刺激による収縮を **単収縮** といい，2刺激以上の反復刺激による収縮を **強縮** という．強縮の場合，収縮の大きさは単収縮のそれよりも大きい．これを **収縮の加重** という．刺激頻度が少ないときは収縮曲線はギザギザの不完全強縮となるが，刺激頻度が十分多ければ滑らかな完全強縮になる（図16.3）．しかし活動電位は刺激頻度が大でも加重することはない.

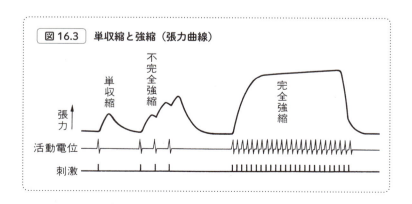

図16.3 単収縮と強縮（張力曲線）

心筋は不応期が長いために加重が起こらず，したがって強縮がえられない．心臓は収縮した後には必ず弛緩・拡張して，中に血液を貯める必

Memo
トロポニンとトロポミオシンはアクチンのミオシン結合部位を覆い隠すように存在することでアクチンとミオシンの反応を抑制している．トロポニンにCa^{2+}が結合すると，分子構造変化によってトロポニンとトロポミオシンの位置がずれ，ミオシン結合部位が露出されるために，アクチンとミオシンの反応が起こる.

Memo
日常生活における筋収縮のほとんどは強縮である．単収縮は一瞬のまばたきや小指などがピクッとけいれんするような場合にのみみられる.

要があるからである．心筋が強縮を起こしてしまうと血液の拍出ができなくなってしまう．平滑筋は逆に収縮の経過が遅いので完全強縮のような滑らかな収縮をする．

5 等張力性収縮と等尺性収縮

A 等張力性収縮　isotonic contraction

筋の一端を固定して他端に負荷をかけると収縮中の張力は一定になる．この収縮を**等張力性収縮**という．筋は短縮するので短縮曲線がえられる（**図 16.4**）．短縮量および短縮速度は負荷が大きいとき減少する．また，短縮速度は単収縮で最大に達し，強縮になっても増大することはない．

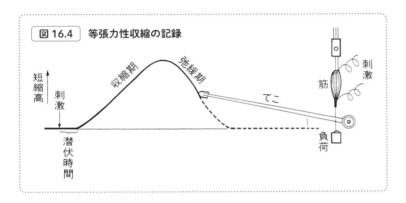

図 16.4　等張力性収縮の記録

短縮量と負荷との積から，筋のなした仕事が計算できる．

仕事 = 負荷 × 短縮量

単収縮についての仕事はある程度負荷が大きいとき最大になる．

負荷の大きさをグラフの横軸に，短縮速度を縦軸にとって負荷と短縮速度との関係を求めると，直角双曲線の関係にあることがわかる．

単位時間になされる仕事，すなわち，（仕事率）＝（負荷）×（短縮速度）の値は負荷が最大張力の約 1/3 の時に最大になる．つまり，その筋のもつ最大収縮力の約 1/3 の力を発揮して運動するとき，仕事率が最大になり大きい仕事がなされることになる．

B 等尺性収縮　isometric contraction

筋の両端を固定して収縮する場合を**等尺性収縮**という．この場合筋は短縮できないが固定した両端に張力がかかるので，張力の経過を観察することができる．種々の長さに筋を固定して刺激を加え，そのつど発生する張力を測り，筋の長さと張力の関係をグラフにしてみると**図 16.5**の点線のようになる．これを**張力─長さ曲線**という．筋は生体長（生体

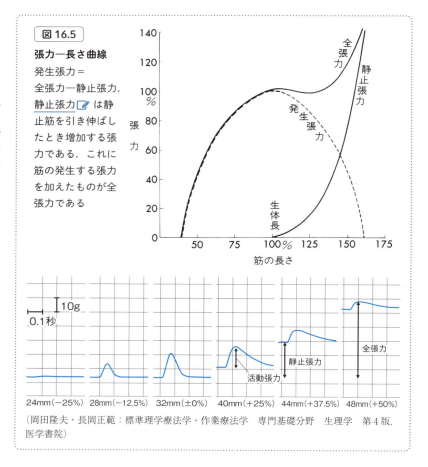

図 16.5 張力—長さ曲線
発生張力＝全張力－静止張力．静止張力は静止筋を引き伸ばしたとき増加する張力である．これに筋の発生する張力を加えたものが全張力である

Memo
静止張力とはゴムひもに重しをかけると伸びるように，筋をある長さまで伸展するのに要する力のことである．

（岡田隆夫・長岡正範：標準理学療法学・作業療法学 専門基礎分野 生理学 第4版．医学書院）

内にある時の長さ）において最大の張力を発生しうることがわかる．最大筋力は筋の横断面積に比例し約 5 kg 重 /cm² である．

筋の長さが生体長より長い時，発生張力が減少するのは，図 16.2 の筋フィラメントの配列において，太いフィラメントと細いフィラメントの重なり合う部分が減少してミオシンとアクチンとが結合する部が少なくなるからである．

C 生体で行われる筋収縮

図 16.6A のように台の上に腕を置き，手のひらに 0.5 kg の物体を乗せてこれを持ち上げる．上腕や前腕の屈筋にかかる力は常に 0.5 kg 重（腕の重さは考えない）であり，上腕二頭筋はこの物体を持ち上げて短縮する．これが**等張力性収縮**である．

図 16.6B のように物体が重いときは，上腕二頭筋は収縮して力を発生するが短縮することができない．これが**等尺性収縮**である．

生体内の筋運動は 2 つの型の収縮の混合である．

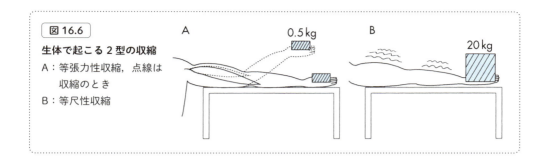

図 16.6　生体で起こる2型の収縮
A：等張力性収縮，点線は収縮のとき
B：等尺性収縮

6 筋の疲労

A 疲労曲線

生体から取り出した筋に反復刺激を加える．刺激頻度を毎秒1回くらいにして各単収縮が分離されるようにする．筋は次第に疲労して単収縮が減弱していく．これを**疲労曲線**という（図16.7）．

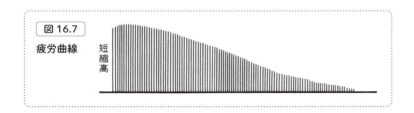

図 16.7　疲労曲線

B 生体の筋疲労

筋運動中に起こる筋の疲労の原因は複雑である．長く病床にあった人が起き上がって歩き始めるときなどは心理的要因が大きい．

運動を続ける時，骨格筋の収縮弛緩が静脈を圧迫したりゆるめたりするので血流量が増加する（**筋ポンプ**）．また，産生されるCO_2や代謝産物は細動脈や細静脈に直接作用してこれを拡張し，やはり血流量が増加する．そのために，O_2の供給とCO_2の除去は十分になされることになる．さらに運動を続ける時，骨格筋の収縮活動にともなうO_2消費量の増加が血液循環量の増加によっても補うことができなくなると，O_2の供給不足とCO_2の蓄積が起こり，それが痛覚神経を刺激して疲労感よりも痛みを覚えるようになる．

最大努力運動の初期に起こる収縮力の低下は，神経筋伝達が一部遮断されるためである．

血液循環量が不足して無酸素的条件になると，ピルビン酸は乳酸脱水素酵素の働きにより乳酸に還元されて筋細胞内に蓄積する．H^+は筋小胞体からのCa^{2+}放出を抑え，またCa^{2+}と拮抗してアクチンとミオシン

Memo
姿勢の維持に働く背筋などは遅筋（p.200参照）と呼ばれ，収縮速度は遅いが疲労しにくい．一方，手指の筋や顔面の表情筋などは速筋で，収縮速度は大きいが疲労しやすい．

の結合反応を抑え，収縮力を減弱させる．

C 運動中のエネルギー補給

以下の過程で補給が行われる．
① まず骨格筋内の貯蔵グリコーゲンが消耗する．
② 肝臓において，グリコーゲンが分解されてグルコースが血液中に放出され，骨格筋に供給される．
③ さらに運動を続けると，グルコース消費量は供給量を上まわって血糖が低下する．不足分は脂質の分解によって補われる．

7 筋収縮時の化学変化

筋肉の収縮に必要なエネルギーはATPの分解によって供給される（☞ p.119, 図10.1）．

A ローマン反応

ミオシンにはATP分解酵素；ATPase作用がある．ATP分解によって生じたADPは，クレアチンリン酸（CP）からリン酸（P）をえてATPとクレアチン（C）に戻る．すなわち図16.8のようになる．

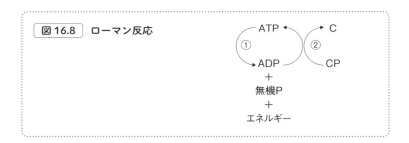

図16.8 ローマン反応

②をローマン反応という．この反応は酸素供給がなくても行われる．**無酸素的ATP合成反応である**（図16.9①）．結局筋収縮中はATPの量は変わらずCPが減少してCが増すことになる．ただ，CPの分解によって生じるATPの量はせいぜい50回の単収縮を可能にするに過ぎない．

筋運動が激しいときはローマン反応だけでATPを十分供給できない．このときは蓄えられているグリコーゲンの分解とこれに続くグルコースの解糖によってATPを合成する．解糖の経過はO_2の供給が十分なときとそうでないときでは異なる．

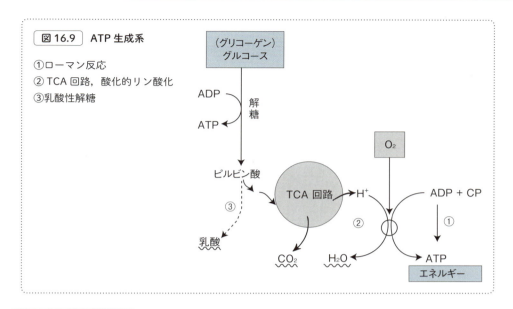

図 16.9　ATP 生成系
① ローマン反応
② TCA 回路，酸化的リン酸化
③ 乳酸性解糖

B　有酸素的条件

O_2 供給が十分ならば解糖の結果生じたピルビン酸は TCA 回路に入り（☞ p.120, 図 10.2），酸化的リン酸化反応によって，1 分子のグルコース分解により 2 + 6 + 30 = 38 分子の ATP を生じる．結局グルコースは完全に CO_2 と H_2O とに分解される（図 16.9 ②）．

C　無酸素的条件（乳酸性解糖）

O_2 供給のないときは TCA 回路が回転できず，ピルビン酸は乳酸になる．このときは解糖の途中で 2 分子の ATP を生じるだけである（図 16.9 ③）．

したがって O_2 のあるときは，O_2 のないときに比べて 19 倍も多量の ATP を合成できる．

D　ATP の二重作用

ATP は筋収縮の直接のエネルギー源であって，生体内で 1 モルの ATP が分解されるとき，11.5 kcal のエネルギーが遊離される（☞ p.118）．

ATP はまたそれ自身筋を弛緩させる作用をもつ．ATP と Mg^{2+} があり，Ca^{2+} 濃度が 10^{-6} モル以下のときは筋は弛緩し，Ca^{2+} 濃度が増すと筋は収縮する．もし，筋細胞内の ATP 濃度が低下すると ATP の弛緩作用が除かれて，筋は Ca^{2+} 濃度が低くても非可逆的な収縮状態になる．**死体硬直** rigor mortis はミトコンドリアにおける ATP 産生が停止し，細胞質の ATP が消失することによって起こる．

8 熱産生

　骨格筋は運動器官であるだけではなく熱産生の最も大きい器官であり，体温調節のための重要な役割を果たしている．寒い時にふるえ❏が起こるのは，筋運動によって熱産生を高めるような調節機構が働くからである（☞ p.125）．骨格筋は熱機関ではないから，収縮中になされる機械的仕事と産生される熱量との和は一定でなく，筋の長さや負荷の大きさによって遊離される総エネルギー量は変化する．

> **📝 Memo**
> 通常の筋収縮では伸筋が収縮するときは屈筋が反射的に弛緩し，屈筋が収縮するときには伸筋が弛緩する．しかしふるえは屈筋と伸筋に同時に収縮が起こるため，効率よく熱産生を増加させることができる．

9 速筋と遅筋

　骨格筋には，収縮の速度は低いが持続的で姿勢の保持と調整に関与する**遅筋**（たとえばヒラメ筋）と，速やかで繊細な運動をつかさどる**速筋**（たとえば外眼筋）とに区分される（**図 16.10**）．

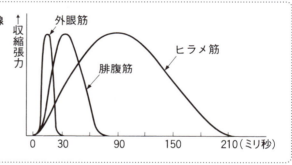

図 16.10 3 種類の骨格筋の単収縮曲線
横軸：刺激からの時間
縦軸：収縮張力の強さ，相対値

> **📝 Memo**
> 速筋が白筋，遅筋が赤筋と呼ばれることは魚の肉の色を思い起こせば理解しやすい．タイやヒラメなどの白身の魚は近海に住み，動きは素早いが長距離は泳げない．一方，マグロやカツオなどの赤身の魚は素早い動きは苦手だが，長距離を泳ぎ続けることができる．

　ミオシンはアクチンと結合して収縮力を発生するとともに，ATP 分解酵素作用をもつ．ミオシンの ATP 分解酵素の活性は収縮の速度と密接に関連していて，活性の強い酵素をもつミオシンを含む筋肉は敏速に収縮する．ATP 分解酵素，解糖や酸化的リン酸化の化学反応に基づいて，骨格筋は 3 型に分類されている（**表 16.2**）．Ⅰ型は遅筋に，ⅡB型は速筋に相当する．ヒトではⅡA型は少ない．Ⅰ型筋は**赤筋**❏，ⅡB型筋は**白筋**❏とも呼ばれる．Ⅰ型筋は収縮は遅いが疲労し難く，ⅡB型筋は敏速に収縮するが疲労しやすい．

表16.2 骨格筋の型

	I	IIA	IIB
直径	中間	小	大
ミオシンのATP分解酵素活性	弱	強	強
筋小胞体のCa結合能	中間	高	高
解糖系	中間	高	高
酸化系	高	高	低
毛細血管の発達	多	多	少
ミオグロビン含量	多	多	少
支配運動神経細胞	中間	中間	大

10 心筋と平滑筋

骨格筋, 心筋, 平滑筋, の性質の相違は**表16.1**（☞p.192）に示される. それぞれの性質は以下の通り.

A 心筋

① 心筋は骨格筋と同じく**横紋筋**である.
② 自発的に興奮をくり返している. 活動電位の持続時間は長く（0.2〜0.3秒）, 平坦部（プラトー電位）をつくっている. 収縮弛緩の速度は骨格筋の1/10であり遅い.
③ **機能的合胞体**：1個の心筋細胞と隣の細胞との間には細胞膜が互いに癒合している部分があり, この部をギャップ・ジャンクション gap junction という（**図16.11**）. ギャップ・ジャンクションは電気

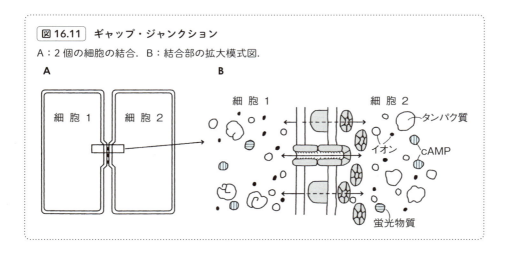

図16.11 ギャップ・ジャンクション
A：2個の細胞の結合. B：結合部の拡大模式図.

抵抗が低いので活動電位が隣の細胞に伝導し，また小孔が開いていて小さい分子の物質は隣接の細胞との間を相互に移動する．このような細胞群はあたかも1個の細胞と同じようにふるまうので，これを機能的合胞体という．
④不応期が長いため強縮が起こらない．

B 平滑筋

① 消化管，動脈，子宮，尿管，膀胱，眼の毛様体，気管支周囲，などの組織をつくる．横紋は認めない．
② しばしば自発的に興奮をくり返す．収縮弛緩の速度は心筋の1/10であり，さらに遅い．
③ 心筋と同じく，細胞と細胞との間はギャップ・ジャンクションで連絡され，機能的合胞体を形成する．
④ 血管，消化管，膀胱などの袋の形の器官では，壁に加わる内圧は均一である．ギャップ・ジャンクションを通って興奮が伝導するので平滑筋の収縮は広い範囲に起こり，内腔の圧力上昇に対抗する張力が均一に維持される．

Memo
平滑筋の収縮もアクチンとミオシンとの間での反応によって起こるが，Ca^{2+}結合タンパクはトロポニンではなくカルモジュリンと呼ばれるタンパク質である．

復習問題

以下の文章が正しければ○を，誤りであれば×を記入しなさい． ➡解答はp.216

1	心筋には横紋が認められる．	
2	骨格筋の収縮はトロポニンにCa^{2+}が結合することによって開始される．	
3	筋の短縮は太いフィラメントの短縮によってもたらされる．	
4	心筋は容易に強縮を起こすことができる．	
5	等張力性収縮では短縮曲線が描記される．	
6	骨格筋の静止張力は生体長で最大となる．	
7	筋肉の収縮に必要なエネルギーはATPの分解によって供給される．	
8	筋に対する酸素供給が充分にないと，ピルビン酸は乳酸となって蓄積する．	
9	ATPには筋を弛緩させる作用がある．	
10	速筋は収縮速度が大きく，疲労しにくい．	

17 筋運動

1 脊髄反射

反射中枢が脊髄にある反射を**脊髄反射**という．

A 伸張反射

筋紡錘を受容器としそれと同じ筋を効果器とする反射である．

1 筋紡錘

筋紡錘は骨格筋の中で筋線維と並列にあり，その中に約10本の受容器と錘内筋線維を含む（**図17.1**）．受容器は中央の赤道部にあって，らせん形終末と散形終末の2種類が区別される．錘内筋線維は受容器の両端からつながり，細いγ運動神経線維（p.24，**表4.1**）の支配を受けている．筋が引き伸ばされるとその程度や速度に応じて受容器が興奮し，ⅠaとⅡの感覚神経にインパルスを発生する．

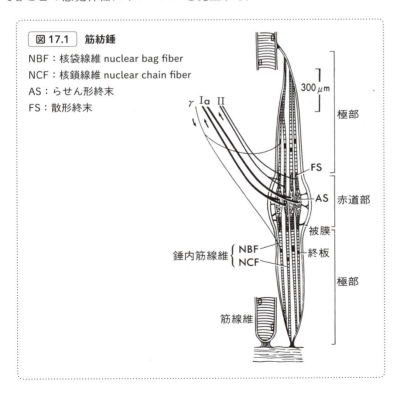

図17.1 筋紡錘
NBF：核袋線維 nuclear bag fiber
NCF：核鎖線維 nuclear chain fiber
AS：らせん形終末
FS：散形終末

2 伸張反射の経路

感覚神経のインパルスは脊髄に入り，引き伸ばされた筋を支配するα運動ニューロンに伝達される．α運動ニューロンの活動は筋を収縮する（図17.2②の経路）．

この反射は，筋が引き伸ばされるとその筋が収縮し筋の長さを一定に保つ働きをしている．伸筋と屈筋とが伸張反射によって一定の長さと緊張を保ち，関節がしっかりと固定されて姿勢が保持される．

3 γ運動神経線維の働き

γ運動神経線維が活動すると，筋紡錘の両端が収縮して中央の受容器を引き伸ばすので，筋全体が伸ばされなくてもⅠaやⅡの感覚神経はインパルスを発射する．つまり，γ運動ニューロンは受容器を張りつめた

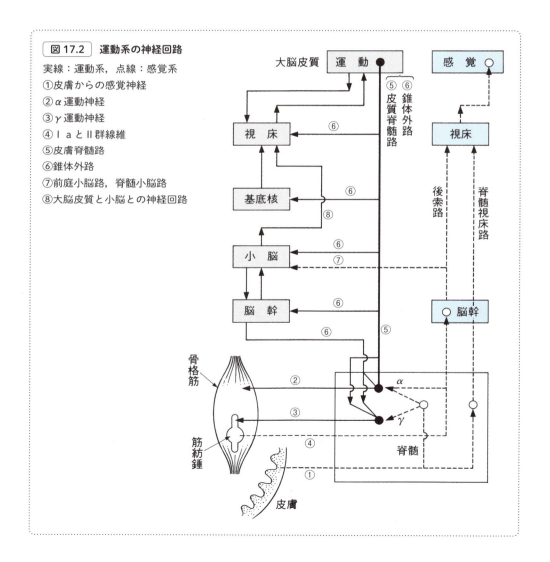

図17.2 運動系の神経回路
実線：運動系，点線：感覚系
① 皮膚からの感覚神経
② α運動神経
③ γ運動神経
④ ⅠaとⅡ群線維
⑤ 皮質脊髄路
⑥ 錐体外路
⑦ 前庭小脳路，脊髄小脳路
⑧ 大脳皮質と小脳との神経回路

状態にしてその感度を高くしているといえる．（**図 17.2** ③，④の経路）．しかも，γ運動ニューロンの活動は，大脳皮質運動野，大脳基底核，脳幹網様体，小脳から常に指令を受けて調節されており，運動を円滑にしている（**図 17.2** ⑤，⑥の経路）．

4 腱反射

膝蓋腱反射は伸張反射の例である．大腿四頭筋の腱をハンマーで叩くと筋が一時的に引き伸ばされ，同時にその筋紡錘も引き伸ばされて伸張反射が起こり，大腿四頭筋が収縮する．他に，アキレス腱反射，上腕二頭筋反射などが臨床に適用される．

5 固縮と痙縮

いずれも筋緊張が亢進した状態である．

- 痙縮 spasticity：静止状態では筋緊張の亢進はない．筋が引き伸ばされる間だけ緊張が高まり，そこで止めると筋緊張の亢進は止む．引き伸ばす速度に応じている．
- 固縮 rigidity：筋を引き伸ばしてその状態に止めている間も筋緊張が持続している．引き伸ばす程度に応じている．

> **Memo**
> 筋紡錘からの感覚神経であるIa線維は脊髄内で直接α運動ニューロンとシナプスを作り，筋の収縮を引き起こす．介在ニューロンを介さないこのような反射は単シナプス反射と呼ばれ，哺乳動物ではこの伸長反射が唯一の例である．

B 屈曲反射

上肢や下肢の皮膚が刺激されるとその屈筋が収縮して，痛み刺激から遠ざかる反射が起こる．これを**屈曲反射**という（**図 17.2** ①，②の経路）．皮膚からの求心性インパルスが脊髄に入り，介在ニューロンを経て屈筋を支配する運動ニューロンを興奮させ，同時に伸張反射を抑制する．シナプスを介する間に発散や収束の過程をくり返すので，痛み刺激が強くなると屈曲反射が他の肢にも広がり，刺激された肢のみならず四肢の屈筋群が体幹に向かって折りたたまれるようになる．

侵害的な刺激から四肢を遠ざけて身を護る反射という意味で**逃避反射**，**防御反射**ともいう．

C 相反神経支配　reciprocal innervation

屈筋が収縮するときは伸筋の運動ニューロンの活動は抑えられ，伸筋が収縮するときは屈筋の運動ニューロンの活動が抑えられる．このような運動神経支配様式を**相反神経支配**という．その結果，運動は円滑に遂行されることになる．筋紡錘の働きによる．

2 脳幹の反射

中脳，橋，延髄を併せて**脳幹**ともいう（☞ p.161）．脳幹には姿勢を維

持するための反射中枢が存在する．

1 緊張性迷路反射
イヌやネコが上を向くとき，前肢が突っ張り後肢が屈曲する．重力の方向に対する頭部の傾きが補正される．

2 緊張性頸反射
頸を左に向けると，左の肢が伸張し右の肢が屈曲して，ちょうど弓を引くときのような姿勢，また野球の捕球をするときの姿勢をとる（**図17.3**）．頸筋の筋紡錘の働きによる．頭部と体幹との位置関係が補正される．

運動時にはさらに高位の中枢である小脳，大脳基底核，視床，が姿勢の維持に関与している．ヒトでは視覚による調節が大きい．

3 自律神経系の運動
心筋，血管平滑筋，消化管平滑筋の収縮による内臓の運動は自律神経系によって反射的に調節される（☞6章，7章，9章）．

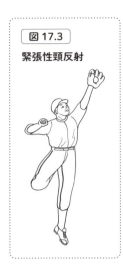

図17.3　緊張性頸反射

3 大脳基底核

A 構成

大脳皮質の下にある神経細胞体の集団で，運動機能に重要な役割を果たしている（図17.4，図17.5）．

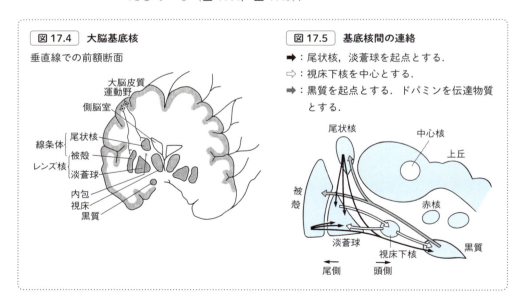

図17.4　大脳基底核
垂直線での前額断面

図17.5　基底核間の連絡
➡：尾状核，淡蒼球を起点とする．
⇨：視床下核を中心とする．
➡：黒質を起点とする．ドパミンを伝達物質とする．

尾状核，被殻，淡蒼球，視床下核，黒質からなる．このほかに，脳幹に近いところにある**赤核**を含めることがある．

尾状核と被殻とを併せて**線条体**といい，被殻と淡蒼球とを併せてレン

ズ核ともいう．黒質は緻密部と網様部とに区分されている．

B 大脳皮質との連絡

随意運動制御には，大脳皮質—大脳基底核—視床—大脳皮質の神経回路と，大脳皮質—小脳—視床—大脳皮質の神経回路とが重要である（**図 17.2**）．

大脳基底核は小脳と違って脊髄からの入力を受けない．尾状核，淡蒼球，黒質は大脳皮質の広い範囲から入力を受け，その出力は，①視床を介してもとの大脳皮質に戻る経路と，②脳幹に至る経路とがある．

①の神経経路によって，運動の量や持続時間が調節され，感情や情動を表現する運動が行われる．また，ある運動を計画したり，実行されつつある運動の意味を認識するなど，精神活動に関与する運動が遂行される．②の経路によって，歩行運動が円滑に行われる．

C 基底核の相互の連絡

基底核のニューロンは相互に神経線維を送って神経回路をつくっている．線条体 ⇒ 淡蒼球，淡蒼球 ⇔ 黒質の緻密部，黒質の緻密部 ⇒ 尾状核の経路がある（**図 17.5**）．ニューロンの多くはGABAを伝達物質とする抑制性ニューロンであるが，黒質緻密部から線条体へ至るニューロンはドパミンを伝達物質とする（☞ p.29）．

D パーキンソン病　Parkinson's disease

大脳基底核の病変によって随意運動の障害症状が現れる．

パーキンソン病は黒質の変性によって線条体への抑制が除かれたために，伸張反射が異常に亢進した状態である．ドパミンの前駆物質であるL-ドーパが有効である．

4 小脳

小脳は，虫部と呼ばれる系統発生学的に古い部分と，小脳半球の新しい部分とに区分される．

A 経路

上小脳脚，中小脳脚，下小脳脚の3対の神経線維の束によって脳幹とつながる（**図 17.6**）．

①上小脳脚：
- 小脳から赤核，視床を経て大脳皮質運動野へ至る神経線維が通る．

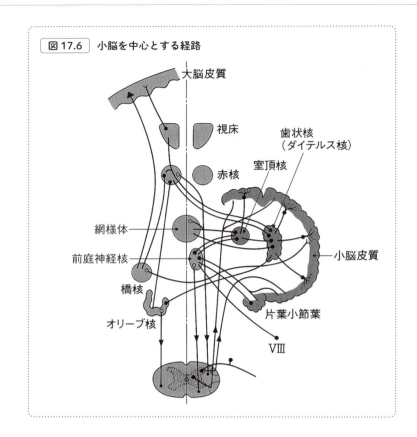

図17.6 小脳を中心とする経路

- 赤核から橋を経て、再び小脳へ戻るループをつくる。
② 中小脳脚：小脳と、橋の脳幹網様体や延髄の前庭神経核との間を相互に連絡する。
③ 下小脳脚：延髄から小脳に向かう。触覚、圧覚、深部感覚の神経線維が通る。

B 小脳の機能

1 随意運動の調節

　大脳皮質との間に、大脳皮質 ⇒ 赤核と橋の神経核 ⇒ 小脳 ⇒ 視床 ⇒ 大脳皮質の閉回路をつくり、基底核とともに随意運動が円滑かつ正確に行われるような役割を果たしている（図17.2）。

　大脳皮質から脊髄に至る運動の命令信号の一部は中小脳脚を経て小脳へ伝えられる。また、骨格筋や皮膚からは、運動の遂行状況の信号がやはり中小脳脚を経て小脳へ伝えられる。

　小脳はこの二つの信号を受けて、大脳皮質で計画された運動と実行されつつある運動との誤差を識別し、その誤差を補正する信号を大脳皮質にフィードバックして運動の正確さをはかっている（図17.2 ⑥, ⑦, ⑧

② 運動の学習

運動を反復してくり返すと，その運動を遂行するのにどの筋がどういう順序で活動すればよいかというプログラム⬚が小脳において組み立てられ保持される．小脳はこのプログラムを大脳皮質運動野に送り込み，運動が自然にしかも巧妙に行われる．

> **Memo**
> 自転車に乗る，泳ぐなどの新しい運動を覚える過程が，小脳においてこのプログラムが組み立てられる過程にほかならない．歩くという運動も幼児期のヨチヨチ歩きの時期に小脳が獲得したプログラムによっている．

5 大脳皮質

A 運動野

大脳皮質で運動機能をつかさどる領域を**運動野**という（p.165，**図14.6**）．前頭葉で中心回のすぐ前にある**1次運動野**では，神経細胞の位置と身体の各部とは厳密に対応しており，顔面や手指の骨格筋のように繊細な運動にたずさわる運動ニューロンは，運動野で広い範囲を占める（**図17.7**）．書字や言語など記憶や意思と関係のある複雑な運動をつかさどる領域は1次運動野の前方にあり，これは**2次運動野**，**運動前野**および**補助運動野**といわれる．

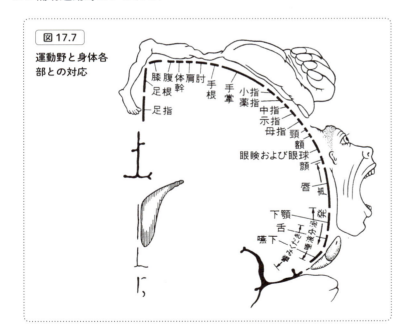

図17.7 運動野と身体各部との対応

B 錐体路と錐体外路

大脳皮質運動野から脊髄運動ニューロンに至る経路は，**錐体路**と**錐体外路**からなる．

> **Memo**
> 錐体路は皮質脊髄路とも呼ばれる．これ以外の赤核脊髄路や網様体脊髄路を総称して錐体外路と呼んでいたが，最近になって神経回路網はより複雑であり，錐体外路という言葉は使わない方が良いと言われている．しかしここではあまりに専門的になり過ぎるため，従来の錐体外路という言葉を用いて説明する．

1 錐体路

① 大脳皮質の運動野にある大型のベッツ Betz の細胞から発する．
② 延髄で錐体という膨隆部を通り，ここで左右交叉して反対側の脊髄側索を下行し，脊髄のα運動ニューロンに直結する（図 17.2 ⑤の経路，図 17.8）．
③ 随意運動をとりしきっている．

2 錐体外路

① 大脳皮質，大脳基底核，小脳，視床，脳幹網様体から発する．
② いくつかのシナプスを介し，延髄錐体を通らないで左右交叉し，反対側の脊髄を下行する（図 17.2 ⑥の経路，図 17.9）．
③ なかでも，網様体脊髄路，赤核脊髄路は重要である．
④ 脊髄のα運動ニューロンと直接シナプス結合するよりも，介在ニューロンと結合してα運動ニューロンあるいはγ運動ニューロンを興奮させたり抑制する．
⑤ 不随意運動をとりしきっている．

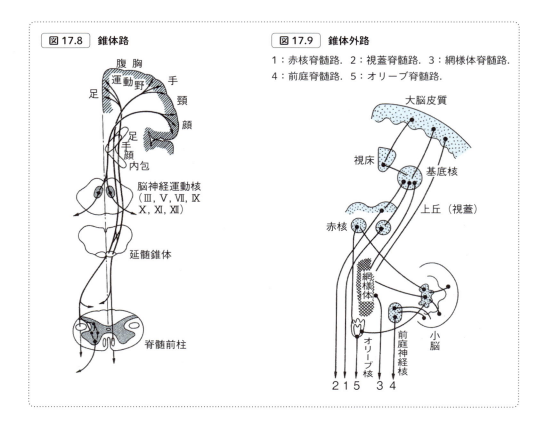

図 17.8 錐体路

図 17.9 錐体外路
1：赤核脊髄路．2：視蓋脊髄路．3：網様体脊髄路．
4：前庭脊髄路．5：オリーブ脊髄路．

錐体路については，現在では次のように説明されている．

①**皮質脊髄路**：前頭葉の運動野，その前に当たる補助運動野，頭頂葉の感覚野，から始まり，延髄錐体で左右交叉して，脊髄のα運動ニューロンに直結する．有髄神経線維なので伝導速度が大きい．従来，錐体路と呼ばれている経路の主要部分に相当する．

②大脳皮質から中継点を経て脊髄に至る経路：やはり，運動野，補助運動野，感覚野などと脊髄とを結ぶ経路で，大脳基底核や網様体を経由し，ニューロンを換えて錐体で左右交叉する．随意運動が正確に遂行できるように，皮質脊髄路の補助回路の役割を果たしている．脊髄α運動ニューロンと直結する神経線維の他に，介在ニューロンと結合してそれからα運動ニューロンやγ運動ニューロンに至る神経線維があり，運動ニューロンの活動を調節する．機能的には錐体外路と共通している．

③大脳皮質から発し途中でニューロンを換え，錐体では左右交叉しないで，同側の脊髄前柱を下行して脊髄で交叉する経路がある（**図 17.8**）．

C 随意運動と不随意運動

随意運動は錐体路によって営まれ，**不随意運動**は錐体外路によって形成されているという分け方は必ずしも正しくない．

インパルスが大脳皮質から脊髄運動ニューロンに至って運動がなされるとき，その運動が適切であるかどうかという情報は絶えず大脳皮質にフィードバックされ，さらに，視床，大脳基底核，小脳，脳幹網様体を含む経路によって補正され修飾されて，運動の方向や大きさが制御される．このようにして随意運動であれ不随意運動であれ，全体としての円滑な運動が完成する．その神経回路の模式図は**図 17.2**に総括して示される．

6 運動障害

A 錐体路の障害

運動野に障害があると，弛緩性麻痺，筋萎縮，反射の消失などが起こる．運動野の前方は眼球運動の中枢であり，その障害があると眼球が一方へ偏ってしまう．

皮質運動野が広い範囲にわたって同時に障害されることは少ない．運動野から発する神経軸索は互いに集まって**内包**と呼ばれるところで密集している（**図 17.8**）．内包に出血が起こると広い範囲の麻痺，半身運動

麻痺が起こる．

B 錐体外路の障害

- 舞踏病：速い不随意な踊りのような運動．尾状核の障害．
- アテトーゼ：連続的でゆっくりした不随意運動．レンズ核の障害．
- パーキンソン病：筋緊張の増加や固縮，間代性のけいれん，黒質の変性（☞ p.207）．

C 小脳の障害

小脳が障害されるとき，安静にしていると運動障害は現れないが，運動が開始されると種々の症状が出現する．

- 運動失調 ataxia：運動の強さや速度や方向が調節できない．
- 推尺異常 dysmetria：手を伸ばすとき，目的物にとどかなかったり行き過ぎたりする．
- 意図振戦：目的物をとろうとするとき，物体に近づくにつれてふるえがひどくなる．
- 協同運動不能 adiadochokinesia：前腕の回内と回外を交互にする運動ができない．

7 筋電図

A 神経筋単位　neuromuscular unit；NMU

筋運動は最終的には**脊髄運動**ニューロンとそれが支配する骨格筋の活動による．1個の運動ニューロンとその支配する何本かの筋線維とを併せて，神経筋単位または運動単位という．1個の運動ニューロンの支配する筋線維の数は，縫工筋では1：100，ヒラメ筋では1：120で，この比を神経支配比という．手指の筋のように微妙で繊細な運動にたずさわる筋では1：10前後で，神経支配比が小さい．

B 収縮の強さと筋電図

通常，注射針の中に細い導線を封入した電極を用いる．1個のNMUの電気的活動が記録される．

- 筋が弛緩しているとき：放電は起こらない．
- 収縮するとき：放電が起こる．強く収縮すると，放電の大きさは変わらないで，放電の頻度（1秒間の放電の数）が増す．上腕二頭筋の放電頻度は，中等度の収縮のときは10/秒，強い収縮のときは70/秒に達する．

C 誘発筋電図

膝の内側に単一電気刺激を加え下腿三頭筋から筋電図を導出すると，2回の放電が記録される．それぞれ，M波，H波と名付けられている（**図17.10**）．M波は運動神経が直接刺激された結果起こる筋の活動であり，H波は筋紡錘からのIa神経線維が刺激された結果，そのIa線維の活動電位がいったん脊髄に入って運動ニューロンに伝えられてから起こる筋の活動である．

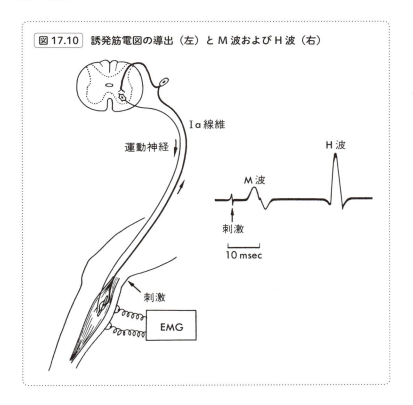

図17.10 誘発筋電図の導出（左）とM波およびH波（右）

復習問題	以下の文章が正しければ○を，誤りであれば×を記入しなさい．
1	筋紡錘は伸展されると興奮してIaとIIの感覚神経にインパルスを送る．
2	屈曲反射は脳幹反射の一つである．
3	大脳基底核は運動機能に重要な役割を果たしている．
4	パーキンソン病は黒質の変性によって起こる．
5	小脳が新しい運動を学習することによってその運動が円滑になる．
6	大脳皮質運動野から発する運動神経の経路を錘体路と呼ぶ．
7	右大脳皮質運動野が傷害されると右半身の麻痺を生じる．

➡解答はp.216

復習問題の解答と解説

❶ 生命の機構
1 ○
2 × 脂肪細胞は支持組織に属する.
3 ○
4 × 環境の変化によらず，体内環境が狭い範囲で一定に保たれることをホメオスタシスという.
5 × 体温は夕方に最高となり，夜間低下する.

❷ 細胞膜
1 × 細胞膜は脂質とタンパク質からできている.
2 × 細胞膜は水は自由に通すが，電解質や水溶性物質の透過は制限されている.
3 ○
4 ○
5 ○
6 × 静止電位は K^+ の平衡電位に近い.
7 ○
8 × 活動電位は全か無の法則に従い，閾値以上の刺激であれば刺激を強くしても一定の大きさの活動電位を生じる.
9 ○
10 × 細胞外液の Ca^{2+} 濃度が 2.5 mM であるのに対し，細胞内は 1 μM 以下であり，はるかに低く維持されている.

❸ 体液
1 × 血漿（血液の液体成分）の重さは体重の約 4% である.
2 ○
3 ○
4 ○
5 × 膠質浸透圧は毛細血管内外のタンパク質濃度の差によって生じる.

❹ 神経の興奮伝導とシナプス伝達
1 ○
2 ○
3 × 有髄神経線維では跳躍伝導を生じるため，伝導速度は無髄神経線維よりも大きい.
4 × 興奮は隣の線維に伝わることはない．これを絶縁性伝導という.
5 × 酵素タンパク質などは神経細胞体で産生され，軸索を通って末端に運ばれる.
6 × 損傷範囲が小さければ，軸索は発育して神経は再生される.
7 ○
8 ○
9 × ノルアドレナリンは興奮性神経伝達物質である．抑制性神経伝達物質としてはGABAが代表的である.
10 ○

❺ 血液
1 × 血漿の浸透圧は 0.9% 食塩水または 5% ブドウ糖液（グルコース液）に等しい．0.9% 食塩水は生理食塩水とも呼ばれる.
2 ○
3 × ポルフィリン核の中心にあって酸素を結合するのは鉄である.
4 × エリスロポエチンは腎臓で産生される.
5 ○
6 × マクロファージは貪食した抗原に関する情報をヘルパーT細胞に抗原提示することで免疫に大きく関わっている.
7 ○
8 × 血小板は血小板因子を放出することで，血液凝固にも大きく関与する.
9 ○
10 × 供血者と受血者の血液に交叉適合試験を行い凝集が起こらないことを確認する．従ってAB型のヒトにはAB型の血液しか輸血しない.

❻ 呼吸
1 ○
2 ○
3 × 1秒率は気道の抵抗を評価する検査である.

4	×	ガス交換は拡散によって行われる.
5	×	動脈血 CO_2 分圧は約 40 mmHg である．この値は覚えておいた方が良い．
6	○	
7	×	化学受容器は頸動脈小体である．頸動脈洞は圧受容器である．
8	○	
9	○	
10	○	

❼ 循環

1	○	
2	○	
3	○	
4	×	心電図は通常は 12 誘導を記録する．
5	×	QRS 波は心室の収縮ではなく，興奮開始を意味する．
6	×	心室細動では心拍出量はゼロとなる．
7	○	
8	×	不整脈がない限り，脈拍数と心拍数は一致する．
9	×	循環抵抗が最大であるのは細動脈においてである．毛細血管の循環抵抗は小さい．
10	○	
11	×	上腕動脈の平均血圧は最低血圧に脈圧の 1/3 を足して求める．
12	×	一酸化窒素は代表的な血管拡張物質である．
13	○	
14	○	
15	×	肺組織への酸素供給は気管支動脈によって行われる．

❽ 排泄

1	○	
2	×	糸球体濾過量は 1 日あたり約 160 l に達する．
3	○	
4	×	グルコースやアミノ酸は近位尿細管において 100% 再吸収される．
5	×	バゾプレシンは集合管に作用して水の再吸収を促進する．
6	×	1 日 160 l 濾過され，尿量は 1～1.5 l であるから，水の 99% 以上が再吸収される．
7	○	
8	×	血圧低下がレニン分泌の刺激となる．

9	○	
10	×	呼吸促進で CO_2 が呼出されるため，アルカローシスになる．

❾ 消化および吸収

1	×	口腔咽頭相は随意運動である．咽頭食道相が反射運動である．
2	○	
3	○	
4	○	
5	○	
6	○	
7	○	
8	○	
9	×	大腸内には腸内細菌叢があり，膨大な数の細菌が常在している．
10	○	

❿ 代謝・栄養と体温

1	×	基礎代謝率は快適な環境で安静にしている状態で測定する．
2	○	
3	○	
4	×	ビタミン C の欠乏により壊血病となる．くる病はビタミン D の欠乏でおきる．
5	×	体温調節中枢は視床下部にある．
6	○	

⓫ 自律神経系

1	○	
2	○	
3	×	節前線維の神経伝達物質は交感神経も副交感神経もアセチルコリンである．
4	○	
5	○	

⓬ 内分泌

1	×	性ホルモンは全てステロイド型ホルモンである．
2	×	甲状腺ホルモンは脂溶性なので，細胞膜を貫通して細胞内の受容体に結合する．
3	○	
4	○	
5	○	
6	×	パラソルモンは骨からの Ca^{2+} 放出の増加，腎臓における Ca^{2+} 再吸収の増加により，血漿 Ca^{2+} 濃度を上昇させる．

7	×	グルカゴン以外にも成長ホルモン，糖質コルチコイド，甲状腺ホルモン，アドレナリンなどが血糖値を上昇させる．
8	○	
9	×	肝細胞はグルコースを取り込んで，グリコーゲンを合成して貯蔵する．
10	○	
11	○	
12	×	コルチゾルは抗炎症作用を有するが，免疫抑制作用もあるので，感染性の炎症は悪化させる．
13	○	
14	○	
15	○	

⑬ 生殖

1	×	精子や卵子は減数分裂により生じるため，染色体数は半分の 23 である．
2	×	1 個の卵母細胞からは 1 個の卵子と 3 個の極体を生じる．
3	○	
4	○	
5	×	卵巣の黄体期には子宮は分泌期になっている．
6	○	
7	×	受精は通常は卵管膨大部で起こる．

⑭ 中枢神経系

1	×	神経線維だけが存在する部位は白質である．細胞体がある部分が灰白質である．
2	○	
3	○	
4	×	小脳は運動の調節を行う．
5	○	
6	×	Broca 中枢が障害されると運動性失語を生じる．
7	○	
8	×	うとうと状態で α 波，覚醒状態で β 波が認められる．
9	○	
10	○	

⑮ 感覚

1	×	触覚が順応しやすく，痛覚は極めて順応しにくい．痛覚は身体内にある異常を知らせる警告信号なので，原因が除去されない限り消失しない．
2	○	
3	○	
4	○	
5	×	音の高低は蝸牛のどの部位が振動したか，で判別される．
6	×	眼の遠近順応は水晶体の厚さを調節することで行われる．
7	○	
8	○	
9	×	明暗順応には瞳孔径も関わるが，視細胞の感度の増減の方がはるかに大きく関わっている．
10	○	

⑯ 筋収縮

1	○	
2	○	
3	×	フィラメント自体は短縮せず，太いフィラメントの間に細いフィラメントが滑り込むことによって筋は短縮する．
4	×	心筋は不応期が長いため，強縮は起こらない．
5	○	
6	×	骨格筋の活動張力が生体長で最大になる．静止張力は生体長あたりから発生し，伸展に伴って増大する．
7	○	
8	○	
9	○	
10	×	速筋は収縮速度は大きいが，疲労しやすい．

⑰ 筋運動

1	○	
2	×	屈曲反射は伸展反射と同様に脊髄反射である．
3	○	
4	○	
5	○	
6	○	
7	×	錐体交叉があるため，右大脳皮質運動野の傷害により左半身麻痺を生じる．

日本語索引

あ
アキレス腱反射……………………205
悪玉コレステロール………………122
アクチン……………………………192
アシドーシス…………………102, 121
アスパラギン酸トランスフェラーゼ
　……………………………………123
アセチルコリン………………29, 30, 129
　——の作用………………………131
圧受容器………………………80, 81
圧迫帯………………………………77
アテトーゼ…………………………212
アデニル（酸）シクラーゼ………13
アデノシン3リン酸…………7, 118
アドレナリン…………………144, 149
　——とノルアドレナリンの作用比較
　……………………………………145
アボガドロ数………………………18
アポタンパク………………………121
アミノ酸……………………………122
　——の吸収………………………112
アミノ基転移………………………122
アラニントランスフェラーゼ……123
アルカリ………………………………19
アルカローシス………………102, 103
アルコール……………………………98
アルツハイマー病…………………171
アルドステロン……………………146
アルブミン……………………………44
アレルギー反応………………………40
暗帯…………………………………192
アンギオテンシンⅠ………………100
アンギオテンシンⅡ………………100
アンギオテンシン変換酵素………100
暗順応………………………………188
アンドロゲン（男性ホルモン）…150

い
胃……………………………………107
胃液…………………………………107
　——の分泌………………………108
イオン…………………………………19
イオンチャネル………………………12
イオン電流……………………………12
イオン濃度……………………………6
イオン分布……………………………6
胃潰瘍………………………………109
異化作用……………………………116
閾値……………………………………9
閾膜電位………………………………10
イクイバレント………………………19
異常呼吸型……………………………59
胃相…………………………………108
一次脱水……………………………104
一次中枢……………………………128
一方向性伝達…………………………27
一酸化窒素…………………………152
胃底腺………………………………107
遺伝子…………………………………1
意図振戦……………………………212
イヌリン………………………………94
　——のクリアランス………………94

イノシトール3リン酸………………14
胃の蠕動………………………107, 108
陰イオン・ギャップ………………103
陰イオン輸送…………………………9
陰茎…………………………………156
インスリン……………………141, 149
　——の作用………………………142
　——の分泌亢進と低下…………144
　——分泌の異常…………………144
インスリン依存型糖尿病…………142
インスリン様成長因子（ソマトメジン）
　……………………………………149
インスリン非依存型糖尿病………142
インターフェロン……………………41
インターロイキン……………………41
インターロイキン-1…………………40
咽頭…………………………………49
咽頭食道相…………………………107
インパルス………………………23, 174
インパルス頻度………………………26

う
ウィリスの大脳動脈輪………………86
ウェーバーの音叉試験……………182
ウェーバーの法則…………………174
ウェーバー比………………………174
ウエスタグレン法……………………47
右脚ブロック…………………………68
うっ血…………………………76, 156
ウロビリノゲン………………………36
運動系の神経回路…………………204
運動失調……………………………212
運動時の呼吸…………………………58
運動障害……………………………211
運動性失語症………………………166
運動前野……………………………209
運動ニューロン………………………22
運動の学習…………………………209
運動野………………………………209
　——と身体各部…………………209

え
栄養素の分解エネルギー…………116
腋窩温………………………………124
液性免疫………………………………40
エストロゲン（卵胞ホルモン）…151
エネルギー代謝……………………116
エネルギー補給……………………198
エリスロポエチン……………………36
遠位尿細管……………………………95
塩基……………………………………19
塩基過剰……………………………103
塩基欠乏……………………………103
嚥下（えんげ）……………………106
エンケファリン………………………30
遠視…………………………………186
遠心性………………………………162
遠心性ニューロン…………………162
遠心路………………………………161
延髄……………………………………57

お
横隔膜……………………………49, 50
横行小管……………………………193

黄体…………………………………157
黄体期………………………………157
黄体ホルモン（プロゲステロン）…151
黄疸……………………………………37
横紋筋………………………………192
オージオメータ……………………184
オージオメトリー…………………184
オータコイド………………………151
オーバーシュート……………………11
オームの法則………………………183
オスモル………………………………20
音の強弱……………………………183
音の高低……………………………183

か
開口分泌………………………………26
外呼吸…………………………………49
概日（がいじつ）リズム……………5
解糖…………………………………119
海馬…………………………………171
灰白質………………………………161
解離……………………………………19
カイロミクロン……………………112
化学的刺激……………………………9
過換気…………………………………59
蝸牛…………………………………181
　——内の音波の伝播……………182
　——の横断面……………………182
蝸牛管………………………………181
核……………………………………162
拡散……………………………………20
拡散障害………………………………54
学習と記憶…………………………170
拡張期…………………………………63
拡張期血圧……………………………76
拡張期雑音……………………………65
角膜反射……………………………190
過呼吸…………………………………59
下小脳脚……………………………208
下垂体………………………………135
　——の異常………………………136
　——の機能亢進と低下…………136
下垂体後葉ホルモン………………136
下垂体前葉ホルモン………………135
下垂体中葉ホルモン………………136
下垂体ホルモン……………………134
下垂体門脈と神経分泌……………135
ガス交換………………………………53
ガス分析………………………………53
可聴周波数…………………………183
滑走説………………………………192
活動代謝率……………………………
活動電位…………………………10, 11
カテコルアミン………………129, 144
　——の作用………………………129
　——の生成………………………145
噛みくだき…………………………106
かゆ状液……………………………109
顆粒球…………………………………38
カルシトニン…………………137, 140
カルシフェロール…………………141
カロリー……………………………117
感覚…………………………………173
　——と大脳皮質の感覚野………175

日本語索引

──の質 173
──の順応 174
──の種 173
──の強さ 174
──の投射 174
感覚受容器とその適当刺激 173
感覚神経の活動様式 174
感覚性失語症 166
感覚野 174
眼球 185
──の共役運動 191
──の収束 190
──の発散 190
眼瞼反射 190
肝細胞性黄疸 37
間質液 17, 84
──の循環 84
緩衝塩基 103
冠状循環 87
冠状動脈の分岐 87
肝性昏睡 122
間接ビリルビン 36
汗腺 127
完全房室ブロック 68
杆体 186
眼底 188
──の血管像 188
肝内胆汁 110
ガンマアミノ酪酸 30
関連痛 178

き

記憶 171
期外収縮 68
飢餓収縮 108
器官 2
気管 49
器官系 3
気管支 49
基礎代謝率 117
基底核間の連絡 206
気道 49
機能局在 164, 165
機能的合胞体 201
機能的残気量 52
胆嚢胆汁 110
脚ブロック 68
逆行性健忘症 171
逆行性軸索内輸送 25
ギャップ・ジャンクション 201
嗅覚 179
球形嚢 180
嗅細胞 179
吸収 105
球状層 145
嗅神経 179
求心性 163
求心性ニューロン 162
求心路 161
吸息 49, 50
吸息ニューロン群 56
吸入運動 49
強塩基 19
胸郭 49

共感性瞳孔反応 190
胸腔 51
胸腔内圧 51
凝固異常 46
凝固因子 45
競合性神経筋接合部遮断薬 31
凝固時間 46
凝固促進 46
凝固防止 46
凝固を防ぐ物質 46
強酸 19
強縮 194
胸髄 162
胸腺 40
協同運動不能 212
共同輸送 8
胸部誘導 66
胸部誘導 V_1 66
胸部誘導 V_2 66
胸部誘導 V_3 67
胸部誘導 V_4 67
胸部誘導 V_5 67
胸部誘導 V_6 67
胸膜腔 51
局所電流 23
極性逆転 11
極体 154
巨赤芽球性貧血 37
拒絶反応 42
近位尿細管 94, 95
筋運動 203
筋原線維 192
筋細胞 192
近視 186
筋弛緩薬 31
筋収縮 192
──時の化学変化 198
筋節（サルコメア） 192
筋線維 192
筋層 113
筋組織 2
緊張性頸反射 206
緊張性迷路反射 206
筋電図 212
筋の種類 192
筋の疲労 197
筋フィラメントの滑走 193
筋紡錘 203
筋ポンプ 75, 197

く

グアノシン３リン酸 13
空間的促通 28
クエン酸Na 46
クエン酸ナトリウム 19
くしゃみ 58
駆出期 63
クスマウルの呼吸 60
屈曲反射 205
クモ膜下腔 86
グラーフ卵胞 157
クラーレ（ツボクラリン） 31
クラスⅠ抗原 42
クラスⅡ抗原 42

クリアランス（清掃率） 93
グリシン 29
グリセリン 121
グルカゴン 144, 149
グルコース 96, 141
──の再吸収 96
──負荷試験 143
グルタミン酸 29
グルタミン酸─オキサロ酢酸トランスアミナーゼ 123
グルタミン酸─ピルビン酸トランスアミナーゼ 123
クレチン病（甲状腺性低身長症） 149
グロビン 34
グロブリン 44
グロブリンα 45
グロブリンγ 45
グロブリンφ 45
グロブリンβ 45

け

痙縮 205
頸髄 162
頸動脈小体 57
頸動脈洞 80
血圧 76
──の調節 80
──の変化 78
血圧曲線 77, 78
血圧降下 73
血圧降下剤 81
血圧測定 78
血圧測定法 77
血圧調節 81
血圧変動の原因 79
血液ガス分析値 53
血液型 47
血液型不適合 48
血液凝固 15, 45
──の仕組み 45
血液脳関門 58, 85, 86
血液の循環 73
血液の成分 33
血管 92
──の大きさ 74
──の血液含有量 74
──各部の血圧 75
血管運動 74
血管運動中枢 80
血管音 77
血管拡張 74
血管拡張物質 81
血管系 73
血管収縮 74, 79
血管収縮物質 81
月経 158
月経期 158
月経周期 157
──とホルモン分泌との関係 158
結合組織 2
血色素 34
血漿 Na^+ 濃度 100
血漿タンパク異常 47
血漿タンパク質 44

日本語索引

――の電気泳動 …………… 44
――の分類 ………………… 44
血漿中の非タンパク窒素 …… 122
血漿の Ca^{2+} ……………… 140
　　濃度調節 …………… 140
血小板 ………………… 39, 44
――の分化 ………………… 39
血小板血栓 ……………………… 44
血栓症 …………………………… 46
血中尿素窒素 ………………… 123
血沈 ……………………………… 47
血糖 …………………………… 149
血友病 A ………………………… 46
血友病 B ………………………… 46
血流量 …………………………… 75
ケトアシドーシス …………… 121
ケトーシス …………………… 121
ケトン体 ……………………… 121
ゲノム …………………………… 1
下痢 …………………………… 115
減圧反射 ………………………… 80
言語野 ………………………… 165
原子 ……………………………… 18
原子量 …………………………… 18
減数分裂 ……………………… 153
原尿 ………………………… 92, 94
原発性アルドステロン症 …… 146
腱反射 ………………………… 205

こ

抗 A 抗体 ……………………… 47
抗 B 抗体 ……………………… 47
抗 Rh 血清 ……………………… 48
高圧酸素療法 …………………… 60
高圧受容器 ……………………… 81
降圧部 …………………………… 80
好塩基球 ………………………… 38
後外側路 ……………………… 177
交感神経系 …………………… 128
交感神経性血管収縮神経 …… 80
交感神経と副交感神経の比較 … 130
交換輸送 ………………………… 8
口腔咽頭相 …………………… 107
口腔温 ………………………… 124
口腔内消化 …………………… 106
抗原 ……………………………… 40
抗原提示 ………………………… 40
後索路 ………………………… 177
好酸球 …………………………… 38
膠質浸透圧 ………………… 21, 83
甲状腺 …………………… 137, 138
――の機能亢進と低下 …… 139
――の組織 ……………… 138
――のヨウ素摂取 ……… 139
甲状腺性低身長症（クレチン病）… 149
甲状腺ホルモン ……… 137, 138, 149
梗塞 ……………………………… 46
拘束性換気障害 ………………… 52
抗体 ……………………………… 40
好中球（小食細胞） …………… 38
喉頭 ……………………………… 49
行動体力 ………………………… 4
抗トロンビンⅢ ………………… 46
抗貧血ビタミン ………………… 36

興奮 ……………………………… 9
――の伝達 ……………… 25
――の電導様式 ………… 23
興奮収縮連関 ………………… 193
興奮性 …………………………… 9
興奮性細胞 ……………………… 9
興奮性シナプス ………………… 26
興奮性シナプス後電位 ………… 27
興奮性シナプス伝達の性質 …… 27
興奮性神経伝達物質 …………… 26
興奮伝導 ………………………… 25
――の 3 原則 …………… 22
興奮伝導速度 …………………… 24
抗利尿ホルモン（バゾプレシン）
 …………………………… 97, 136
呼吸ガス分析値 ………………… 53
呼吸器 …………………………… 49
呼吸器系 ………………………… 3
呼吸曲線 ………………………… 50
呼吸気量 …………………… 51, 52
呼吸細気管支 …………………… 49
呼吸商 ………………………… 117
呼吸性アシドーシス ………… 102
呼吸性アルカローシス ……… 103
呼吸中枢 ………………………… 56
鼓室階 ………………………… 181
固縮 …………………………… 205
呼出運動 ………………………… 50
呼息 ………………………… 49, 50
呼息ニューロン群 ……………… 56
骨格筋Ⅰ型 …………………… 200
骨格筋ⅡA 型 ………………… 200
骨格筋ⅡB 型 ………………… 200
骨格筋細胞 ……………………… 2
骨格筋の型 …………………… 201
骨格筋の構造 ………………… 193
骨髄芽球 ………………………… 38
骨粗鬆症 ……………………… 141
骨端の構造 …………………… 148
骨伝導 ………………………… 182
骨軟化症 ……………………… 141
ゴナドトロピン放出ホルモン … 155
古皮質 ………………………… 169
――と新皮質の比較 …… 169
鼓膜 …………………………… 181
コルチ器（らせん器） ……… 181
コルチコイド ………………… 146
コレステロール ……………… 121
コロトコフ音 …………………… 77

さ

細気管支 ………………………… 49
サイクリック AMP ……………… 13
最高血圧 ………………………… 76
再生不良性貧血 ………………… 37
最大酸素消費量 ………………… 58
最低血圧 ………………………… 76
細動脈 ……………………… 74, 82
サイトカイン …………………… 41
サイトトキシック（細胞障害性）T 細胞 …………………………… 41
細胞 ………………………… 1, 2
――の構造 ……………… 2
細胞外液 ……………………… 16

細胞外液量 ……………………… 99
――の調節 ……………… 99
細胞性免疫 ……………………… 40
細胞内液 ……………………… 16
細胞内液量 ……………………… 99
細胞内情報伝達 ………………… 13
細胞膜 ………………… 1, 6, 20
――の構造 ……………… 6
細胞膜受容体 …………………… 13
サイロキシン（T_4） ……… 137, 149
左脚ブロック …………………… 68
サクシニルコリン ……………… 31
サルコメア（筋節） ………… 192
酸 ……………………………… 19
酸塩基平衡 …………………… 101
残気量 …………………………… 52
三次中枢 ……………………… 128
酸素負債 …………………… 58, 59
三半規管 ……………………… 180

し

ジアシルグリセロール ………… 14
ジオプトリー（D） ………… 186
視覚 …………………………… 185
――の経路と種々の半盲 … 189
視角 …………………………… 187
視覚失認 ……………………… 167
視覚性の書字不能症 ………… 166
弛緩期 …………………………… 63
時間的促通 ……………………… 28
色覚 …………………………… 189
色覚多様性 …………………… 189
子宮周期 ……………………… 157
糸球体 ………………………… 92
糸球体濾液 ………………… 92, 94
糸球体濾過量 ………………… 94
死腔 ……………………………… 51
軸索 ……………………………… 22
軸索内輸送 ……………………… 24
ジグリセリド ………………… 120
刺激 ……………………………… 9
――の強さ ……………… 174
――の強さと感覚神経のインパルス
 ………………………………… 175
刺激伝導系 ……………………… 62
自己 …………………………… 40
自己調節反射 …………………… 57
自己免疫疾患 …………………… 40
支持組織 ………………………… 2
脂質 ……………………………… 6
脂質代謝 …………………… 120, 143
視床 …………………… 164, 177
視床下部 ………… 128, 131, 164
――の位置と神経核 …… 131
視床下部ホルモン …………… 134
耳石 …………………………… 180
自然治癒力 ……………………… 4
持続性吸息 ……………………… 59
死体硬直 ……………………… 199
膝蓋腱反射 …………………… 205
失行症 ………………………… 166
失認症 ………………………… 166
室旁核 ………………………… 132
自動体外式除細動器 …………… 69

日本語索引

シナプス 25
シナプス後細胞 25
シナプス後抑制 28
シナプス刺激薬 28
シナプス遮断薬 28
シナプス前線維 25
シナプス前抑制 28
シナプス遅延 27
シナプス電位 27
シナプス伝達 26
紫斑病 46
脂肪酸 120, 121
　——の代謝 121
脂肪の吸収 112
視野 188
斜視 190
充血 76, 156
集合管 92, 95
収縮期 63
収縮期血圧 76
収縮期雑音 65
収縮性支配 89
収縮の加重 194
収縮の強さと筋電図 212
重症筋無力症 32
収束 27, 28
　眼球 190
終板 30, 31
終板電位 31
終末細気管支 49
充満期 63
絨毛 111
樹状突起 22
受精 159
　——のメカニズム 159
受精能獲得 159
受精卵 1
出血時間 46
受動的吸収 111
受動輸送 7
主要組織適合抗原 42
主要組織適合抗原複合体 42
循環器系 3
循環抵抗 73
循環の力 73
順行性軸索内輸送 25
瞬目反射 190
昇圧部 80
消化 105
消化液の分泌 109
消化管の概観 105
消化管ホルモン 109
消化器系 3
消化吸収異常 115
消化酵素の働き 108
松果体ホルモン（メラトニン） 151
条件反射 170
上室性期外収縮 68
小循環 73
上小脳脚 207
小食細胞（好中球） 38
脂溶性物質 83, 84
脂溶性ホルモン 134
小腸 109

　——における吸収 111
　——の運動 113, 114
　——の神経支配 114
小腸内消化 111
焦点距離 186
小脳 207
　——の障害 212
　——を中心とする経路 208
上皮細胞 2
小脈 72
静脈叢 88
静脈の循環 75
上腕二頭筋反射 205
触診法 77
食道相 107
書字不能症 166
女性生殖機能 156
女性の生殖器 157
女性ホルモン 151
自律神経 3, 163
　——の中枢 128
自律神経系 129
　——の運動 206
視力 187
腎 145
心音 65
心音図 64
心機図 64
心筋 62, 201
神経核 162
神経細胞 2, 22
神経細胞体 22
神経支配 99
神経衝撃 23
神経筋接合部遮断薬 31
神経筋単位 212
神経筋伝達 30
神経線維 22
　——の再生 25
　——の種類 24
　——の変性 25
神経叢 113
神経組織 2
神経伝達物質 25, 29
　——の除去 30
　——の分解 30
神経内分泌 136
進行波 182
心雑音 65
心室細動 69
心室の弛緩期 64
心室の収縮期 64
心室性期外収縮 68
　——と心房細動 68
腎循環 91
腎静脈 92
腎臓 91
　——内の動脈系 91
　——の血管 92
心臓 62
　——の構造 62
　——の障害 79
　——と血管を効器とする反射 71
心臓周期 63

心臓促進中枢 70
心臓中枢 70, 80
心臓超音波法 69
心臓抑制中枢 70
人体構造 2
身体認識不能 166
伸張反射 203
　——の経路 204
心電図 64, 65, 67
　——の意味 67
　——の波形 67
　——の誘導 66
浸透圧 20, 99
　——の調節 99
浸透圧的溶血 35
浸透圧利尿 98
腎動脈 92
心拍数 63, 70
心拍数増減 71
新皮質 169
深部感覚 176
心房細動 68
心房収縮期 64
心房性ナトリウム利尿ペプチド 98, 151
心房粗動 68

す

随意運動 211
　——の調節 208
随意運動制御 207
膵液 110
　——の分泌 110
膵管 110
推尺異常 212
髄鞘 22
膵臓 141
錐体 186
錐体外路 210
　——の障害 212
錐体路 210, 211
　——の障害 211
膵島 141
錘内筋線維 203
睡眠 169
睡眠時無呼吸症候群 56
水溶性物質 83, 84
水溶性ホルモン 134
スターリングの心臓の法則 64
ステルコビリン 36
ステロイド核 133
ストレイン 147
ストレス 147
ストレッサー 147
　——による適応力と副腎皮質重量の変化 147
スパイロメータ 50, 51
スパイロメトリー 50

せ

精子 150, 154, 156
　——の形成 154
静止電位 10
成熟赤血球 36

日本語索引

正常呼吸 59
正常赤芽球 36
生殖細胞 153
精神電流反応 126
性腺 150
性染色体 153
精巣 156
清掃率（クリアランス） 93
生体恒常性 3
生体で起こる2型の収縮 197
成長 148
成長期 148
成長ホルモン 148, 150
精嚢 156
精母細胞 154
性ホルモン 149, 150
生理作用 33
生理的発熱量 116
咳 58
赤核脊髄路 210
脊髄 128, 161
脊髄運動ニューロン 212
脊髄視床路 177
脊髄神経 162
脊髄反射 203
脊髄網様体路 177
赤沈 47
絶縁性伝導 23
赤筋 200
赤血球 34, 39
　──の凝集 47
　──の破壊 36
　──の分化 39
赤血球数減少 47
赤血球恒数 34
赤血球新生 35
赤血球沈降速度 47
接合子 160
節後線維 128
摂食中枢 132
節前線維 128
設定温度 126
セットポイント 126
セルトリ細胞 156
セロトニン 30
全か無の法則 10
線条体 206
染色体 1
染色体数 153
仙髄 162
選択的透過性 11
善玉コレステロール 122
前庭階 181
前庭感覚（平衡感覚） 180
前庭器 180
　──の平衡斑 180
前庭膜 181
蠕動 113
前頭連合野 164, 166
全肺気量 52
前立腺 156

そ
臓器感覚 178

造血 35
増殖期 158
臓側胸膜 51
相反神経支配 205
総末梢抵抗 74
束状層 145
塞栓症 46
促通 28
促通拡散 8
組織 2
　──の分類 3
組織呼吸 49
組織トロンボプラスチン 45
組織プラスミノゲン活性化因子 46
咀嚼（そしゃく） 106
速筋 200
　──と遅筋 200
ソマトメジン（インスリン様成長因子） 149

た
第Ⅰ因子 45
第Ⅱ因子 45
第Ⅲ因子 45
第Ⅳ因子 45
第Ⅶ因子 45
第Ⅷ因子 45
第Ⅸ因子 45
第Ⅹ因子 45
第Ⅺ因子 45
第Ⅻ因子 45
第1音 65
第2音 65
第3音 65
第4音 65
体液 16
　──の区分と移動方向 16
　──の電解質組成 19
　──のバランス 17
　──の分画 16
体温 124
体温調節 124
体温調節中枢 125
ダイクマロール 46
対光反射 190
対向流増幅 96, 97
対向流増幅機構 95
胎児赤芽球症 48
代謝性アシドーシス 102
代謝性アルカローシス 103
代謝水 17
代謝量の測定 117
体循環 73
大循環 73
代償性の代謝アシドーシス 103
大食細胞（単球） 38
体性感覚 175, 177
　──の経路 177
　──の中枢経路 177
体性神経 163
体性神経系と自律神経系 163
大蠕動 114
大腸 114
　──の運動 114

大腸内消化 114
大動脈小体 57
大脳基底核 162, 164, 206
大脳半球外側面（右半球） 164
大脳半球内側面（右半球） 164
大脳半球の機能 168
大脳皮質 164, 209
大脳皮質（左半球）の機能局在 165
大脳皮質局所 167
大脈 72
体力 4
唾液 106
ダグラス窩 117
脱水 104
脱分極性神経筋接合部遮断薬 31
単芽球 38
胆管 110
単球（大食細胞） 38
単極肢誘導 66
単極誘導 66
探査電極 66
炭酸脱水酵素 9
胆汁 110
　──の分泌 110
胆汁色素 37
単収縮 194
　──と強縮（張力曲線） 194
弾性収縮力 50
男性生殖機能 155
男性の生殖器 155
男性ホルモン 147, 150
担体 8
単糖類の吸収 112
タンパク結合ヨウ素 138
タンパク質 6, 36
　──の代謝 122, 144
タンパク尿 94
タンパクリン酸化酵素A（プロテインキナーゼA） 15
タンパクリン酸化酵素C（プロテインキナーゼC） 15
短環フィードバック 137

ち
チェーン・ストークスの呼吸 59, 60
知覚 173
遅筋 200
窒素出納 123
着床 159, 160
中耳 181
中小脳脚 208
中心窩 187
中心静脈圧 76
中枢神経系 161, 162
　──の各部の機能 163
中枢神経の区分 161
中性脂肪 120
腸液 111
　──の分泌 111
超音波法 70
聴覚 181
　──の性質 183
　──の中枢経路 182
聴覚野 183

腸肝循環 … 37	読字不能症 … 166	脳内酸素濃度 … 168
腸管の断面 … 113	ドナー … 42	脳波 … 169, 170
聴器の縦断面 … 180	ドパミン … 30, 144	のみこみ … 106
腸相 … 108	トリグリセリド … 120	のみこみ動作 … 106
聴診間隙 … 79	トリヨードサイロニン（T_3） … 137	ノルアドレナリン … 29, 129, 144
聴診法 … 77	努力肺活量 … 52	ノンレム睡眠 … 170
聴性脳幹反応 … 183	トル … 54	
調節力 … 4	トロポニン … 192	**は**
聴野 … 183, 184	トロポミオシン … 193	パーキンソン病 … 207, 212
跳躍伝導 … 23	トロンビン … 45, 46	肺拡散能 … 54
聴力 … 183	トロンボプラスチン … 46	肺活量 … 52
張力—長さ曲線 … 195, 196		肺高血圧 … 90
張力曲線（単収縮と強縮） … 194	**な・に・ね**	肺呼吸 … 49
聴力図 … 184	内圧変化 … 63, 64	肺循環 … 73, 89
長環フィードバック … 137	内呼吸 … 49	肺循環抵抗 … 89
直接性瞳孔反応 … 190	内耳 … 181	肺水腫 … 90
直接ビリルビン … 36	内臓感覚 … 178	胚性幹細胞 … 160
直腸温 … 124	内分泌 … 133	排泄 … 91
	内分泌腺 … 133	肺内圧 … 51
つ・て	内包 … 211	排尿 … 98
痛覚の線維 … 24	生ワクチン … 43	排尿反射 … 98
ツボクラリン（クラーレ） … 31	ニコチン様作用 … 131	排便 … 115
低 K 血症性アルカローシス … 101	二次脱水 … 104	肺胞 … 49
低圧受容器 … 81	二次中枢 … 128	肺胞換気量 … 51
低換気 … 59	二重支配 … 128	肺胞気—動脈血酸素分圧較差 … 54
抵抗血管 … 74, 75	二次卵胞 … 157	肺ポンプ … 51, 75, 90
抵抗試験 … 35	二次卵母細胞 … 154	肺容積 … 51
適応力 … 4, 147	乳化 … 111	肺容量計 … 51
適当刺激 … 174	乳酸性解糖 … 199	排卵 … 157
デシベル … 185	乳児のエネルギー所要量 … 118	排卵期 … 157
テストステロン … 147	乳糜管 … 84	白衣高血圧 … 79
鉄 … 37	乳糜血 … 113	白筋 … 200
鉄欠乏性貧血 … 37	ニューロン … 22	白質 … 161
電解質 … 19	尿細管 … 92	拍出量 … 63
——の吸収 … 111	——における再吸収 … 94, 95	白体 … 157
電解質コルチコイド … 146	——における分泌 … 94, 95	拍動時間 … 63
電解質失調 … 103	尿細管尿 … 92	拍動数 … 63
電気泳動法 … 44	尿素 … 122	パスカル … 54
伝達物質 … 26, 129	尿の性状 … 97	バゾプレシン（抗利尿ホルモン） … 97
電離 … 19	認知 … 173	発汗 … 126
	妊婦のエネルギー所要量 … 118	白血球 … 2, 38, 39
と	音色 … 183	——の種類と生理作用 … 38
同化作用 … 116	ネオスチグミン … 31	——の分化 … 39
等興奮系 … 10	ネコの暗順応眼 … 189	白血球減少症 … 38
橈骨動脈 … 72	熱産生 … 125, 200	白血球増多症 … 38
糖質コルチコイド … 146, 149, 150	熱の放散 … 125	発現 … 1
——分泌の異常 … 146	ネフロン … 92	発散 … 27, 28, 190
糖質代謝 … 119, 141, 142		発熱 … 126
等尺性収縮 … 195, 196, 197	**の**	——および解熱時の症状 … 126
洞性徐脈 … 68	囊 … 40	パブロフの条件反射 … 170
頭相 … 108	脳 … 161	パラアミノ馬尿酸 … 93
頭頂—後頭—側頭連合野 … 164, 166	——の概観 … 161	パラソルモン … 140
等張力性収縮 … 195, 196, 197	脳幹 … 128, 205	——の分泌異常 … 140
——の記録 … 195	——の反射 … 205	半規管 … 180, 181
糖尿 … 96	脳幹網様体 … 162	——の平衡頂 … 180
糖尿病 … 142	脳室 … 86	半球優位 … 168
逃避反射 … 205	脳循環 … 86	半側空間失認 … 166
動脈血 … 73, 102	脳神経 … 162	半側視野欠損 … 188
動脈硬化 … 79	脳性ナトリウム利尿ペプチド … 151	半透膜 … 20
等容性弛緩期 … 63	脳脊髄液 … 57, 85	判別性のよい感覚 … 174
等容性収縮期 … 63	脳電図 … 169	半盲 … 188
当量 … 19	能動的吸収 … 111	
特異的 … 40	能動的な学習 … 171	**ひ**
特異動的作用 … 118	能動輸送 … 7	ビオーの呼吸 … 59, 60

日本語索引

光トポグラフィー……………167
鼻腔……………………………49
非自己…………………………40
皮質脊髄路………………210, 211
微絨毛…………………………111
微小循環………………………82
尾髄……………………………162
ヒスタミン……………………152
ビタミン………………………124
──の種類とその性質………124
ビタミンD……………………141
ビタミンK……………………46
非タンパク窒素………………122
必須アミノ酸…………………122
非特異的防御…………………39
ヒト絨毛性ゴナドトロピン…151
泌尿器系………………………3
皮膚……………………………176
──の縦断面図………………176
──の循環……………………88
皮膚感覚………………………175
皮膚分節………………………176
標準肢誘導……………………65
標的器官………………………133
ビリベルジン…………………36
ビリルビン……………………36
疲労……………………………28
疲労曲線………………………197
貧血……………………………37
頻呼吸…………………………59

ふ

フィゾスチグミン……………31
フィブリノゲン………………45
フィブリン……………………45
フィラメント…………………192
──の滑走……………………194
フィラメント滑走説…………193
不応期………………………9, 10
不活化ワクチン………………43
不感蒸散………………………17
不完全房室ブロック…………68
副交感神経系…………………128
副甲状腺…………………138, 140
──の機能亢進と低下………140
副腎……………………………145
副腎髄質………………………144
副腎皮質………………………145
腹水……………………………89
輻輳反射………………………191
腹部内臓の循環………………89
不減衰伝導……………………23
浮腫……………………………101
不随意運動……………………211
不整脈………………………68, 72
物理化学的刺激………………9
物理的刺激……………………9
舞踏病…………………………212
不等興奮系……………………10
不飽和脂肪酸…………………120
プラスミン……………………46
ふりこ運動……………………113
ふるえ…………………………200
ブロードマン…………………164

プロゲステロン（黄体ホルモン）…151
プロスタグランジン（PG）……146, 152
プロスタグランジンE_2………126
プロテインキナーゼA（タンパク リン酸化酵素A）………………15
プロテインキナーゼC（タンパク リン酸化酵素C）………………15
プロトロンビン………………45
分圧……………………………54
分子……………………………18
分子量…………………………18
分節運動………………………113
分泌期…………………………158
分泌刺激………………………106
分泌神経………………………106
分泌の異常……………………139
分泌の調節……………………139

へ

平滑筋………………………3, 202
平均血圧………………………77
平均血色素含有量……………35
平均赤血球血色素濃度………35
平均赤血球容積………………34
平衡感覚（前庭感覚）………180
平衡砂…………………………180
平衡電位………………………11
平衡斑…………………………180
閉塞性黄疸……………………37
閉塞性換気障害………………52
ベインブリッジ反射…………81
ヘーリング・ブロイエルの反射
　………………………………56, 57
壁側胸膜………………………51
ヘパリン………………………46
蛇の頭…………………………89
ヘマトクリット………………34
ヘム……………………………34
ヘモグロビン……………34, 54
──の化学構造………………35
──の酸素解離曲線…………55
──の分解……………………36
ヘルパーT細胞………………42
ヘルムホルツの3色説の説明図…190
辺縁系……………………128, 169
辺縁葉…………………………169
辺縁連合野………………164, 167
変時作用………………………71
ヘンダーソン・ハッセルバルヒの式
　………………………………102
変伝導作用……………………71
便秘……………………………115
弁別閾…………………………174
変力作用………………………71
ヘンレ係蹄………………92, 95, 96

ほ

防衛体力………………………4
防御反射………………………205
膀胱……………………………99
──の神経支配………………99
抱合型ビリルビン……………36
傍糸球体装置……………99, 100
房室ブロック…………………68

放出ホルモン…………………135
傍分泌…………………………151
飽和脂肪酸……………………120
補助運動野……………………209
補助呼吸筋……………………49
ホスファチジルイノシトール2リン酸
　（PIP_2）………………………14
ホスホリパーゼC（PLC）……14
補体……………………………43
勃起……………………………156
ボツリヌス毒素………………32
骨の成長とホルモン…………148
ホメオスタシス………………3
ポリペプチド…………………34
ホルモン………………………133
──の作用機序…………133, 134
──の分泌調節………………136
──分泌のフィードバック…137
ホルモンアミン型……………133
ホルモンステロイド型………133
ホルモンペプチド型…………133
ポンプ…………………………7

ま・み

膜消化…………………………111
膜タンパク質…………………6
膜電位………………10, 11, 12
──の生成……………………11
マクロファージ………………40
末梢神経系……………………162
マリオットの盲斑……………188
マンシェット…………………77
満腹中枢………………………132
ミオシン………………………192
味覚……………………………178
味細胞…………………………178
──と味蕾……………………178
水…………………………16, 18
──の吸収……………………111
──の再吸収…………………96
水利尿…………………………98
ミセル…………………………112
溝………………………………164
脈圧……………………………76
脈点……………………………72
脈波……………………………71
脈拍……………………………71
味蕾……………………………178
ミリモル………………………18

む・め

無呼吸…………………………59
無酸素的ATP合成反応………198
無酸素的条件……………119, 199
無髄神経線維…………………22
──の伝導速度………………24
ムスカリン様作用……………131
明順応…………………………188
明帯……………………………192
目ざめ…………………………169
メタ細動脈……………………88
眼の遠近順応作用……………186
眼の開散………………………190
眼の屈折力……………………186

眼の収束 190
眼の発散 190
眼の輻輳 190
めまい 181
メラトニン（松果体ホルモン） 151
免疫 39, 40
免疫グロブリン 42
メンデルの法則 47

も

毛細血管 82
　　——領域の水の循環 83
毛細血管網 82
　　——と血流の調節 82
網状赤血球 36
網状層 145
網膜 186
　　——の細胞層 187
　　——の明暗順応 188
網膜電図 189
盲斑 188
網様体 162
網様体脊髄路 210
モノグリセリド 120
門脈 89

や・ゆ

夜盲症 190
有酸素的条件 119, 199
有髄神経線維 22
　　——の伝導速度 24
誘発筋電図 213
遊離ビリルビン 36
輸液 104
輸血 48
輸送限度 96

よ

溶血 35
溶血性黄疸 37
溶血性貧血 37
腰髄 162
容量血管 75
抑制性シナプス 26, 28
　　——の2型 29
抑制性シナプス後電位 27
抑制性神経伝達物質 26
抑制ホルモン 135
予備アルカリ 102
予備吸気量 51
予備呼気量 52
予防接種 43
　　——の原理 43

ら・り

ライディッヒ細胞 156
らせん器（コルチ器） 181
ランヴィエの絞輪（こうりん） 22
卵形嚢 180
ランゲルハンス島 141
乱視 186
卵子 154
　　——の形成 154
卵巣周期 157

ランドルト環 187
卵胞期 157
卵胞ホルモン（エストロゲン） 151
卵母細胞 154
リガンド 13
リクォール 85
立体視覚 190
立体認識不能 166
利尿 98
利尿薬 98
リポタンパク 121
両眼視 190
両側性伝導 22
リンパ 83, 84
　　——の循環 84
リンパ管 84
リンパ球 38
リンパ系 85

れ・ろ

レーザー・ドブラー法 75
レシピエント 42
レニン 100
レニン・アンギオテンシン・アルドステロン系 101
レニン・アンギオテンシン系 100
レム睡眠 170
連結橋 194
連合野 164
　　——の部位 165
レンズ核 206
老視 186
ローマン反応 198
濾過 82
濾過定数 83
濾過比 94
濾過面積 83

外国語索引

A

Aモード 69
A抗原 47
A線維 24
A帯 192
AⅠ 100
AⅡ 100
ABO式血液型 47
AC 13
action potential 10
active transport 7
adenosine triphosphate；ATP 7, 13, 118, 198
　　——の生成系 199
　　——の化学構造 119
　　——の二重作用 199
adiadochokinesia 212
aerobic 119
afferent ニューロン 162
agnosia 166
agraphia 166
albuminuria 94
all-or-none law 10

ALT（またはGPT） 122, 123
alveolar-arterial oxygen pressure difference；A-aDo$_2$ 54
Alzheimer病 171
amplitude mode 69
anabolism 116
anaerobic 119
angiotensin converting enzyme；ACE 100
anion gap 103
antidiuretic hormone；ADH 97, 136
apnea 59
apneusis 59
apraxia 166
ascites 89
AST（またはGOT） 122, 123
astereognosia 166
ataxia 212
atrial natriuretic peptide；ANP 98
audiogram 184
audiometer 184
audiometry 184
audition 181
auditory brain stem response；ABR 183
autacoid 151
automated external defibrillator；AED 69
aV_F 66
aV_L 66
aV_R 66
axonal transport 24
A α 24
A γ 24

B

Bモード 69
B抗原 47
B細胞 40, 41, 42
B線維 24
Bainbridge reflex 81
baroreceptor 80
basal metabolic rate；BMR 117
bileの分泌 110
blood-brain-barrier 86
bound urea nitrogen；BUN 123
brightness mode 69
Broca失語 166
Brodmann 164
buffer base 103
bursa 40

C

C線維 24
Ca拮抗薬 12
Ca^{2+} 45
　　——の役割 14
Ca^{2+}チャネル 12
Ca^{2+}チャネル遮断薬 12
Ca^{2+}ポンプ 7
Ca^{2+}結合タンパク質 14
Ca^{2+}電流 12
cable graft 25
calorie 117

外国語索引

caputo medusae ················ 89
carbonic anhydrase ············· 9
carrier ························ 8
catabolism ··················· 116
CD-4 ························ 42
CD-8 ························ 42
cell ·························· 1
cerebrospinal fluid；CSF ······ 85
cervical ···················· 162
cholesterol ·················· 121
chronotropic effect ············ 71
chyme ······················ 109
circadian rhythm ·············· 5
clearance ···················· 93
CO_2 の運搬 ················ 55
coccygeal ··················· 162
colloid osmotic pressure ······· 21
Conn 症候群 ················· 146
convergence ················· 27
Corti 器 ····················· 181
cretinism ··················· 149
crisis ······················· 126
cross bridge ················· 194
cutaneous sensation ·········· 175
cyclic AMP；cAMP ·············· 13
　——を産生する反応 ············· 14
cytotoxic T 細胞 ·············· 41

D

DAG ························ 14
　——を産生する反応 ············· 14
dB ························· 185
dead space ·················· 51
deep sensation ·············· 176
defecation ·················· 115
diastole ····················· 63
diffusion ···················· 20
diglyceride ················· 120
divergence ·················· 27
Douglas bag ················ 117
dromotropic effect ············ 71
dysmetria ·················· 212

E

Ea ························· 118
echocardiography ············ 69
EDTA ······················· 46
efferent ニューロン ············ 162
electrocardiogram；ECG ······· 65
electroencephalogram；EEG ··· 169
electroretinogram；ERG ······· 189
embolism ···················· 46
embryonic stem cell；ES 細胞 ··· 160
end-plate potential；EPP ······ 31
Eq ························· 19
erythrocyte ·················· 34
eupnea ······················ 59
excitability ·················· 9
excitation ···················· 9
excitation-contraction coupling ··· 193
excitatory post-synaptic potential；
　EPSP ····················· 27
expiratory reserve volume；ERV ··· 52

F

facilitation ·················· 28
Fe^{2+} ······················ 36
Flow-Volume 曲線 ············· 53
forced vital capacity ·········· 52
free T_3 index ··············· 138
free T_4 index ··············· 138
functional magnetic resonance imaging；
　fMRI ···················· 167
functional residual capacity；FRC ··· 52

G

G タンパク質 ················· 13
gap junction ················ 201
gastric juice ················ 107
glucagon ··················· 144
GnRH ····················· 155
GOT（または AST） ······ 122, 123
GPT（または ALT） ······ 122, 123
guanosine triphosphate；GTP ······ 13

H

H 波 ······················· 213
H^+ ポンプ ···················· 7
H_2O ······················· 18
HbA1c ····················· 143
heart ······················· 62
helper T 細胞 ················ 42
hematocrit；Ht ··············· 34
hemoglobin；Hb ··········· 34, 54
　——の酸素解離曲線 ············· 55
hemolysis ··················· 35
Henderson-Hasselbalch の式 ··· 102
high density lipoprotein；HDL ··· 121
HMG-CoA 還元酵素 ··········· 122
homeostasis ················ 3, 4
human chorionic gonadotropin；hCG
························· 151
human leucocyte antigen；HLA ··· 42
hydroxy-methyl-glutaryl-coenzymeA
　reductase ················ 122
hyperpnea ·················· 59
hyperventilation ·············· 59
hypoventilation ·············· 59

I

I 帯 ······················· 192
IgA ························ 42
IgD ························ 42
IgE ························ 42
IgG ························ 42
IgM ························ 42
immunoglobulin；Ig ··········· 42
impulse ····················· 23
infarction ··················· 46
inhibitory hormone；IH ······· 135
inhibitory post-synaptic potential；
　IPSP ····················· 27
inotropic effect ··············· 71
inspiratory reserve volume；IRV ··· 51
insulin ···················· 141
insulin dependent diabetes mellitus
························· 142
insulin-like growth factor；IGF ··· 149

interleukin-1；IL-1 ············ 40
IP_3 ························ 14
　——を産生する反応 ············· 14
isometric contraction ········· 195
isotonic contraction ·········· 195

J・K

jaundice ···················· 37
K^+ チャネル ·················· 12
K^+ 電流 ····················· 12
K^+ 濃度 ··················· 100
K^+-H^+ 交換輸送 ················ 8

L

Landolt ring ················ 187
large intestine ·············· 114
leucocyte ···················· 38
LH surge ··················· 157
ligand ······················ 13
lipoprotein ·················· 121
Liquor ······················ 85
low density lipoprotein；LDL ··· 121
lumbar ···················· 162
Lydig 細胞 ·················· 156

M

M モード ···················· 69
M 波 ······················ 213
major histocompatibility complex；
　MHC ····················· 42
mean corpuscular hemoglobin
　concentration；MCHC ······· 35
mean corpuscular hemoglobin；MCH
·························· 35
mean corpuscular volume；MCV ··· 34
mM ························ 18
mmHg ····················· 54
mmol/l ···················· 18
modality ··················· 173
monoglyceride ·············· 120
motion mode ················ 69
myasthenia gravis ············ 32

N

Na^+, Cl^-, 水の再吸収 ·········· 96
Na^+-$2Cl^-$-K^+ 共同輸送 ············ 8
Na^+-H^+ 交換輸送 ·············· 8
Na^+-K^+ ポンプ ·········· 7, 8, 95
　——の模式図 ·················· 7
Na^+ チャネル ················· 12
Na^+ の再吸収 ················ 95
Na^+ 電流 ···················· 12
neuromuscular transmission ··· 30
neuromuscular unit；NMU ··· 212
neurotransmitters ············ 29
nitrogen balance ············ 123
NO ······················· 152
non protein nitrogen；NPN ··· 122
non-insulin dependent diabetes
　mellitus ················· 142
nonself ····················· 40

O

olfaction ··················· 179

optical topography ……………… 167
organ ……………………………… 2
organ system …………………… 3
Osm ……………………………… 20
osmotic pressure ……………… 20
osteomalacia …………………… 141
osteoporosis …………………… 141
oxygen-debt …………………… 58

P

P の開始 ………………………… 68
P 波 ……………………………… 67
P 物質 …………………………… 30
Pa ………………………………… 54
pancreatic juice ……………… 110
para-aminohippuric acid；PAH …… 93
　　　のクリアランスと腎血漿流量
　　　………………………………… 93
Parkinson's disease …………… 207
peaking ………………………… 77
perception ……………………… 173
PGE_2 …………………………… 126
PGR ……………………………… 126
pH と〔HCO_3^-〕との関係（動脈血）
　　　……………………………… 102
PIP_2 ……………………………… 14
PKC（プロテインキナーゼ C）…… 15
plasma protein ………………… 44
platelet（thrombocyte）……… 44
PLC ……………………………… 14
positron emission tomography；PET
　　　……………………………… 167
postsynaptic inhibition ……… 28
PQ 間隔 ………………………… 68
presynaptic inhibition ……… 28
prostaglandin；PG ……… 146, 152
protein bound iodine；PBI …… 138
PR 間隔 ………………………… 68

Q・R

Q 波 ……………………………… 68
QRS 波 …………………………… 67
QT 時間 ………………………… 68
quality ………………………… 173
R 波 ……………………………… 68
Ranvier の絞輪（こうりん）…… 22
rapid eye movement；REM …… 170
reciprocal innervation ……… 205
referred pain ………………… 178
refractory period ……………… 9
Reissner 膜 …………………… 181
releasing hormone；RH ……… 135
REM sleep ……………………… 170
renal plasma flow；RPF ……… 93
residual volume；RV …………… 52
respiratory quotient；RQ …… 117
Rh^- ……………………………… 48
Rh 因子 ………………………… 47
Rh 陰性 ………………………… 48
Rh 陽性 ………………………… 48
Rh^+ ……………………………… 48
rigidity ……………………… 205
rigor mortis ………………… 199

S

S 波 ……………………………… 68
sacral ………………………… 162
self ……………………………… 40
self regulatory reflex ……… 57
sensation ……………………… 173
Sertoli 細胞 …………………… 156
sliding theory ……………… 192
small intestine ……………… 109
somatic sensation …………… 175
spasticity …………………… 205
specific dynamic action；SDA …… 118
steeping ………………………… 77
stimulus ………………………… 9
stomach ………………………… 107
ST 部分 ………………………… 68
synaptic delay ………………… 27
synaptic potential …………… 27
synaptic transmission ……… 26
systole ………………………… 63

T

T 管（横行小管）……………… 193
T 細胞 …………………………… 40, 41
T の終了 ………………………… 68
T 波 ……………………………… 68
T_3 ……………………………… 137
T_4 ……………………………… 137
tachypnea ……………………… 59
taste …………………………… 178
TCA 回路 ……………………… 119
tetanus ………………………… 194
thoracic ……………………… 162
threshold ……………………… 9
thrombocyte（platelet）……… 44
thrombosis …………………… 46
thymus ………………………… 40
thyroxine（T_4）……………… 137
tidal volume；TV ……………… 51
tissue …………………………… 2
tissue plasminogen activator；t-PA
　　　……………………………… 46
Torr …………………………… 54
total lung capacity …………… 52
transport maximum；Tm ……… 96
tricarboxylic acid cycle …… 119
triglyceride ………………… 120
twitch ………………………… 194

U・V・W・Z

unloading reflex ……………… 80
very low density lipoprotein；VLDL
　　　……………………………… 121
vestibular sensation ………… 180
visceral sensation …………… 178
vision ………………………… 185
vital capacity；VC …………… 52
Wernicke 失語 ………………… 166
Wintrobe ……………………… 34
Z 膜 …………………………… 192

その他索引

その他

1 mol/l ………………………… 18
1 モル …………………………… 18
1 価 ……………………………… 19
1 回換気量 ……………………… 51
1 回心拍出量 …………………… 63
1 次運動野 ……………………… 164, 209
1 次感覚野 ……………………… 164
1 次血栓 ………………………… 44
1 秒率 …………………………… 52
1 秒量 …………………………… 52
2 価 ……………………………… 19
2 次運動野 ……………………… 164, 209
2 次感覚野 ……………………… 164
$3Na^+-Ca^{2+}$ 交換輸送 ………… 8
3 種類の骨格筋の単収縮曲線 … 200
5-hydroxytryptamine；5-HT …… 30
Ⅰa 群線維 ……………………… 24
Ⅰb 群線維 ……………………… 24
Ⅰ群線維 ………………………… 24
Ⅱ群線維 ………………………… 24
Ⅲ群線維 ………………………… 24
Ⅳ群線維 ………………………… 24
α，β受容体に作用する薬物 … 130
αグロブリン ………………… 44, 45
αケト酸 ……………………… 122
α作用 ………………………… 130
α受容体 ……………………… 130
$β_1$ 受容体 …………………… 130, 131
$β_2$ 受容体 …………………… 131
βエンドルフィン ……………… 30
βグロブリン ………………… 44, 45
β作用 ………………………… 130
β酸化 ………………………… 121
β受容体 ……………………… 130
γ-aminobutyric acid；GABA …… 30
γグロブリン ………………… 44, 45
γ運動神経線維 ……………… 203, 204
φグロブリン ………………… 44, 45
％肺活量 ……………………… 52

人体生理学ノート

1971 年 1 月 20 日	第 1 版第 1 刷	1999 年 3 月 1 日	第 5 版第 1 刷
1979 年 1 月 10 日	第 1 版第 11 刷	2001 年 5 月 20 日	第 5 版第 3 刷
1980 年 3 月 20 日	第 2 版第 1 刷	2004 年 12 月 20 日	第 6 版第 1 刷
1990 年 5 月 1 日	第 2 版第 10 刷	2007 年 4 月 5 日	第 6 版第 3 刷
1992 年 3 月 20 日	第 3 版第 1 刷	2009 年 11 月 5 日	第 7 版第 1 刷
1993 年 4 月 20 日	第 3 版第 2 刷	2016 年 3 月 20 日	第 7 版第 3 刷
1995 年 5 月 10 日	第 4 版第 1 刷	2018 年 2 月 10 日	第 8 版第 1 刷©
1996 年 5 月 15 日	第 4 版第 2 刷	2021 年 9 月 15 日	第 8 版第 2 刷

著　者　　　岡田隆夫　　OKADA, Takao
発行者　　　宇山閑文
発行所　　　株式会社金芳堂
　　　　　　〒606-8425 京都市左京区鹿ヶ谷西寺ノ前町 34 番地
　　　　　　振替　01030-1-15605
　　　　　　電話　075-751-1111(代)
　　　　　　https://www.kinpodo-pub.co.jp/
組版・印刷・製本　　亜細亜印刷株式会社

落丁・乱丁本は直接小社へお送りください．お取替え致します．

Printed in Japan
ISBN978-4-7653-1745-0

JCOPY ＜(社)出版社著作権管理機構　委託出版物＞
本書の無断複写は著作権法上での例外を除き禁じられています．複写される場合は，そのつど事前に，(社)出版者著作権管理機構(電話 03-5244-5088，FAX 03-5244-5089, e-mail: info@jcopy.or.jp)の許諾を得てください．

●本書のコピー，スキャン，デジタル化等の無断複製は著作権法上での例外を除き禁じられています．本書を代行業者等の第三者に依頼してスキャンやデジタル化することは，たとえ個人や家庭内の利用でも著作権法違反です．